GUÍA PRÁCTICA PARA UNA ALIMENTACIÓN Y VIDA ANTICÁNCER

Dra. Odile Fernández Martínez

Guía práctica
para una alimentación
y vida anticáncer

EDICIONES URANO

Argentina - Chile - Colombia - España
Estados Unidos - México - Perú - Uruguay - Venezuela

1.ª edición Septiembre 2015

Nota
El contenido de este libro no sustituye la opinión de ningún médico, ni pretende desprestigiar ningún tratamiento convencional.

Consulta con tu oncólogo cualquier tratamiento natural y complementario que desees realizar.

Copyright © 2015 *by* Odile Fernández Martínez
All Rights Reserved
© 2015 *by* Ediciones Urano, S.A.U.
Aribau, 142, pral. – 08036 Barcelona
www.edicionesurano.com

ISBN: 978-84-7953-917-7
E-ISBN: 978-84-9944-882-4
Depósito legal: B-14.343-2015

Fotocomposición: Ediciones Urano, S.A.U.
Impreso por: Rodesa, S.A. – Polígono Industrial San Miguel
Parcelas E7-E8 – 31132 Villatuerta (Navarra)

Impreso en España – *Printed in Spain*

A todas las personas con cáncer,
deseo que este libro os sea de utilidad.

A Iván, mi compañero.

A Sara y Rosi, que nos dejaron de manera inesperada.

ÍNDICE

Introducción   11

PARTE I
¿QUÉ ES EL CÁNCER? EL MICROAMBIENTE DEL CÁNCER   13
¿Qué es el cáncer? La epidemia del cáncer   15
¿Cómo se origina el cáncer?   16
¿Qué causa el cáncer? El terreno del cáncer   19

PARTE II
ALIMENTACIÓN EN LA PREVENCIÓN Y TRATAMIENTO DEL CÁNCER . .   39
Alimentación, estilos de vida y cáncer   41
Alimentación y cáncer. La nutriterapia   43
¿Qué aditivos y alimentos tenemos que restringir en nuestra
     dieta debido a su potencial carcinógeno?   47
Alimentos refinados versus integrales   52
Alternativas a los cereales refinados. Cereales integrales,
     el poder del grano entero   55
Los endulzantes. ¿Cuáles son los más saludables?   67
Los alimentos como medicamentos   88
Los alimentos anticáncer, nuestra medicina diaria   95
Guía de alimentos contra el cáncer 139
Comida ecológica para proteger nuestra salud 142
Frutas y verduras de temporada, la mejor opción 146
Alimentos frescos y cocinados de forma saludable 149
Los utensilios de cocina. Una cocina equipada
     con menaje saludable 163
Materiales de cocina y salud 165
La cocina anticáncer 172

La lista de la compra 183

Planificando el menú. Qué alimentos incluyo y cuáles no 185

El plato anticáncer: planificación de desayunos, almuerzos y cenas. . . 206

Batidos y zumos verdes: fuente de clorofila, fuente de vida 214

La alimentación durante el cáncer 224

Las recetas clave 236

Cómo tratar los efectos secundarios asociados al tratamiento
    del cáncer 250

La alimentación en situaciones especiales 270

PARTE III.
EJERCICIO FÍSICO Y CÁNCER 279

¿Es beneficioso el ejercicio físico para la persona con cáncer? 281

Ejercicio, sí; pero ¿cómo?, ¿cuánto?, ¿cuál?, ¿con qué intensidad? 286

PARTE IV.
EL NUEVO ABORDAJE DEL CÁNCER: LA ONCOLOGÍA INTEGRATIVA. . 295

La oncología integrativa 297

Mi visión integral del tratamiento de la persona con cáncer 303

PARTE V.
BIENESTAR EMOCIONAL Y CÁNCER 307

La aceptación 309

Conseguir la felicidad 311

La meditación es la medicina para la mente 314

La vida y la muerte 319

Los sueños 322

El cáncer como una segunda oportunidad 325

Agradecimientos 327

Sobre las autoras 329

INTRODUCCIÓN

La palabra *cáncer* nos causa miedo, no queremos oír hablar de ella. Para muchas personas es sinónimo de muerte, miedo y sufrimiento. Para mí fue así en un principio, cuando en el año 2010, con treinta y dos años y un niño de tres, me diagnosticaron cáncer de ovario con metástasis y vi mi vida al borde del abismo, en caída libre hacia la muerte.

Quiero que cambiemos ese estigma negativo que tiene la palabra *cáncer*. Quitémosle ese tono de derrota, borremos el miedo de nuestra mente y centrémonos en sanar. Si nos han dicho que tenemos cáncer, tenemos derecho a llorar y patalear, pero una vez que asumimos que tenemos cáncer, vamos a tomar las riendas de nuestra enfermedad y vamos a aplicar todas las herramientas que nos van a ayudar a disminuir los efectos secundarios derivados de la medicación y a aumentar nuestra calidad de vida y nuestras posibilidades de supervivencia.

En este libro nos vamos a centrar en la alimentación como herramienta para ayudarte a sanar, pero no quiero dejar de mencionar el incalculable valor que tienen las emociones en el origen y desarrollo de la enfermedad. Sentimientos como la alegría, la felicidad y la calma se asocian con salud y bienestar, mientras que sentimientos negativos como el miedo, la depresión, la desesperanza o la negatividad se asocian a enfermedad, y en este caso concreto al cáncer. No te voy a pedir que mantengas una actitud positiva contra viento y marea, porque eso sería negar nuestras emociones. Aunque estemos centrados en sanar, habrá momentos de llanto, de ira, de rabia, de miedo. Pero piensa que no son más que proyecciones mentales, párate un minuto para reconocerlas, toma aliento y céntrate en vivir y disfrutar, llénate de esperanza y motivación.

¿Por qué este libro es anticáncer? Porque todos tenemos un cáncer latente, todos somos potenciales enfermos de cáncer. En este libro pretendo ofrecerte herramientas que pueden ayudar a que ese cáncer no llegue a manifestarse o, si ya se ha manifestado, puedan ayudarte en tu proceso de sanación.

El cáncer es una oportunidad para cambiar, para aprender y crecer. Tu manera de apreciar la vida antes y después de la enfermedad cambia.

Aprendes a dar prioridad a lo que realmente te importa y te hace feliz, aprendes a aprovechar el momento y centrarte en lo que te hace sentir bien.

En este libro voy a intentar mostrarte de manera sencilla y práctica qué comer cuando te dicen que tienes cáncer para complementar de forma exitosa el tratamiento médico prescrito. Si tienes cáncer y quieres aprender a comer sano, quédate conmigo y sigue leyendo.

Te deseo lo mejor. Vive la vida y nunca pierdas la esperanza.

Odile

PARTE I

¿QUÉ ES EL CÁNCER?
EL MICROAMBIENTE DEL CÁNCER

¿QUÉ ES EL CÁNCER?
LA EPIDEMIA DEL CÁNCER

El cáncer es la epidemia del siglo XXI, y su incidencia va en aumento. Se estima que una de cada tres personas sufrirá cáncer a lo largo de su vida. Y lo más alarmante es que cada vez es más frecuente en gente joven. Antes, el cáncer era una enfermedad propia de la vejez, pero en la actualidad el número de personas menores de treinta y cinco años que lo padecen es cada vez más alto.

En el 2012 se diagnosticaron 13.926.867 casos y 8.201.030 de personas murieron a causa del cáncer[1]. La Organización Mundial de la Salud (OMS) estima que el cáncer aumentará en un 70 % en el 2030. Las últimas estimaciones predicen que uno de cada dos niños nacidos en España padecerá cáncer. Es una enfermedad más frecuente en Europa y Estados Unidos que en países menos desarrollados, como África o Asia.

Los cánceres cuya incidencia ha aumentado más en los últimos años son los de pulmón, mama, colon y próstata, que son precisamente los más relacionados con un mala alimentación y con la exposición a tóxicos ambientales. Se estima que se podría reducir un 30-40 % la incidencia de cáncer con una alimentación sana. De modo que si tenemos una herramienta que nos puede ayudar a prevenir y tratar el cáncer, ¿por qué no ponernos manos a la obra?

---

1. http://globocan.iarc.fr/.

¿CÓMO SE ORIGINA EL CÁNCER?

Si sabemos qué es el cáncer y qué factores favorecen su aparición y desarrollo, podremos prevenirlo y plantarle cara. Sun Tzu en *El arte de la guerra* nos dice: «Conoce a tu enemigo y conócete a ti mismo; si tuvierais que enfrentaros en cien guerras, cien veces saldrías airoso».

Este libro quiero que te ayude a tomar las riendas de tu salud. Quiero que conozcas la influencia que tiene la alimentación sobre nuestro bienestar. Quiero proporcionarte toda la información disponible sobre alimentación y cáncer, para que, desde la conciencia y el conocimiento, hagas los cambios necesarios en tus hábitos alimenticios con el fin de mantener una salud plena y una vida llena de vitalidad. Decía Sócrates: «Sólo hay un bien: el conocimiento. Sólo hay un mal: la ignorancia». Quiero que tú vivas en el conocimiento, que sepas por qué es bueno consumir vegetales y por qué es perjudicial abusar del azúcar. Quiero que las decisiones culinarias que tomes para ti y tu familia las tomes desde la consciencia y no sólo porque alguien te diga que esto o aquello es bueno.

El cáncer es una enfermedad multifactorial relacionada con el mal funcionamiento de nuestras células. Nuestras células están programadas para realizar determinadas funciones según el órgano donde se originan, y para crecer, reproducirse y morir de forma controlada. De esta forma, nuestro cuerpo puede vivir en perfecta armonía y pleno de salud. Cuando la información que les llega a nuestras células está distorsionada, dejan de recibir las instrucciones correctas para crecer de forma armónica y controlada, comienza el caos, y con ello el desarrollo del cáncer. El problema básico de la célula cancerígena es la mala comunicación. El cáncer puede ser considerado como una rebelión de un grupo de células dentro de una sociedad ordenada, pacífica y serena. Cuando un grupo de células se distancia y aísla de sus vecinos y crecen de forma autónoma, alteran el orden establecido e invaden al resto de las células. La comunicación intercelular tiene un papel importante en el mantenimiento de esta sociedad ordenada. El bloqueo de la comunicación intercelular es un factor clave en el proceso de promoción de la carcinogénesis o proceso tumoral. Cuando nuestras células sanas detectan que hay un fallo en su mecanismo, reciben la orden de «suicidarse» para no crear un daño a esta sociedad ordenada. Cuando existe una mala comunicación y esta célula dañada no recibe la orden adecuada, puede iniciarse el proceso tumoral.

El cáncer es un proceso durante el cual las células sanas, tras sufrir diversos ataques, van experimentando transformaciones que las convierten en «malas y rebeldes», y comienzan a organizarse para crear su propio reino (el tumor) independiente. Si esta nueva población rebelde que se instaura en nuestro organismo consigue crecer y organizarse, puede invadir todo nuestro cuerpo en forma de metástasis.

Cuando la información o instrucciones que contienen nuestras células en su ADN se distorsiona, se habla de **mutación genética**, y éste es el origen del cáncer. Este fallo en la información celular puede ser promovido por un agente externo (carcinógenos), como las radiaciones, las sustancias químicas o la dieta insana, o por la presencia de oncogenes (genes heredados responsables de la transformación de una célula sana en una maligna).

Nuestro cuerpo está preparado para eliminar estas células cuya información está dañada, y con ello evitar la aparición del cáncer. De esto se encarga nuestro sistema inmune, que es un ejército capaz de eliminar las células que se revelan e intentan escapar del orden establecido. Cuando una célula consigue burlar las barreras naturales que nuestro organismo tiene para eliminarlas, aparece el cáncer. Todos nosotros a lo largo de nuestra vida tendremos en algún momento células dañadas (rebeldes), pero no necesariamente desarrollaremos cáncer, pues nuestro cuerpo será capaz de eliminarlas.

Todos somos potenciales enfermos de cáncer, pues con gran frecuencia nuestras células se dañan y sufren mutaciones, y, por tanto, corremos el riesgo constante de desarrollar tumores.

Desde que se inician las mutaciones hasta que se forma una masa tumoral llamada cáncer pasan muchos años, en ocasiones décadas; no se trata pues de un proceso instantáneo. El cáncer tiene que ingeniárselas para ganarle la batalla a nuestras defensas naturales y así progresar. Al ser un proceso largo y reversible, nunca es demasiado temprano y nunca es demasiado tarde para empezar a hacer cambios saludables y protectores que pueden retardar o detener el proceso. Con nuestra alimentación y nuestro estilo de vida podemos detener ese proceso.

En los alimentos vegetales existen unas sustancias llamadas fitoquímicos que pueden ayudar a nuestras defensas naturales a eliminar células dañadas e incluso reparar nuestras células mutadas.

Nuestra alimentación y estilo de vida pueden ayudarnos
a eliminar células cancerígenas y, con ello, a prevenir el cáncer.

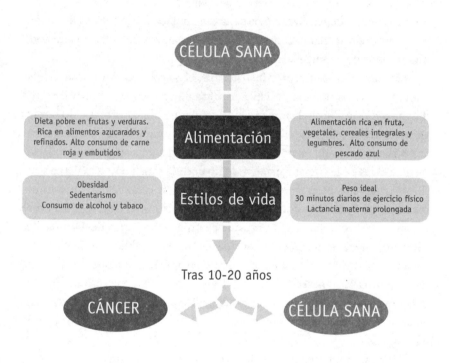

¿QUÉ CAUSA EL CÁNCER?
EL TERRENO DEL CÁNCER

Para que las células mutadas o dañadas se conviertan en células malignas y aparezca el cáncer, es necesario que exista un entorno que estimule y facilite la transformación, el llamado entorno pro cáncer.

Las células malignas necesitan nutrirse para crecer, necesitan materiales para construir su propio reino y sus armas para invadir y destruir nuestros tejidos. Si imaginas las células rebeldes como semillas, piensa en lo que necesita una planta para crecer: luz, agua y abono. El cáncer necesita obtener de su entorno la luz, el agua y el abono para crecer y desarrollarse. Dependiendo de si los obtiene o no, logrará progresar. Si planteamos una estrategia para eliminar ese reino maligno tendremos que intentar atacar y eliminar las semillas y crear un entorno desfavorable para que, si quedan rebeldes con vida, no consigan volver a organizarse y crear un reino independiente. La oncología actual intenta envenenar las células rebeldes con veneno (quimioterapia), quemarlas (radioterapia) o bien arrancarlas de raíz (cirugía), pero en ocasiones esto no es suficiente, ya sea porque no todas las células llegan a envenenarse o quemarse, o porque la cirugía no puede llegar a la raíz del problema. Cuando quedan rebeldes con vida, éstas aprenden a organizarse de forma que se vuelven invulnerables a los venenos y consiguen progresar. La oncología hoy en día trata de buscar nuevas estrategias que se basan en robarle al cáncer el suministro necesario para formar su reino. Vamos a ir viendo cuál es el terreno que favorece la creación y progresión de las células rebeldes y cómo a través de la alimentación podemos crear un ambiente desfavorable para el cáncer. Veamos de qué modo podemos privar a las semillas rebeldes de luz, agua y abono.

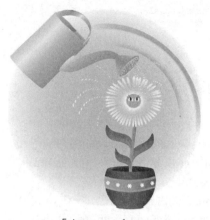 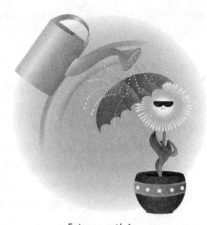

Entorno pro cáncer: Entorno anticáncer
las semillas reciben luz, agua y abono.   privado de luz, agua y abono.

Factores que favorecen el terreno
o microambiente del cáncer

En la génesis del cáncer existen varios mecanismos comunes que constituyen el terreno que favorece el crecimiento y desarrollo de los tumores:

- Sistema inmune deprimido.
- Ambiente inflamatorio. Balance omega 3/omega 6.
- La glucosa, la insulina y el exceso de IGF-1 (factor de crecimiento similar a la insulina).
- Exceso de radicales libres. Estrés oxidativo.
- Angiogénesis.
- Flora intestinal alterada.
- Alteraciones hormonales.
- Obesidad
- Tóxicos ambientales que actúan como carcinógenos.

Conociendo el terreno que favorece la aparición del cáncer, podremos crear un ambiente que impida su crecimiento. Si retiramos el alimento y las armas al ejército tumoral, si creamos la discordia entre estas células y no las dejamos organizarse, estaremos impidiendo su crecimiento y progresión. Si además favorecemos nuestras defensas naturales, el éxito llegará y gozaremos de buena salud.

El sistema inmune

Nuestro ejército, el sistema inmune, compuesto por *natural killers*, linfocitos y macrófagos, patrulla día y noche en busca de células rebeldes que eliminar. Si el ejército no está alerta o los rebeldes aprenden a burlarlo, el cáncer conseguirá progresar. La alimentación basada en comida rápida y procesada inmunodeprime, mientras que alimentos como las setas, las algas, los fermentados o el lino estimulan el sistema inmunológico.

La inflamación

El ambiente proinflamatorio está relacionado con uno de cada seis cánceres. Cuando hay inflamación crónica, es más fácil que aparezca el cáncer. Las personas que toman antiinflamatorios de manera continua por motivos de enfermedad (artrosis, artritis, dolores, etc.) presentan un menor índice de cáncer que aquellas que no los consumen. El consumo crónico de aspirina disminuye la inflamación y crea un terreno desfavorable para el desarrollo del cáncer. Después de leer esto no corras a la farmacia a por aspirina, tiene muchos efectos secundarios y puede causar graves y mortales hemorragias. Lo más natural sería recurrir a la alimentación eliminando de la dieta los alimentos que causan inflamación e incorporando los alimentos antiinflamatorios.

El exceso de inflamación en un tejido de forma crónica permite la progresión del cáncer. Las personas con inflamaciones crónicas tienen más posibilidades de desarrollar mutaciones cancerígenas. Las células tumorales se las arreglan para inducir a nuestro cuerpo a producir inflamación a su alrededor.

¿Qué produce inflamación? El humo del tabaco, la obesidad, la infección crónica por virus y bacterias, las enfermedades inflamatorias crónicas (tiroiditis, enfermedad inflamatoria intestinal, salpingitis, etc.), la alimentación occidental basada en alimentos inflamatorios (grasas trans, omega 6, alimentos azucarados y refinados, etc.).

Los alimentos afectan a la inflamación de manera compleja e imprevisible. De acuerdo con el sistema IF Rating™, hay algunos alimentos que favorecen los procesos de inflamación y otros que tienen un efecto antiinflamatorio.

El sistema IF Rating™ sirve para determinar exactamente cómo los alimentos afectan a la inflamación en el cuerpo. Los alimentos con un grado IF positivo son antiinflamatorios; los alimentos con grados negativos son inflamatorios. Cuanto más alto es el número, más intenso es el efecto. Esta tabla hace referencia únicamente a la carne y a los vegetales de agricultura convencional.

Alimentos INFLAMATORIOS	Inflamación (IF Rating)	Alimentos ANTIINFLAMATORIOS	Inflamación (IF Rating)
Pollo	−910	Chile	60860
Cordero	−563	Jengibre	15889
Ternera	−498	Cayena	14596
Cerdo	−475	Cúrcuma	12745
Chicles	−365	Zumo de acerola	5874
Café soluble	−337	Acerola	4363
Endulzantes artificiales	−297	Ajo	3489
Caramelos	−270	Aceite de salmón	3080
Azúcar	−270	Perejil	2791
Huevo de pato	−269	Cebolla	2575
Pasteles	−263	Col	2412
Palomitas	−250	Espinacas	2252
Miel	−245	Semillas de mostaza	2217
Sirope de maíz	−235	Vinagre de manzana	2110
Macarons (galleta)	−226	Berros	1928
Galletas con azúcar y harina refinada	−226	Lechuga	1882

Alimentos INFLAMATORIOS	Inflamación (IF Rating)	Alimentos ANTIINFLAMATORIOS	Inflamación (IF Rating)
Salchichas	–215	Albahaca	1490
Frosted Flakes®	–211	Caballa	1283
Aceite vegetal hidrogenado	–210	Salmón salvaje	1210
Special K®	–208	Grelos	1169
Harina de trigo blanca	–182	Zanahoria	965
Arroz blanco cocido	–181	Brócoli	960
Maíz	–179	Levadura de panadería	307
Pasta de trigo blanca	–177	Melón	264
Mijo	–172	Aceite de lino	238
Leche condensada	–160	Café en grano verde	219
Arroz integral cocido	–158	Té	210
Amaranto	–156	Semillas de lino	184
Trigo sarraceno	–154	Nueces de Brasil	172
Espelta	–151	Nueces	164
Queso cheddar	–150	Piña	156
Quinoa	–121	Aceite de oliva virgen extra	119
Copos de avena	–97	Aguacate	116
Harina de centeno	–85	Jamón serrano	50
Leche entera	–77	Alga wakame	8

Alimentos antiinflamatorios

Las frutas con valores más altos de IF son la **acerola**, el **melón**, la **uva roja**, la **piña**, las **frambuesas** y las **fresas**. Y en cuanto a los vegetales, la **zanahoria**, el **ajo**, la **cebolla**, las **espinacas** y las patatas con piel.

Las **especias** más antiinflamatorias son el **jengibre**, el **romero**, el **ajo**, el **orégano**, el **curry** y la **cúrcuma**.

El **pescado azul** o de aguas frías es la fuente animal natural más rica en ácidos grasos omega 3, la grasa antiinflamatoria.

En cuanto a los frutos secos y semillas, son antiinflamatorios las **nueces**, las **semillas de lino**, las **almendras**, las **avellanas** y los **pistachos**.

El **aceite de oliva virgen extra (AOVE)** y el **aguacate** contienen grasas con efectos antiinflamatorios.

Los alimentos ricos en **vitamina K** son antiinflamatorios: hierbas aromáticas, vegetales de hoja verde, cebolla, crucíferas, chile, etc.

Los suplementos de **vitamina D** reducen la inflamación.

Alimentos inflamatorios

Atención con las **grasas trans** y los **aceites refinados**, que tienen los efectos más negativos sobre la salud, pues están claramente relacionados con la inflamación.

Evita tomar grasas vegetales sólidas como las **margarinas** y revisa bien las etiquetas de galletas, barritas, cereales y otros alimentos procesados para eliminar completamente de tu dieta las **grasas** o **aceites hidrogenados** o **parcialmente hidrogenados**.

Evita los **aceites de girasol, soja, palma** y las **margarinas**.

Las **carnes** producen inflamación, en especial la de **pollo, cordero, ternera y cerdo.** La única carne que no produce inflamación es el jamón serrano. Si lo consumes, mejor que sea de bellota.

Los **quesos** más **grasos** son más inflamatorios. Mejor opta por los quesos frescos.

Los **cereales** son **levemente inflamatorios**, en especial los refinados. Elige siempre cereales integrales.

Las **golosinas, chicles, caramelos, bollería, pastelería, galletas, azúcar** y **endulzantes artificiales** producen mucha inflamación. Evítalos.

Balance omega 3/omega 6

Hay grasas especialmente relacionadas con la inflamación: los ácidos grasos omega 3 y omega 6. Los omega 3 son excelentes antiinflamatorios, sin embargo, los omega 6 son inflamatorios, sobre todo si han sido hidrogenados y manipulados por la industria (son las llamadas grasas trans). Los omega 6 hidrogenados se encuentran en las margarinas, aceites vegetales refinados y en la carne y la leche de ganadería convencional. Por el contrario, los omega 3 se encuentran en el lino, las semillas de chía, las algas, los vegetales de hoja verde, la leche materna y el pescado azul. Lo ideal sería consumir la misma proporción de omega 3 que de omega 6, es decir 1:1, pero el problema es que en la alimentación actual la proporción habitual es de entre 1:20 y 1:45, esto significa que consumimos mucho omega 6 y muy poco omega 3, lo que provoca una inflamación crónica en los tejidos y la formación del abono para la progresión del cáncer.

La glucosa y el cáncer

Las células tumorales requieren glucosa para sobrevivir y de ella obtienen la energía, al igual que las células sanas, pero la extraen de manera diferente. Las células tumorales no necesitan oxígeno para transformar la glucosa en energía, sino que lo hacen mediante un mecanismo llamado glicolisis, que es una forma poco eficiente de obtener energía. La célula tumoral necesita consumir glucosa para obtener la misma energía que mediante la respiración celular realizada en presencia de oxígeno. Para conseguir este azúcar o glucosa, eleva el número de receptores de insulina en su membrana, de modo que capta así para ella toda la glucosa circulante en sangre. Las células tumorales tienen diez veces más receptores de insulina que las células sanas.

Si ingerimos alimentos que elevan la glucosa en sangre (alimentos con carga glucémica alta), estaremos facilitándole al tumor la energía que necesita para crecer, tal como veremos más adelante.

Al ingerir tanta glucosa, los tumores producen como producto de desecho gran cantidad de ácido láctico, un subproducto que afecta negativamente a la respuesta inmune del organismo, lo cual reduce la eficacia de la terapia contra el cáncer habitual. En estudios con animales de la Universidad de Dakota del Sur, se ha demostrado que disminuir la ingesta de hidratos de carbono de absorción rápida reduce significativamente los niveles en sangre de glucosa, los niveles de ácido láctico sintetizado por los tumores, y el crecimiento tumoral, lo que aumenta la supervivencia después de la quimioterapia y la radioterapia.

El factor de crecimiento similar
a la insulina (IGF-1)

Las células tumorales tienen avidez por la glucosa, crecen a un ritmo descontrolado y necesitan alimentarse. A través de lo que ingerimos podemos facilitarles ese alimento que necesitan. Cuando a un enfermo con cáncer se le realiza un PET, una prueba habitual en oncología para saber si existen metástasis, se le inyecta glucosa marcada con flúor radiactivo por vía intravenosa y posteriormente se le realiza una tomografía axial computarizada (TAC) para captar las zonas con hiperglucemia. Allí donde se detecta hiperglucemia, es decir, donde hay zonas que captan azúcar, existe hiperactividad metabólica, inflamación y posiblemente cáncer.

Cuando el nivel de azúcar en sangre es elevado (hiperglucemia), se segregan dos hormonas, la insulina y el factor de crecimiento similar a la insulina (IGF-1), con el objetivo de hacer descender de forma rápida esos elevados niveles de glucemia (nivel de azúcar en sangre medido en mg/dl). El IGF-1 es una hormona que estimula el crecimiento del cáncer y genera inflamación crónica. El número de receptores de IGF-1 está incrementado en las células tumorales. Si no se producen estos picos de glucosa en sangre, esta hormona tan perjudicial no se libera. Para evitarlos es recomendable que las personas con cáncer eliminen la ingesta de azúcares y de alimentos que elevan la glucemia y mantengan unos niveles de glucosa en sangre óptimos, recurriendo a aquellos alimentos que ayuden a mantener la glucemia controlada de manera constante. Se está estudiando el efecto beneficioso de administrar metformina (un fármaco para regular la diabetes) a los pacientes con cáncer, aunque no sean diabéticos, para así regular la glucemia y la producción pancreática de insulina e IGF-1. Los resultados son esperanzadores. Una vez más, en lugar de recurrir a un fármaco para regular los niveles de azúcar en sangre, podemos recurrir a la alimentación.

Se ha demostrado que limitar los hidratos de carbono en la dieta puede reducir la secreción de IGF-1 y, a la larga, disminuir el riesgo de recidiva en los cánceres de mama[2].

---

2. Emond J. Risk of Breast Cancer Recurrence Associated with Carbohydrate Intake and Tissue Expression of IGFI Receptor. Cancer Epidemiol Biomarkers Prev July 2014 23; 1273.

Si la secreción de insulina es alta, no sólo se eleva el IGF-1, sino que se generan otros efectos negativos para nuestra salud. Se estimula la lipogénesis (proceso de generación de los indeseables michelines) y se inhibe la lipolisis (utilización de las grasas de reserva), por lo que se tiende a engordar. Además, aumenta el apetito y se sintetiza más colesterol en el hígado. La secreción de insulina y la hiperglucemia mantenida están relacionadas con la diabetes, la obesidad, la hipercolesterolemia y las enfermedades cardiovasculares, además de con el cáncer. Éstas son las enfermedades más frecuentes en la sociedad occidental.

Los alimentos que presentan un alto índice glucémico (IG) son aquellos que tienen la capacidad de elevar rápidamente los niveles de glucosa en sangre, y, por tanto, son ideales para alimentar a las células tumorales. Algunos de estos alimentos son la glucosa, el jarabe de glucosa, las patatas fritas, las harinas blancas, el arroz blanco, el almidón de maíz, las pastas blancas de trigo, etc. Por tanto, contamos con otra herramienta más para sitiar a las células tumorales, que consiste en eliminar de nuestra dieta los alimentos con IG alto y sustituirlos por alimentos con IG bajo, que nos ayudarán a mantener el azúcar a raya. Entre los alimentos que tienen un IG bajo se encuentran los vegetales, los frutos secos, el pescado, las legumbres y la fruta fresca.

Actualmente se tiende más a hablar de carga glucémica que de IG. El IG es un sistema para clasificar los alimentos en una escala de 0 a 100 de acuerdo a lo elevado que sea el pico de glucosa en sangre que se produce durante las dos horas siguientes a haber consumido un alimento. Los alimentos a los que se les asigna un IG alto son aquellos que producen un mayor incremento de glucosa e insulina en sangre en comparación con alimentos de IG bajo. Sin embargo, estos valores están basados en tamaños de raciones de 50 g de hidratos de carbono, lo cual no necesariamente es la cantidad del alimento que una persona consume típicamente. La carga glucémica (CG) se basa en el IG, pero tiene en cuenta la cantidad de hidratos de carbono que se consumen en cada ración del alimento estudiado. De esta forma, se salva una de las limitaciones del uso del IG. Habrá alimentos que aporten por ración 50 g de hidratos de carbono, sin embargo, otros muchos alimentos los consumimos normalmente en raciones que aportan muy poca cantidad de hidratos de carbono.

Un ejemplo para entender la diferencia entre IG y CG es la sandía. Esta fruta aporta unos 5 g de hidratos de carbono por cada 100 g. Una ración habitual de sandía es de unos 150 g (7,5 g de hidratos de carbono). Para lograr consumir los 50 g de hidratos de carbono que se utilizan para el cálculo del índice glucémico a través de la sandía, tendríamos que comer 1 kg de sandía. La fórmula que se usa para calcular la carga glucémica es:

$$CG = (IG \times \text{cantidad de hidratos de carbono}) \div 100.$$

Volviendo a la sandía, su IG es de 75 (alto); sin embargo, su CG es de 5,6 (baja) para una ración de 150 g, y el impacto que producen en la glucemia es escaso por la poca cantidad de hidratos de carbono que aporta.

A menor carga glucémica de un alimento, menor aumento de la glucosa en sangre después de comerlo. Por el contrario, a mayor CG más elevación de los niveles de insulina y glucosa en sangre.

No siempre coinciden IG y CG como hemos visto que ocurre con la sandía. Un alimento puede contener una CG baja en las raciones habituales y elevarse esta CG al duplicar su consumo, como es el caso del azúcar de mesa.

Lo ideal es consumir alimentos con bajo IG y baja CG, como es el caso de los vegetales y los frutos secos.

Puedes consultar las tablas de CG e IG de los diferentes alimentos en: http://www.glycemicindex.com/ o http://ajcn.nutrition.org/cgi/content-nw/full/76/1/5/T1.

En la alimentación para prevenir el cáncer, descartaremos los alimentos con IG y CG altos y optaremos por aquellos con IG y CG bajos. Si consumimos alimentos con IG o CG altos, debemos acompañarlos de alimentos con IG bajo, es decir, alimentos con grasas y alto contenido en fibra, así el impacto sobre la insulina será menor. Por ejemplo, si tomas mijo, que tiene una alta CG, es aconsejable acompañarlo de una grasa como el aceite de oliva, los frutos secos o el aguacate y de un alimento rico en fibra, como pueden ser los vegetales de hoja verde tipo espinacas o las legumbres.

Diferentes estudios han mostrado cómo la alimentación basada en alimentos con CG baja e IG bajo pueden ayudarnos a prevenir el cáncer. Mientras que las dietas basadas en alimentos con IG y CG altos contribuyen al desarrollo del cáncer.

Estudios recientes sugieren que una alimentación basada en alimentos con CG alta puede incrementar el riesgo de cáncer colorrectal[3] y de mama, además de muchas enfermedades crónicas.

Si reducimos la ingesta de hidratos de carbono refinados y azúcar, habrá menos elevación de la glucemia y, por tanto, menos glucosa disponible para el tumor. Otra forma de ponérselo más difícil al tumor a la hora de obtener energía es comer abundantes vegetales, como aguacates. Los aguacates contienen manoheptulosa, un azúcar que es capaz de bloquear el exceso de receptores de glucosa presentes en la membrana de las células tumorales. De esta forma, el tumor no puede crecer tan rápido y el sistema inmune podría tener tiempo de reconocer y destruir el tumor.

ALIMENTO CG ALTA	IG	CG
Leche condensada	61	33
Pasta de maíz	60	30
Arroz blanco	72	30
Batata, boniato, yame	74	28
Uvas pasas	64	28
Pan blanco	72	27
Pasta de trigo blanca hervida 20 min	64	27
Patata sin piel horneada	98	26
Patata sin piel hervida	85	25
Trigo	66	24
Fanta®	68	23
Ñoquis	68	23
Fideos de arroz	61	23
Mijo	62	22
Pasta de trigo blanca hervida 15 min	45	22

3. Higginbotham S, et al. Dietary Glycemic Load and Risk of Colorectal Cancer in the Women's Health Study. J Natl Cancer Inst. 2004; 96 (3): 229-33.

Chocapic®	84	22
Arroz inflado	87	22
Patatas fritas	75	22
Bebida de arroz	43	21
Cornflakes®	80	21
Nachos de maíz	64	21
Zumo de granada	53	21
Maíz dulce	60	20
Cebada perlada	48	20
Special K®	84	20
Dátiles	45	20
ALIMENTO CG MEDIA	**IG**	**CG**
Arroz integral	55	18
Trigo sarraceno	50	15
Quinoa	53	13
Plátano	45	12
Glucosa	100	10
Zumo de manzana	39	10
Zumo de zanahoria	43	10
ALIMENTO CG BAJA	**IG**	**CG**
Cebada	22	9
Copos de avena	57	9
Patata con piel hervida 15 min	58	9
Mango	50	8
Miel	44	8
Fresa	29	7
Albaricoque seco	31	7

Pan integral de trigo	78	7
Pan integral de centeno	66	6
Chocolate negro	23	6
Piña	66	6
Lentejas	29	5
Manzana	28	4
Melón	70	4
Melocotón	28	4
Sandía	72	4
Leche entera	34	4
Leche desnatada	32	4
Pera	33	4
Muesli integral sin azúcar	40	4
Albaricoque	34	3
Naranja	33	3
Calabaza	75	3
Garbanzos	10	3
Anacardos	25	3
Zanahoria	39	2
Sirope de agave	10	1
Estevia	0	0

Carga glucémica: **alta >20, media 11-19, baja <10**

Factores que modifican el índice glucémico (IG) y la carga glucémica (CG)

Entre los factores que modifican el IG y la CG se encuentran:

- **El tipo de tratamiento técnico y térmico que se le da a los alimentos.**
  La hidratación y el calor tienen como efecto el aumento del IG de un alimento. El alimento crudo tiene menor IG y CG que el cocinado. Una cocción al dente (de entre 5 y 6 min) permitirá conservar el IG de los espaguetis en el nivel más bajo, mientras que una cocción prolongada (de entre 15 y 20 min) conlleva un aumento del IG.
  La cocción al vapor apenas eleva el IG y la CG.
  El proceso industrial de elaboración de los cereales inflados también eleva el IG de estos alimentos.

- **El contenido en fibra del alimento.**
  El alto contenido en fibras alimenticias que hay en un alimento puede disminuir la absorción de la glucosa, de modo que, aunque el alimento tenga un IG elevado, no se disparen los niveles de glucosa en sangre. Debemos elegir siempre cereales integrales, pues, aunque su IG sea algo elevado, no van a provocar un pico de glucemia al consumirlos.

- **El grado de maduración y de envejecimiento del alimento.**
  Las frutas aumentan su IG en función de su grado de maduración. Un plátano verde tiene un IG bastante bajo (alrededor de 40), pero cuando ya ha llegado al grado máximo de maduración, su IG es mucho más elevado (65) porque su almidón se transforma con la maduración y se vuelve menos resistente. Cuando se cuece el plátano verde, sucede lo mismo.
  Las patatas que han sido almacenadas durante varios meses tienen un IG más alto que las patatas nuevas.

- **El uso de harinas frente al grano entero.**
  Cuando el cereal se tritura, su IG aumenta. Sucede precisamente esto cuando los cereales se reducen a harina. Así pues, la harina de arroz

tiene un IG más elevado que el arroz en grano. Es preferible optar por el grano entero que por la harina.

- **El tamaño de la ración.**
  La CG se calcula partiendo de raciones estándares. Cuando aumentamos el tamaño de nuestra ración, la CG se eleva.

- **El resto de alimentos presentes en el plato.**
  Si acompañamos un plato con grasa y fibra, tanto la CG como el IG disminuirán. Si elegimos para nuestro plato un alimento con IG alto, debemos añadir alimentos con IG bajo en abundancia para equilibrarlo. Por ejemplo: cereal + legumbre + AOVE.

En resumen:

1. Alimentos con IG y CG bajos son: vegetales, frutos secos, pescado, carne, huevos, semillas, aromáticas y algunas frutas (naranja, manzana, pera, kiwi, mandarina, melocotón, fresa y piña).
2. Alimentos con IG y CG altos son: miel, pastas blancas, frutas secas como dátiles y pasas, patatas fritas, cereales azucarados y refinados, pan blanco y arroz blanco.
3. Alimentos con IG y CG moderados son la mayoría de cereales integrales.

Los radicales libres

La alimentación occidental rica en grasas y azúcares propicia la producción en exceso de unas sustancias muy dañinas para nuestras células denominadas radicales libres. Los radicales libres son átomos o grupos de átomos que tienen un electrón desapareado. Los radicales libres los generan nuestras células al metabolizar los alimentos y al respirar, pero también los genera la contaminación ambiental, el tabaco, la inflamación, los aditivos y pesticidas que se añaden a los alimentos, la ingesta de aceites «vegetales» refinados, el estrés mal manejado y las radiaciones. Los radicales libres producen efectos negativos para la salud, pues actúan alterando las membranas celulares y atacando el material genético de las células, como el ADN. Los radicales libres producidos por el cuerpo para llevar a cabo determinadas funciones son neutralizados fácilmente por nuestro propio sistema antioxidante. El problema se origina cuando hay un exceso de ellos. Los radicales libres pueden producir mutaciones en las células e iniciar un cáncer; al dañar el ADN de las células se pone en marcha el proceso de carcinogénesis. También producen el envejecimiento de nuestra piel y nuestros tejidos. Para poder eliminar los radicales libres, necesitamos tomar alimentos antioxidantes y ricos en vitaminas y minerales.

La angiogénesis

Para que un cáncer crezca y se expanda, necesita crear nuevos vasos que le nutran y le permitan hacerlo; a este proceso se le denomina angiogénesis. Para conseguir nutrientes y oxígeno, las células cancerígenas emiten señales químicas que hacen que las células que hay a su alrededor formen una red de capilares sanguíneos que tienen como misión nutrir al tumor. Hay alimentos que tienen la capacidad de impedir la formación de estos vasos, de modo que dejan al cáncer sin alimento. Si no hay alimento, el cáncer se seca y desaparece. La oncología trabaja en diseñar fármacos antiangiogénicos que consigan dejar al tumor sin avituallamiento. Los alimentos son un excelente complemento para estos fármacos y para la prevención del cáncer, algunos de ellos son la cúrcuma, el té verde, las aromáticas y los frutos rojos.

La flora intestinal dañada

La flora intestinal está formada por billones de bacterias que viven en el intestino. Estas bacterias son vitales para hacer funcionar el organismo de forma óptima. Según el tipo de bacterias que predominen, gozaremos de salud o tenderemos hacia la enfermedad.

Las bacterias de la flora intestinal permiten, además, una adecuada digestión y absorción de los nutrientes, promueven la síntesis de enzimas y vitaminas, previenen frente al cáncer de colon, nos confieren protección frente a microorganismos patógenos y modulan el sistema inmune. ¿Sabías que el 80 % de las células inmunitarias están alrededor del tubo digestivo?

Nuestro intestino es el órgano que recibe el primer contacto con todos los tóxicos que ingerimos a través de la dieta. A través de las vellosidades intestinales, los tóxicos pueden pasar al torrente sanguíneo y dañar nuestras células. Sin embargo, nuestro intestino cuenta con mecanismos capaces de impedir la absorción de estos tóxicos, pero para eso es importante que nuestra flora intestinal esté sana y fuerte. La quimioterapia, los antibióticos, el alcohol, el tabaco y la alimentación occidental destruyen nuestra flora intestinal. Hay alimentos que ayudan a repoblarla, los más importantes son los alimentos fermentados ricos en probióticos y los alimentos ricos en fibra. Las emociones negativas y el sedentarismo también influyen de forma negativa sobre la flora intestinal.

La microbiota intestinal es esencial para que la quimioterapia sea óptimamente efectiva contra el cáncer, por lo que es muy importante cuidar la alimentación durante el tratamiento y considerar la posibilidad de añadir un suplemento de probióticos.

Los estrógenos

Un exceso de estrógenos (hormonas sexuales femeninas) daña el tejido mamario y puede inducir la aparición de cánceres hormonodependientes. La obesidad, el sedentarismo y la alimentación «basura» refuerzan el efecto negativo de los estrógenos sobre los tejidos. El consumo de grasa animal en exceso causa hiperestrogenismo y cáncer de mama. Alimentos como el lino y las crucíferas, sin embargo, regulan la producción de estrógenos y con ello favorecen la prevención del cáncer de mama hormonodependiente.

La obesidad

En un estudio realizado en Estados Unidos con 900.000 personas se demostró que la muerte por cualquier tipo de cáncer era un 52 % más probable en hombres obesos y un 62 % más probable en mujeres obesas que en personas con un peso normal o delgadas. La obesidad se asocia a mayor riesgo de cáncer de esófago, colon, recto, riñón, vejiga, páncreas, endometrio, ovario y mama. El 20 % de las muertes por cáncer pueden ser atribuidas a la obesidad. El azúcar, el consumo de alimentos refinados, grasas trans y aceites de semillas refinados contribuyen a la obesidad y, por ende, al desarrollo del cáncer. La obesidad no sólo aumenta el riesgo de padecer cáncer, sino que, una vez contraída la enfermedad, la ganancia de peso durante el tratamiento puede reducir la eficacia de los métodos terapéuticos empleados.

Los tóxicos ambientales

Influyen en el inicio y progresión del cáncer creando mutaciones en el ADN celular. Estos tóxicos actúan como carcinógenos, siendo capaces de poner en marcha el proceso tumoral. Según la OMS, hay identificadas más de novecientas cincuenta sustancias como carcinógenas; algunas de ellas son el tabaco y el alcohol. Otras, como pesticidas; parabenes; ftalatos, usados en cosmética; teflón, usado como antiadherente en ollas y sartenes; algunos aditivos y conservantes alimentarios; PCB; PVC; plásticos de policarbonato; bisfenol A, presente en plásticos y latas, metales pesados (plomo, mercurio, cadmio…), y un largo etcétera, se les considera disruptores endocrinos y se han relacionado con cáncer de mama y próstata. Eliminando carcinógenos ambientales, reduciremos la posibilidad de sufrir cáncer y lentificaremos el crecimiento de los tumores ya existentes. Si quieres saber más sobre carcinógenos y cáncer, te recomiendo que visites la página de la Agencia Internacional para la Investigación del Cáncer (IARC): www.iarc.fr.

ALIMENTOS QUE CREAN UN AMBIENTE ANTICÁNCER

Alimentos con IG y CG bajos que ayudan a regular la glucemia	Vegetales y hortalizas, especias, hierbas aromáticas, frutos secos, semillas, legumbres, cebada, manzana, ciruela, melocotón, chirimoya, mandarina, limón, fresas, estevia, agave, chocolate negro
Alimentos antiinflamatorios	Chile, cayena, jengibre, cúrcuma, ajo, pescado azul, aromáticas, cebolla
Alimentos ricos en omega 3	Semillas de lino, vegetales de hoja verde, algas, leche materna, pescado azul
Estimulantes del sistema inmune	Semillas de lino, setas, vegetales de hoja verde, algas, leche materna, pescado azul

Antioxidantes	Té verde, vegetales de hoja verde, cacao y chocolate > 85 % cacao, algas, germinados, legumbres, aceite de oliva, aromáticas y especias, fruta y, sobre todo, frutos rojos, piña, papaya cítricos
Antiangiogénicos	Ajo, perejil, apio, cúrcuma, frutos rojos, setas, crucíferas
Alimentos ricos en vitaminas y oligoelementos (zinc, magnesio, cobre, selenio, etc.)	Sésamo, vegetales y frutas de pigmento y color intenso: pimientos, naranja, limón, rábano, zanahoria, uva, frutos rojos, nabos, legumbres, germinados, setas, algas
Alimentos pre- y probióticos	Chucrut, kimchi, miso, tamari, kéfir, yogur, leche materna, plátano, ajo

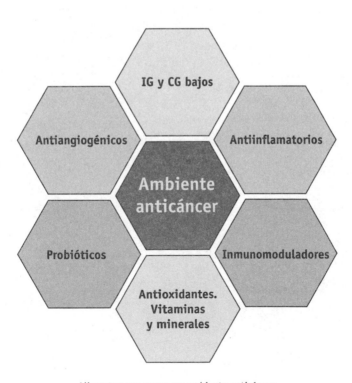

Alimentos que crean un ambiente anticáncer.

PARTE II

ALIMENTACIÓN EN LA PREVENCIÓN Y TRATAMIENTO DEL CÁNCER

ALIMENTACIÓN, ESTILOS DE VIDA Y CÁNCER

El cáncer es una enfermedad medioambiental que está relacionada con el modo en que comemos, vivimos y nos relacionamos con nuestro medio.

Según la Organización Mundial de la Salud (OMS), el origen de un 80-85 % de los cánceres es de tipo medioambiental, y un 20-15 % ocurren por una causa genética. Con este dato en nuestras manos tenemos la clave para entender que podemos ser parte activa en la prevención de la enfermedad si modificamos nuestra alimentación y nuestro estilo de vida.

A ese 80-85 % de cánceres de origen ambiental se le pueden atribuir diferentes causas medioambientales. El 35 % de los cánceres podrían prevenirse con una buena alimentación, y el 25 % si dejásemos de fumar. El 5 % de los cánceres se relacionan con la exposición a carcinógenos. El 15 % de los tumores son atribuibles a la obesidad y el restante 15 % se deben a una infección crónica por diferentes virus y bacterias (virus hepatitis B y C, virus del papiloma humano, etc.).

Factores ambientales y cáncer

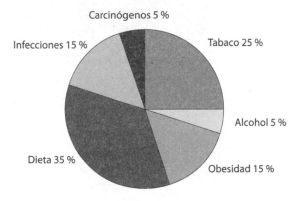

Más del 70 % de los cánceres podrían evitarse si eliminásemos de nuestra vida:

- El consumo de tabaco.
- El exceso de peso o la obesidad.
- La alimentación con un consumo insuficiente de frutas y hortalizas.
- La falta de actividad física.
- El consumo de bebidas alcohólicas.
- Las infecciones por virus y bacterias.
- La contaminación del aire de las ciudades.
- El uso de tóxicos en cosmética y en cocina.

ALIMENTACIÓN Y CÁNCER.
LA NUTRITERAPIA

El factor que más peso tiene en el origen del cáncer es el tipo de alimentación. El 35 % de los cánceres están relacionados con una mala alimentación, es decir, uno de cada tres cánceres se debe a una alimentación poco saludable.

En medicina china se dice que el padre de la enfermedad puede haber sido cualquiera, pero que no cabe duda de que la madre fue la mala dieta.

¿Cuál es esa alimentación que puede ser perjudicial para nuestra salud?

La alimentación que debemos desterrar si queremos mantenernos sanos es la basada en la comida rápida o *fast food* y la precocinada. Además, conviene suprimir o reducir de nuestra dieta los refrescos azucarados, la carne roja (ternera, cordero y cerdo), las carnes procesadas tipo embutidos, salchichas, hamburguesas, bacón, ahumados, salazones, patatas fritas, alimentos fritos, pan, pasta y pizza hechas con harina refinada de trigo, bollería, dulces, aceites refinados, azúcar blanquilla o azúcar moreno.

Piensa que si un día comes en una cadena de comida rápida o una fritura eso no va a hacer que sufras la enfermedad. Pero si habitualmente sigues este tipo de alimentación, tendrás más posibilidades de padecerla.

¿Cuál es la alimentación que nos protege de la enfermedad?

Nuestra alimentación diaria puede constituir una auténtica medicina, que podemos tomar tres veces al día durante toda nuestra vida. La actividad anticáncer asociada a algunos alimentos permite que éstos actúen como medicamentos e interfieran en el desarrollo del cáncer. La nutriterapia o terapia a través de los alimentos puede considerarse parte del arsenal terapéutico con el que contamos para luchar contra el cáncer, dado que determinados alimentos pueden inducir el suicidio de las células tumorales, así como inhibir la angiogénesis y estimular nuestro sistema inmune. La nutriterapia puede considerarse una quimioterapia preventiva sin efectos secundarios que hace que los tumores latentes no lleguen a convertirse en cánceres. La nutriterapia también puede influir en nuestros genes, estaríamos hablando de la nutrigenómica. Los alimentos que ingerimos a diario influyen sobre nuestros genes y pueden impedir que se desarrolle un tumor, a pesar de poseer genes que nos predispongan a padecerlo (oncogenes).

Una alimentación preparada con alimentos frescos y ecológicos, en la que predominen vegetales, frutas, frutos secos, semillas, algas, setas, legumbres y cereales integrales, nos ayudará a mantener alejada la enfermedad.

En esta dieta deben cobrar protagonismo ciertos alimentos que contienen sustancias denominadas **fitoquímicos**, identificados como auténticos agentes anticáncer y sin efectos secundarios. Los fitoquímicos son los responsables del sabor, color y olor de frutas y vegetales. Hablamos de la **quercetina** de las cebollas, del ajo y las manzanas, de la **curcumina** de la cúrcuma, del **licopeno** del tomate, del **ácido elágico** de los frutos rojos, del **resveratrol** de la uva y del vino tinto, de los **carotenos** de las zanahorias y la calabaza, del **sulforafano** y el **indol-3-carbinol** de las crucíferas, de las **catequinas** del té verde, de los **terpenos** presentes en las plantas aromáticas, etc. Estos fitoquímicos, en el laboratorio, son capaces de destruir a las células tumorales. Sin embargo, se desconoce cuál es la dosis óptima en humanos para que estas sustancias sean efectivas en la lucha contra el cáncer; lo que sí se sabe es que una dieta basada en alimentos ricos en fitoquímicos nos va a ayudar a prevenir la enfermedad.

Aumentar la ingesta de fruta y verdura nos ayuda a prevenir el cáncer. El riesgo de padecer cáncer de cualquier localización disminuye si aumentamos el consumo de fruta y verdura. Por cada 200 g de fruta y verdura que ingiramos al día nuestro riesgo de padecer cáncer disminuye en un 3 %.

Hay cánceres que se relacionan especialmente con nuestra alimentación, y son precisamente los más frecuentes en nuestra sociedad occidental. Hablamos del cáncer de colon, de mama y de próstata.

Toma las riendas de tu vida. Tus hábitos diarios marcan la diferencia. El cáncer se puede prevenir, y cambiando nuestros hábitos de vida mantendremos alejada la enfermedad.

- Si fumas, deja de fumar, y si no puedes, no fumes delante de embarazadas y niños. Son los más vulnerables al humo del tabaco.
- Si eres sedentario, empieza a moverte. Cualquier deporte es beneficioso para la salud, practica el que más te guste.
- Si tienes sobrepeso u obesidad, ponte manos a la obra para perder peso.
- Si tu dieta es pobre en vegetales y frutas, empieza a añadirlos en tu próxima comida.

En la prevención del cáncer ya tenemos claro que intervienen la alimentación saludable, el peso corporal adecuado y la práctica de ejercicio físico, pero no debemos olvidarnos del papel que tiene el bienestar emocional en nuestra salud. Aprender a gestionar nuestras emociones y procurar tener el mayor bienestar emocional posible nos va a ayudar a mantener la salud y sentirnos plenos y felices.

Conclusión

El cáncer se produce por una pluralidad de factores. No parece que haya un único factor individual que ponga en marcha el proceso, sino que es necesario que se den determinadas circunstancias para que se produzca la enfermedad. No todo el que fuma tabaco sufre cáncer, ni todo el que come de una manera sana estará libre de enfermedad, pero sí es cierto que los fumadores tienen más riesgo de padecerlo, y que las personas que siguen una dieta sana y equilibrada presentan menos tasas de cáncer. Si sabemos qué factores influyen en la aparición del cáncer, podremos ponernos manos a la obra y prevenirlo, porque el CÁNCER se PUEDE PREVENIR.

Una alimentación correcta constituye un complemento ideal a los tratamientos médicos convencionales. La alimentación puede potenciar los efectos beneficiosos de la quimioterapia y la radioterapia, como también disminuir sus efectos secundarios, estimular el poder de autosanación de nuestro cuerpo y detener el proceso de generación y progresión del cáncer.

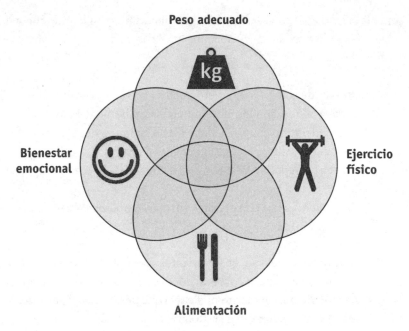

El cáncer se puede prevenir con una correcta alimentación,
practicando ejercicio físico de forma regular y manteniendo un peso adecuado,
así como procurando tener el mayor bienestar emocional posible.

¿QUÉ ADITIVOS Y ALIMENTOS TENEMOS QUE RESTRINGIR EN NUESTRA DIETA DEBIDO A SU POTENCIAL CARCINÓGENO?

Los aditivos alimentarios

Son sustancias que se añaden de forma intencionada a los alimentos y bebidas con el fin de conservarlos en buen estado o mejorar su olor, sabor o color. Algunos son muy tóxicos y deben evitarse. En altas dosis se han relacionado con la aparición de cáncer.

- **E-230** bifenilo, **E-231** ortofenilfenol y **E-232** ortofenilfenato sódico. Son conservantes sintéticos procedentes del petróleo. Se aplican sobre la piel de los cítricos y se relacionan con el cáncer de vejiga. No desaparecen al lavarlos. Si vas a usar la piel de los cítricos para consumo, asegúrate de que sean de cultivo ecológico.

- **E-239** hexametilentetramina. Es un conservante sintético derivado del amoniaco y del formaldehído. Se emplea en conservas de pescado, caviar y cortezas de quesos provolone para evitar mohos y bacterias. Provoca mutaciones genéticas en animales de laboratorio. Puede ser cancerígeno.

- **E-249** nitrito potásico, **E-250** nitrito sódico, **E-251** nitrato sódico y **E-252** nitrato potásico. Los nitritos son aditivos utilizados en la industria alimentaria para conservar la carne y darle sabor y color. Están presentes en embutidos, salazones, patés, preparados de carnes, bacón y cervezas. Son tóxicos. En el estómago se convierten en nitrosaminas que pueden ser cancerígenas.

- **E-284** ácido bórico. Se emplea en el caviar y en ciertos enjuagues bucales. Es un tóxico que afecta al sistema nervioso.

Da prioridad a los alimentos frescos
y elaborados en casa. Di adiós a los aditivos.

Tipo de alimentación a la que decimos ¡NO!

La alimentación rica en alimentos preparados a la barbacoa, parrilla y fritos

Como veremos más adelante, con estas técnicas culinarias se generan sustancias cancerígenas como los benzopirenos y las acrilamidas.

La alimentación rica en azúcares refinados

La bollería, la pastelería, las pastas, las galletas, los helados, las mermeladas, las golosinas y demás productos de repostería contienen grandes cantidades de azúcares y grasas trans, y muy pocos nutrientes. El IG y la CG de estos productos es muy alta. Las dietas basadas en alimentos con IG alto se relacionan con un mayor riesgo de padecer cáncer. Debemos limitarlos y consumirlos sólo de forma excepcional. Es preferible que los elabores tú en casa con harinas integrales y endulzantes naturales. Evita también los refrescos gaseosos tipo «caca cola» y los zumos industriales, pues son muy ricos en azúcares. Sustitúyelos por agua, zumos caseros, batidos verdes o té verde.

Ojo con el azúcar blanquilla que añadimos a nuestras bebidas. Evítala y sustitúyela por endulzantes naturales, el mejor es la estevia.

¡Nunca des a los niños como premio una chuche o golosina!

La alimentación rica en grasas refinadas y animales

Debemos evitar los alimentos ricos en ácidos grasos trans o hidrogenados como la margarina y los aceites vegetales refinados. Debemos evitar también el exceso de grasas animales saturadas como bacón, mollejas, panceta, embutidos, manos de cerdo y codillo, y sustituirlas por grasas vegetales, pescado o carne magra o de caza. Evita cocinar con mantecas y mantequilla, sustitúyelas por AOVE. En los alimentos precocinados hay muchas grasas trans, especialmente si éstos están fritos, evítalos.

El exceso de consumo de grasas trans y animales se relaciona con un mayor riesgo de desarrollar cáncer de colon, mama y próstata, así como con la obesidad y la hipercolesterolemia.

La alimentación rica en carne roja y lácteos

La carne roja y los embutidos consumidos a razón de más de 20 g al día se han relacionado con un mayor riesgo de padecer cáncer, principalmente de colon[4].

La carne roja es la carne de ternera, cerdo, buey y cordero. La carne blanca es la procedente del pollo, pavo, conejo y algunas partes del cerdo.

La carne y la leche de ganadería convencional contiene omega 6, antibióticos y hormonas de crecimiento artificiales que nosotros ingerimos al consumirlas.

La carne es difícil de digerir y su metabolismo puede generar toxinas. Si consumimos mucha carne, estamos ingiriendo grandes cantidades de proteínas, y el exceso de proteínas se ha relacionado con un mayor riesgo de cáncer.

Reduce la carne de tu alimentación y trata de suprimir la carne roja y el embutido. Da preferencia al pescado y, en menor medida, a la carne blanca o magra. El consumo de pescado y carne magra no es perjudicial, pero su consumo excesivo va en detrimento de la ingesta de vegetales, por eso deben tener una menor presencia en nuestra alimentación.

Reduce también el consumo de lácteos. Su alta presencia en la dieta se ha relacionado con un mayor riesgo de cáncer de próstata y ovario. Respecto a otros cánceres, los resultados son contradictorios. Las leches vegetales son excelentes alternativas a la leche de vaca. Te recomiendo la leche de almendras, avellanas o avena.

---

4. Sabine Rohrmann et al. Meat consumption and mortality – results from the European Prospective Investigation into Cancer and Nutrition. BMC Medicine 2013, 11:63.

La alimentación rica en sal. Alejemos el salero de nuestra mesa

La sal incrementa el riesgo de padecer cáncer y puede conducir a un aumento de la tensión arterial, lo cual es un factor de riesgo de enfermedades del corazón y cerebrovasculares. La vasta mayoría de la sal que consumimos se encuentra en el propio alimento que compramos. El 14 % de los casos de cáncer de estómago podrían evitarse si todos limitásemos el consumo de alimentos salados y sal a 6 g diarios.

¿Cuánta sal consumimos?

Mientras que la cantidad ideal de ingesta de sal al día sería de 6 g, lo cierto es que el promedio de consumo en la población es de 8,6 g. Es decir, diariamente consumimos como promedio un 43 % más de sal de la que está recomendada.

¿De dónde procede la sal que consumimos?

El 75 % de la sal que ingerimos proviene de los alimentos procesados, ya sean comidas preparadas, queso, patatas chips envasadas, pan, galletas o carne procesada.

El otro 25 % lo añadimos cuando preparamos los alimentos o en la mesa.

Los alimentos más salados

- Los embutidos. El más salado es el jamón, seguido del chorizo, el salchichón y el fuet. Entre los embutidos cocidos, destacan el jamón, el pavo cocido y las salchichas.
- Pan. Los más salados son el pan blanco, seguido del de molde blanco y el tostado.
- Quesos. Los más salados son el manchego y el parmesano.
- Platos preparados y precocinados.

¿Sabías que reducir el consumo de sal puede evitar uno de cada siete casos de cáncer de estómago?

Alternativas a la sal

- Especias y hierbas aromáticas para cocinar sin sal. Sazonar con especias y hierbas aromáticas ayuda a reducir de forma paulatina la adición de sal a los platos.

- Limón, lima o vinagre de manzana o arroz.
- Cocinar los alimentos al vapor, pues de esta forma se conserva mejor el contenido natural del sodio del alimento.
- La sal marina sin refinar, por su sabor más fuerte, permite emplear menos cantidad para dar sabor a las comidas.
- Podemos preparar alternativas en casa como la sal de algas o la sal de verduras.
- La sal oculta de los alimentos elaborados es la más difícil de evitar. Conviene reducir la ingesta de productos procesados y revisar las etiquetas.

Para no pasarnos con la sal

Cuando hagas un guiso o potaje añádele la sal al final y déjalo reposar, así se concentran los sabores y tendremos tiempo de rectificar si nos ha quedado soso.

Utiliza sal marina y evita la sal fina. La sal marina está libre de antiaglomerantes y sustancias blanqueantes.

La alimentación rica en ahumados

El proceso de ahumar genera sustancias cancerígenas, y se ha demostrado una relación directa entre el alto consumo de alimentos ahumados y el riesgo de padecer cáncer de estómago. En el humo de la leña que se utiliza para el ahumado encontramos formaldehído, hidrocarburos aromáticos policíclicos (HAP) y benzopirenos. Todos ellos son potenciales carcinógenos.

Evita salazones y ahumados. De entre todos, el menos perjudicial es el jamón ibérico.

La alimentación rica en alimentos refinados

El excesivo consumo de alimentos refinados puede favorecer el desarrollo de cáncer debido a su alto IG, su carácter inflamatorio y su carencia de nutrientes.

ALIMENTOS REFINADOS VERSUS INTEGRALES

Existen muchas diferencias entre los alimentos integrales o morenos y los refinados o blancos.

Tradicionalmente, el blanco se asociaba a la pureza, y todo el mundo deseaba lucir una tez blanca y comer pan blanco. Consumir pan moreno y tener el rostro bronceado era signo de pobreza. Mi abuela aún sigue teniendo estas asociaciones presentes en su día a día, y no quiere comer pan integral porque para ella es signo de pobreza y, al ser oscuro, le recuerda a la época del hambre que siguió a la Guerra Civil española.

Muchas personas, al igual que mi abuela, piensan que el alimento refinado y blanco es mejor que el integral, y no hay nada más lejos de eso. En

Diferencias nutricionales entre harina integral y blanca (mg/100 g).
La fibra se mide en % y la vitamina B_6 en microgramos por kilo.

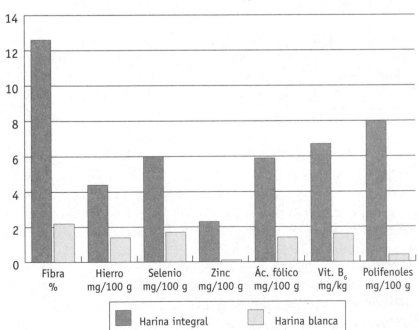

el proceso de refinado se eliminan casi la totalidad de los nutrientes útiles del alimento y se conservan las calorías, quedándonos sólo con calorías vacías. Si habitualmente consumimos alimentos refinados como azúcar blanco, pan blanco y arroz y pasta blanca, corremos dos riesgos: carecer de los nutrientes necesarios para el buen funcionamiento de nuestro organismo y acumular calorías y engordar. Los alimentos refinados producen más inflamación que los integrales, y tanto su IG como su CG son mayores y elevan los niveles de azúcar en sangre.

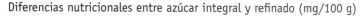

Diferencias nutricionales entre azúcar integral y refinado (mg/100 g)

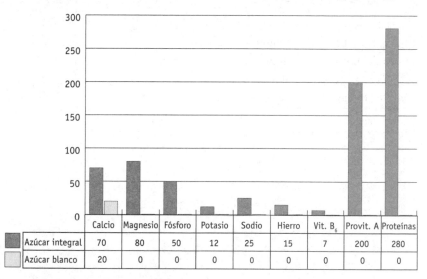

	Calcio	Magnesio	Fósforo	Potasio	Sodio	Hierro	Vit. B$_6$	Provit. A	Proteínas
Azúcar integral	70	80	50	12	25	15	7	200	280
Azúcar blanco	20	0	0	0	0	0	0	0	0

Las personas que consumen habitualmente alimentos integrales sufren menos cánceres, enfermedades cardiovasculares y diabetes frente a los que los consumen poco o nada. ¿Por qué nos protegen los alimentos integrales frente a las enfermedades? Porque contienen más fibra, vitaminas, minerales y fitoquímicos que los alimentos refinados, cuyo contenido en estas sustancias tan beneficiosas para nuestro organismo es casi nulo. Los cereales integrales tienen un IG bajo o moderado frente a los refinados que presentan un IG alto. Una dieta basada en alimentos con IG alto nos hará más vulnerables a la enfermedad. Los alimentos refinados favorecen que se produzca inflamación en nuestros tejidos y en ese ambiente inflamado las células cancerígenas se sienten muy a gusto y les resulta más fácil proliferar y crecer.

ÍNDICE GLUCÉMICO DE DISTINTOS
PREPARADOS INTEGRALES Y REFINADOS

Harina integral de trigo	70
Harina blanca de trigo	85
Pan integral de trigo	70
Pan integral de centeno	45
Pan blanco de trigo	85
Pasta blanca de trigo	70
Pasta integral de trigo	50
Cebada entera	25
Cebada perlada	60
Arroz integral	40
Arroz blanco	70

Diferencias entre un alimento integral y uno refinado

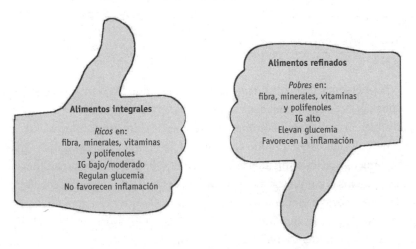

Alimentos integrales

Ricos en:
fibra, minerales, vitaminas
y polifenoles
IG bajo/moderado
Regulan glucemia
No favorecen inflamación

Alimentos refinados

Pobres en:
fibra, minerales, vitaminas
y polifenoles
IG alto
Elevan glucemia
Favorecen la inflamación

ALTERNATIVAS A LOS CEREALES REFINADOS. CEREALES INTEGRALES, EL PODER DEL GRANO ENTERO

En el caso de los cereales, las diferencias para nuestra salud con respecto a consumirlos refinados o integrales son muy relevantes. Los **cereales integrales** nos **protegen frente a las enfermedades crónicas**. Los consumidores habituales de cereales integrales ven reducido su riesgo de enfermar. Éstos son algunos beneficios:

- Reducción del 30 % de la mortalidad por enfermedades cardiovasculares.
- Reducción de la incidencia de cáncer entre un 10 y un 50 % según el tipo de cáncer. Especialmente en el caso del cáncer de colon.
- Reducción del 30 % del riesgo de padecer diabetes mellitus.
- Menos posibilidades de padecer obesidad e hipertensión arterial.

Entre los **grandes consumidores de cereales blancos y refinados**, encontramos un **mayor riesgo de** padecer **cáncer**, especialmente de **tiroides, colon, recto, estómago** y **esófago**.

La incidencia de cáncer en España se ha incrementado de forma exponencial desde los años sesenta hasta la actualidad. Este incremento coincide con el cambio de alimentación de los españoles y la llegada al mercado de los alimentos refinados y azucarados.

Cereales blancos y ecológicos frente a cereales integrales de agricultura convencional

En la cáscara del cereal se acumulan la mayoría de los pesticidas. Esta cáscara se elimina durante el proceso de refinado y, por tanto, un cereal refinado contiene menos pesticidas que un cereal integral de agricultura convencional. Lo ideal es consumir cereales integrales y ecológicos. Aunque esto puede repercutir en nuestro bolsillo, no hay que olvidar que nuestra salud está en juego y, como compensación, merece la pena dejar de consumir productos prescindibles y poco saludables como refrescos azucarados, bollería, lácteos o carne en exceso en favor de los alimentos frescos y ecológicos.

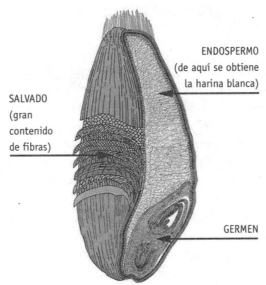

Los productos refinados como la pasta blanca no están compuestos sólo de harina refinada, sino que se les añade aditivos para que sea más atractiva. Algunos son para hacerla más resistente a la cocción, otros son colorantes para hacerla pasar como pasta con espinacas, y otros son sustancias inertes como caolín, talco o sulfato de bario para aumentar su peso.

Durante el proceso de refinado y blanqueamiento del arroz y las harinas, desaparecen parte de sus nutrientes, de modo que la industria añade de forma artificial estas vitaminas que se pierden. ¿Es esto natural? ¿No sería mejor consumir el cereal tal y como lo ofrece la naturaleza sin manipulación alguna? Nuestro organismo obtendría todos los nutrientes necesarios para su buen funcionamiento y se ahorraría la ingesta de aditivos innecesarios y en ocasiones tóxicos.

Apostemos siempre por los **cereales ecológicos e integrales.**

¿Qué sustancias anticáncer existen en los cereales integrales?

- Fibra
- Polifenoles
- Lignanos
- Saponinas

¿Qué cereales podemos consumir? ¿Cuáles son los más recomendables?

Trigo. El trigo es el cereal más consumido en la Cuenca Mediterránea, y prácticamente ha desplazado a otros cereales tradicionales, como es la espelta, el kamut y la cebada. El hecho de que se consuma tanto trigo no se debe a sus propiedades nutricionales, sino a su fácil panificación, utilización en repostería y sencilla manipulación para conseguir grandes cosechas. La mayoría del trigo que consumimos es refinado y, por lo tanto, está carente de nutrientes. Dentro de los cereales es el más rico en gluten y el que más hibridaciones y manipulaciones ha sufrido, y, por tanto, el menos aconsejable para consumir. Al haber sido tan modificada su genética se ha convertido en un cereal difícil de digerir, y gran parte de la población presenta intolerancia al trigo. Os recomiendo limitarlo, sobre todo el seitán, el cual se elabora a partir del gluten del trigo; es un producto muy industrializado e inflamatorio.

Espelta. Pertenece a la familia del trigo. Antiguamente, se utilizaba la espelta para elaborar pan y las primeras cervezas del mundo. Se sabe que se consumía en Europa, China y Oriente. Precisamente, se cree que se comenzó a cultivar en el Mediterráneo y en Europa, proveniente de Oriente. La espelta es más rica en proteínas que el trigo. Su semilla ha sido menos manipulada que la de éste, pues no ha sufrido hibridaciones. Funciona muy bien para elaborar panes y repostería. Es más fácil de digerir que el trigo y contiene menos gluten.

Kamut. Es la variedad de trigo más antigua que se conoce, pariente de las variedades modernas de trigo duro. En la composición de este grano hay una concentración de entre un 20 y un 40 % más de proteínas, hasta el doble de lípidos y de algunas vitaminas como la vitamina B_1 y B_2, cinco veces más cantidad de niacina (vitamina B_3) y vitamina E, y entre dos y cuatro veces más densidad de minerales tales como calcio, potasio, magnesio, fósforo y hierro que en el grano de trigo blando que se emplea de forma tradicional en panadería y repostería industrial. Es bastante dulce, por lo que es ideal para repostería.

Cebada. Era junto al trigo uno de los cereales más consumidos en el Mediterráneo. Actualmente su uso casi se limita a la alimentación de los animales de granja. En la antigüedad constituía el alimento principal de los gladiadores. Se emplea este cereal en la elaboración de harinas para pan, y en el malteado para la elaboración de cerveza, del whisky escocés y la ginebra holandesa. Se debe consumir mondada o descascarillada y evitar la cebada perlada, que es el equivalente al arroz blanco. Al igual que la avena, es rica en betaglucanos.

Centeno. Es un cereal muy usado en países nórdicos y en Rusia, pues es muy resistente y crece en condiciones adversas sin dificultad. El centeno es miembro de la familia del trigo y se relaciona estrechamente con la cebada, contiene poco gluten y mucha fibra. Se utiliza para preparar pan y también en la elaboración de algunos whiskys. El pan elaborado con centeno tiene un dulce y peculiar sabor, es muy rico en fibra y por tanto muy recomendable para los asiduos comedores de pan. Su alto consumo se ha relacionado con una menor incidencia de cáncer de colon.

Avena. Es un cereal tradicional de los países con climas fríos. Es rico en grasas saludables, proteínas y minerales. Ofrece muchos beneficios a nuestra salud al regular el colesterol, la presión arterial y la glucemia. La avena es rica en betaglucanos, los cuales estimulan el sistema inmune y por tanto son útiles en la prevención del cáncer. Además, contiene lignanos, que protegen contra el cáncer, especialmente el de mama y otros relacionados con las hormonas. Podemos consumirlo en grano entero o en forma de copos. Los granos de avena no se suelen utilizar directamente en la alimentación humana, ya que presentan una cubierta (gluma) fuerte y fibrosa. Por este motivo, generalmente se preparan en forma de copos exentos de ésta. En un curioso estudio realizado en Estados Unidos se demostró que los niños que desayunan copos de avena tienen mejor rendimiento intelectual que los que no desayunan o toman cereales tipo Cornflakes®. La avena apenas tiene gluten, y contiene avenina en lugar de gliadina, por lo que puede ser tolerado por los celíacos (se recomienda probar con pequeñas cantidades de avena y observar la reacción).

Arroz. Es, junto al trigo, el cereal más consumido en el mundo. Es muy fácil de digerir y sobre todo resulta conveniente para los que se están recuperando de alguna enfermedad e inapetentes, por lo que debe formar parte de la alimentación de las personas con cáncer. Podemos encontrar arroz ecológico proveniente de España, por lo que estaríamos consumiendo un producto local.

Variedades de arroz

En nuestra alimentación anticáncer lo vamos a consumir con frecuencia. Para que nuestros platos no sean aburridos podemos cocinar con diferentes variedades.

- **Arroz negro o venere**

  En sus orígenes, el arroz negro o arroz venere se reservaba para los emperadores de la Antigua China, hasta el punto de estar prohibido el consumo en otras mesas; por eso también se conoce como arroz negro prohibido o arroz del emperador.

  El nombre de arroz venere está relacionado con Venere, diosa romana del amor, cuya piel es del color del ébano. Este arroz es de grano corto y se cocina como el arroz integral. Tras cocinarlo, conseguiremos un arroz de un bonito color púrpura, aromático, ligeramente dulce y con sabor a nuez. Su textura es crujiente y tierna, y resulta apropiado para todo tipo de platos, incluidos postres; es ideal como guarnición de verduras. Tiene un alto contenido en fibra, minerales y vitaminas, y su IG es bajo (35).

- **Arroz rojo**

  La historia del arroz rojo tiene su origen en China, en la dinastía Tang del 800 d.C. Este cereal servía para dos propósitos: culinarios y médicos.

  Es muy útil para reducir el colesterol LDL (conocido como el colesterol malo). Contiene monacolinas, que son estatinas naturales. Las estatinas son utilizadas por la industria farmacéutica para limitar la síntesis del colesterol. Una de las monacolinas más conocidas es la lovastina, que es un fármaco muy usado para bajar el colesterol.

Su IG es de 55. Es muy rico en hierro.

Su tiempo de cocción es similar al del arroz integral y combina muy bien con verduras y ensaladas.

- **Arroz salvaje**
No es propiamente dicho un arroz, sino una planta acuática proveniente de América del Norte. Sus granos contienen más de un 13 % de proteína, además de hidratos de carbono, vitamina B, potasio y fósforo. Ha sido, y es, el alimento básico de las tribus de los indios americanos chippewa, que denominaron *manomin* o grano precioso a estas semillas. El arroz salvaje no contiene gluten, es una fuente excelente de energía, es de fácil digestión y muy apreciado por su alto valor proteínico y bajo contenido graso, y por ser rico en fibra, hidratos de carbono y minerales. Su IG es de 35. Se cocina como el arroz integral y combina muy bien con ensaladas y como guarnición.

- **Arroz basmati**
El basmati es una variedad de arroz, de grano largo y famoso por sus delicadas fragancias y su exquisito sabor. Su nombre en hindi significa «reina de las fragancias». Tiende a romperse durante la cocción, pero si se remoja entre media hora y dos horas antes de cocinar, los granos serán menos propensos a romperse. Se utiliza mucho en cocina india y es ideal para las recetas basadas en la cocina hindú. Su IG es de 45 en su versión integral, que es la que vamos a consumir nosotros.

Quinoa. Era un alimento básico en América Latina hasta la llegada de los españoles, que lo prohibieron por considerarlo asociado a celebraciones paganas. Hoy en día se ha redescubierto y cada vez se usa más en la cocina. Es muy rico en proteínas y minerales como hierro y magnesio. Las proteínas de la quinoa son tan completas como las de la carne. No es deficitaria en ningún aminoácido, al contrario que la mayoría de los cereales, que presentan déficit de lisina.

Existen diferentes variedades de quinoa, pero la más consumida en Europa es la quinoa real, que es de color blanco. Otro tipo de quinoa es la quinoa negra.

Amaranto. El grano de amaranto, al igual que la quinoa, está considerado como un seudocereal, ya que tiene propiedades similares a las de los cereales, pero botánicamente no lo es. Sin embargo, por lo general, se asocia con este grupo. El amaranto, de grano muy pequeño, es una importante fuente de proteínas. Contiene lisina, al contrario que otros cereales que presentan déficit de este aminoácido. Es rico en ácido fólico, calcio, hierro y fósforo. No contiene gluten. El amaranto inflado tiene un IG muy alto y eleva los niveles de azúcar en sangre. Hay pocos estudios acerca del efecto sobre la glucemia del amaranto cocido, pero parece que ayuda a regular la glucemia. En laboratorio, las proteínas del amaranto han demostrado ser capaces de inducir el suicidio de las células tumorales. Vamos a incluir su consumo en nuestra alimentación, a pesar de que no está claro cuál es su IG.

Mijo. Es un cereal con un grano muy pequeño que parece una semilla como el alpiste, tiene un sabor suave y sabroso. Es rico en proteínas, vitaminas y minerales, sobre todo hierro. Es fácil de digerir y cocinar. Su IG es alto, por lo que se debe cocinar con abundantes verduras. No contiene gluten. Por su alto contenido en hidratos de carbono se le considera muy energético y puede ser una buena opción para el desayuno.

Trigo sarraceno o alforfón. Ha sido el alimento básico en Bretaña, Rusia y Europa del Este durante muchos años. No es un cereal propiamente dicho, pues no pertenece a la familia de las gramíneas. Es una planta poco exigente que crece en climas pobres y, por tanto, no requiere del uso de pesticidas para su cultivo. Es el grano más rico en antioxidantes y magnesio; no contiene gluten; su sabor es intenso y sus granos tienen forma de corazón. La harina de sarraceno es ideal para preparar crepes.

Maíz. Era un cereal básico en las civilizaciones inca y azteca. Actualmente, la mayoría de las variedades que se consumen son transgénicas y han sido muy seleccionadas para maximizar el rendimiento. Se usa mucho en alimentación animal. Su IG es alto. En nuestra alimentación anticáncer vamos a limitar su consumo.

COMPOSICIÓN NUTRICIONAL DE LOS DISTINTOS CEREALES (GRANO ENTERO O INTEGRAL) POR CADA 100 G

	Proteínas	Grasa	Hidratos de carbono	Fibra	Hierro	Calcio	Vitamina E	Folatos
Trigo	11,73	2	60,9	10	3,3	43	1,4	49
Kamut	17,3	2,6	67	6,4	4,2	31	1,7	54
Espelta	15	2,5	63	8,8	4,4	27	1,5	58
Centeno	8,8	2,5	69	14	2,67	33	1,9	60
Cebada	10,6	2	64	15	6	50	0,9	50
Avena	16,9	7	66	10	4,7	54	0,7	60
Quinoa	10	6	69	5,7	4,2	85	0,5	78
Trigo sarraceno	13	3,5	71	10	3,1	20	0,5	72
Mijo	11	4	64	8	3	8	0,4	85
Arroz	6,5	1,5	77	1,8	1,2	17	0,4	34,5
Amaranto	14,6	8,8	56,8	11,1	9	214	NC*	NC

* NC: dato no conocido

ÍNDICE GLUCÉMICO Y CONTENIDO EN GLUTEN DE LOS DIFERENTES CEREALES

	Índice glucémico	Gluten
Trigo	70	SÍ +++
Espelta	65	SÍ ++
Centeno	45	SÍ +
Cebada	25	SÍ +
Avena	40	SÍ (sin gliadina)
Quinoa	35	NO
Trigo sarraceno	40	NO
Mijo	70	NO
Arroz	50	NO
Amaranto	NC	NO

Los cereales, aunque son ricos en proteínas, suelen ser deficitarios en un aminoácido esencial llamado lisina, por lo que deben complementarse con alimentos ricos en este aminoácido como son las legumbres. El amaranto y la quinoa no presentan este déficit.

Mi recomendación

Consumir **granos enteros**. Para aprovechar toda la energía vital del grano, es necesario comerlo en su forma integral. Un cereal molido ha perdido su poder de germinación, lo que significa que las harinas pierden su vitalidad y son muy susceptibles a la oxidación de los lípidos que contienen. Para llevar una buena alimentación, deberíamos tomar granos enteros integrales, limitar las harinas integrales y descartar todos los refinados, cosa que sé que es muy difícil debido a nuestro estilo de vida actual. Pero en este libro te ofreceré pautas para elaborar ricas recetas y eliminar las harinas y refinados.

La pasta fresca y dura, los panes y la repostería deben consumirse con moderación. Lo menos recomendable sería comer pan y repostería, pues están preparados con harinas que habitualmente llevan mucho tiempo molidas. Además, en el caso del pan, estas harinas hay que hornearlas, lo que hace que aumente de forma significativa su IG. La harina, con el paso del tiempo, va perdiendo propiedades, y cuando compras un pan o un bizcocho, no sabes cuánto tiempo lleva esa harina molida (en ocasiones hasta más de un año). Si quieres comer pan, es mejor que compres el grano entero, lo muelas y elabores tú el pan en casa. Otro argumento en contra del pan es su IG. Al necesitar altas temperaturas de horneado durante un tiempo prolongado, su IG es mayor que si nos tomamos un plato de arroz integral o un plato de pasta. Cuanto menos tiempo esté sometido un alimento al efecto del calor, menor IG tendrá.

Si consumimos pan, que sea 100 % integral, la mejor opción es el centeno y, en su defecto, la espelta o el kamut. Los panes sin gluten son difíciles de elaborar para obtener la textura y consistencia a la que estamos acostumbrados. Los panes sin gluten que se venden suelen estar elaborados con harina y almidón de maíz y, por tanto, no son muy recomendables. El pan de trigo sarraceno es uno de los más fáciles de preparar de entre los panes sin gluten. Su sabor es intenso.

Los **copos de cereales** se obtienen de los granos de cereal precocidos y prensados, por lo que se pueden consumir tras una breve cocción de entre tres y cinco minutos, o dejándolos en remojo durante horas, bien en agua, bien en bebidas vegetales. Son más recomendables que las harinas y el pan y pueden constituir una opción rápida para el desayuno.

Los cereales inflados tienen un IG mucho más elevado que el grano entero, por lo que no se recomienda consumirlos.

Y por último, tenemos que tener en cuenta que la mayoría de los cereales son ligeramente inflamatorios y que para compensar este efecto debemos consumirlos siempre acompañados de alimentos antiinflamatorios como vegetales, legumbres, frutos secos o semillas.

- Como resumen: preferiremos el **grano entero** por ser el más nutritivo y completo, en segundo lugar, los **copos de cereales** (si contamos con un molino para copos podemos hacerlos en casa y conservarán la mayoría de sus nutrientes), en tercer lugar, la **pasta fresca y la pasta dura** y, en último lugar, el **pan** y la **repostería**. Si tienes un molino para cereales o un procesador de alimentos que te permita moler el grano, puedes preparar las harinas en casa y con ellas elaborar pasta fresca o pan sabiendo que no estás consumiendo un alimento ya muerto por llevar meses molido.

- Siempre consumiremos el cereal acompañado de alimentos antiinflamatorios para compensar el ligero efecto inflamatorio que pueden provocar. Cereal integral + vegetales y/o frutos secos y/o semillas.
- Conviene lavar los cereales antes de cocinarlos y remojarlos 6-8 horas para hacerlos más digestivos.

Elegiremos por orden prioritario:

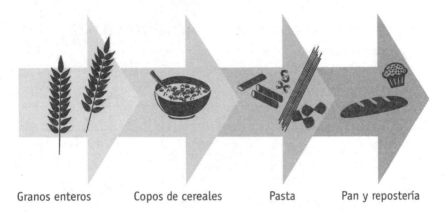

Granos enteros   Copos de cereales   Pasta   Pan y repostería

¿Qué cereales son los más recomendables?

- Para **consumo diario** daremos preferencia a los cereales que contienen menos gluten, que son menos inflamatorios y presentan una menor CG: quinoa, avena, cebada, arroz integral, trigo sarraceno, mijo y amaranto.
- Para **panadería y repostería** elegiremos espelta, kamut y centeno. (Consumo moderado.)
- Convendrá **limitar** el consumo de trigo y maíz.

¿Cómo cocinarlos?

- Primero debemos lavarlos bajo un chorro de agua fría y después dejarlos en remojo unas cuantas horas. El agua del remojo la desecharemos. Lo ideal es germinarlos, así son más digestivos y aumentan sus nutrientes.

- Los añadiremos cuando el agua esté hirviendo y los cocinaremos a fuego lento hasta que ésta se consuma.
- Una vez cocinados, podemos guardarlos en la nevera tres días en un recipiente de vidrio, aunque nunca debemos hacerlo junto a las verduras. Las verduras deben prepararse en el momento en que se vayan a consumir, si no se estropean y pierden nutrientes.

TIEMPOS DE COCCIÓN DE LOS DIFERENTES CEREALES

Producto (1 taza)	Agua	Tiempo de cocción
Avena (copos)	2 tazas	10 minutos
Cebada	3 tazas	1¼ horas
Arroz integral	2½ tazas	45 minutos
Trigo sarraceno	2 tazas	15 minutos
Mijo	3 tazas	45 minutos
Arroz salvaje, rojo, negro	3 tazas	60 minutos
Quinoa	2 tazas	15 minutos
Amaranto	3 tazas	15 minutos

LOS ENDULZANTES.
¿CUÁLES SON LOS MÁS SALUDABLES?

¿Qué tipos de endulzantes existen? ¿Son todos saludables? ¿Cómo endulzar nuestros platos?

El consumo excesivo de azúcar se relaciona con múltiples patologías, entre ellas el cáncer. Por eso debemos estar bien informados sobre sus efectos nocivos y buscar alternativas saludables en nuestra cocina.

El azúcar común o sacarosa y sus riesgos para la salud

¿Qué es? ¿Cómo se obtiene?

El azúcar común se obtiene de la remolacha azucarera o de la caña de azúcar. La sacarosa es el término apropiado para denominar el azúcar común. Dos azúcares simples, glucosa y fructosa, se combinan para formar la sacarosa. Químicamente, el azúcar se compone casi en un 100 % de sacarosa.

¿Dónde se encuentra?

Se utiliza de manera universal para endulzar los alimentos. Se halla en muchos productos de los que no sospecharías, y eso hace que puedas consumirlo cada día sin saberlo: bollería, pastelería, bebidas, salsas, embutidos, pan, etc.

Podemos encontrarlo bajo las siguientes denominaciones: **azúcar, sacarosa** o **dextrosa**.

Índice glucémico

Su IG es alto (65), por lo que su consumo eleva los niveles de glucosa en la sangre. No se recomienda su consumo en diabéticos.

Consecuencias derivadas de un alto consumo de azúcar

El consumo de azúcar en exceso provoca enfermedades:
- Nos hace ganar peso, por tanto conduce a la obesidad.
- Eleva los niveles de triglicéridos en sangre.
- Eleva los niveles de insulina en sangre y causa inflamación, lo que se ha relacionado con una mayor probabilidad de padecer cáncer. Quienes siguen dietas con un bajo consumo de azúcar, como es el caso de la dieta tradicional asiática, padecen entre cinco y diez veces menos cáncer hormonodependiente que aquellos que siguen una alimentación rica en azúcar y alimentos refinados. Para protegernos del cáncer, debemos reducir el consumo de azúcar y harinas refinadas. Por eso, es conveniente prestar mucha atención al consumo de alimentos azucarados.
- Desciende la sensibilidad a la insulina, lo que incrementa los niveles de azúcar en sangre y nos predispone a padecer diabetes.
- Deprime al sistema inmune.
- Aumenta el riesgo de padecer caries y gingivitis.
- Eleva la presión arterial de la sangre.
- Produce ansiedad y predispone a padecer depresión.
- Se relaciona con la aparición de candidiasis.

Tipos de azúcar

De la extracción de la caña o de la remolacha se obtienen dos productos, la melaza y los cristales de azúcar, los cuales pueden ser más o menos refinados.

Azúcar de mesa o blanquilla. Junto al refinado, es el azúcar más usado. Es de color blanco y posee como mínimo un 97 % de sacarosa. En el proceso para obtener azúcar blanco refinado, el azúcar pierde todas las sales minerales, fibra y vitaminas de la caña o remolacha, debido a los procedimientos de cocción a altas temperaturas, así como al uso de productos químicos durante el refinado.

Azúcar refinado. Es de color blanco brillante, posee como mínimo un 99,7 % de sacarosa. Se presenta granulado o en forma de bloque.

Azúcar moreno de caña. Contiene un 85 % de sacarosa. Es simplemente azúcar blanco al que se le ha añadido extracto de melaza, origen de su color y sabor característicos.

Azúcar integral de caña. Es el jugo de caña evaporado por calentamiento, de manera que conserva los minerales, oligoelementos y vitaminas de la caña de azúcar. Es más saludable que el azúcar blanco o moreno.

Melazas o miel de caña. Es un producto líquido y espeso derivado de la caña de azúcar, y en menor medida de la remolacha azucarera. Se elabora a partir del jugo de la caña de azúcar mediante evaporación parcial del agua.

Azúcar mascabado o moscabado. Se elabora calentando el zumo extraído de la caña de azúcar y dejando que se evapore completamente el agua hasta conseguir un residuo seco que posteriormente se muele. Es similar a la panela.

Panela. Se obtiene del jugo de la caña de azúcar, que es secado antes de pasar por el proceso de purificación que lo convertiría en azúcar moreno. Para producir la panela, el jugo de caña de azúcar es cocido a altas temperaturas hasta formar una melaza bastante densa que se deja enfriar y solidificar. Se considera el azúcar más puro junto al mascabado.

¿Cuánto azúcar consumimos?

Consumimos demasiado azúcar. Pensemos en una dieta convencional: el café de la mañana: dos terrones; una lata de refresco de cola para comer equivale a nueve terrones; el yogur con frutas, a ocho; un helado de chocolate, a diez. Estos cuatro alimentos adicionales ya suman 28 terrones = 112 g de azúcar. Algunos organismos internacionales aseguran que es seguro ingerir entre 25 y 50 g al día, lo que equivale a entre seis y doce terrones. Pero estudios recientes apuntan a que incluso estas cantidades consideradas como seguras pueden aumentar la mortalidad de los que las consumen, y, por tanto, reducir la esperanza de vida debido a las múltiples patologías a las que se asocia el consumo de azúcar. La última campaña de la OMS aconseja consumir menos de 25 g de azúcar.

Ingerimos mucho azúcar encubierto en los refrescos, dulces, yogures, bebidas para deportistas, salsas, masa para pizza, conservas… Si leéis atentamente las etiquetas, casi siempre encontraréis azúcar añadido, ya sea como azúcar, sacarosa o dextrosa. El 75 % del azúcar consumido lo es por vía indirecta, a través de los alimentos, es el «azúcar invisible».

Hace décadas, en tiempos de nuestros abuelos, las frutas y la miel eran los dos alimentos dulces que formaban parte de la dieta cotidiana. Y estos alimentos estaban disponibles para nuestros antepasados sólo durante unos pocos meses al año, en la temporada natural de recogida de frutas del lugar y en la cosecha de la miel, más abundante hacia los meses de verano.

Pero en los últimos años, el azúcar y los aditivos edulcorantes se han universalizado y están presentes en la mayoría de los productos procesados. Esto ha conllevado que se consuma azúcar de forma desmesurada, y tenemos que poner freno a este exceso. Se puede comenzar por identificar los platos a los que añadimos a menudo azúcar, además de revisar las etiquetas de los alimentos que compramos y buscar y encontrar alternativas para reducir su consumo.

Se estima que durante los últimos cincuenta años el consumo de azúcar se ha triplicado en todo el mundo. Se ha generalizado el uso industrial de un tipo particular de azúcar muy dañino, el jarabe de maíz, del que hablaremos más adelante. Este aditivo con alto contenido en fructosa es el edulcorante común en los productos procesados, como bebidas azucaradas, bollería, cereales de desayuno, galletas, golosinas, etc.

En el caso de las bebidas azucaradas se ha comprobado que las mujeres que consumen de forma habitual bebidas azucaradas tipo colas y gaseosas tienen un 78 % más de riesgo de padecer cáncer de endometrio que aquellas que no las consumen.

Mi recomendación

Evita en la medida de lo posible el azúcar refinado. La mejor opción dentro de los derivados del azúcar es el azúcar integral de caña, el mascabado o la panela.

Otros endulzantes no recomendados
Jarabe de maíz, el endulzante más tóxico

¿Qué es? ¿Cómo se obtiene?

El jarabe de maíz, de alto contenido en fructosa, es un edulcorante de bajo costo que ha sustituido al azúcar en miles de productos en los últimos treinta años. En España se denomina jarabe de maíz o jarabe de glucosa, y es un edulcorante líquido creado a partir del almidón o fécula del maíz. Está compuesto principalmente por fructosa y glucosa. Es un endulzante que presenta ciertas ventajas para la elaboración de productos en los que se necesita agregar un sabor dulce. Es barato, es fácilmente soluble en agua y actúa como conservante potenciando el sabor y alargando la vida útil de los alimentos.

Consecuencias del consumo de fructosa en altas dosis:

- La fructosa nos hace ganar peso y se considera uno de los responsables de la epidemia de obesidad que vive Estados Unidos.
- Aumenta la resistencia a la insulina y el riesgo de padecer diabetes. No aumenta los niveles de insulina en sangre de forma inmediata como sucede con el azúcar. Al tener un IG bajo, en un principio se consideró un edulcorante ideal para diabéticos, pero al aumentar a la larga la resistencia a la insulina, el efecto es el mismo que el azúcar.
- Eleva los niveles de ácido úrico y triglicéridos en sangre.
- Estudios recientes han relacionado el consumo de fructosa con una rápida evolución del cáncer de páncreas.

¿Dónde se encuentra?

El jarabe de maíz de alto contenido en fructosa se encuentra en numerosos alimentos y bebidas.

En los productos de panadería se emplea para obtener la clásica corteza marrón, y además retiene la humedad.

Se añade en las salsas a base de tomate para equilibrar la acidez de los tomates y resaltar los sabores de las especias. También lo encontramos en refrescos y zumos de frutas, y en la mayor parte de los cereales para el desayuno, en especial los dulces.

Alimentos procesados como embutidos, salchichas, queso, comidas precocinadas y aderezos para ensaladas contienen este jarabe, que contribuye a prolongar la fecha de caducidad. En los yogures también se encuentra en alta cantidad.

Muchos jarabes para la tos y expectorantes contienen jarabe de maíz alto en fructosa.

Mi recomendación

¡Evítalo a toda costa, es el endulzante más nocivo para nuestra salud! ¡Revisa las etiquetas!

Otros endulzantes artificiales que hay que evitar

Conviene alejarlos de nuestra alimentación por ser productos artificiales que poco tienen que ver con la alimentación natural que en este libro proponemos. Algunos se han relacionado con un mayor riesgo de padecer cáncer, aunque los estudios son contradictorios. Evítalos.

1. **Aspartamo.** Se encuentra en numerosos alimentos de todo el mundo bajo varias marcas como Natreen®, Canderel® y NutraSweet®. En las etiquetas alimentarias podéis encontrarlo bajo el código **E-951**. También se halla en la gran mayoría de los productos *light*. Las mayores fuentes de aspartamo son: chicles, edulcorantes artificiales de mesa, refrescos *light*, zumos en polvo, yogures, cereales, medicamentos

pediátricos y salsas para cocinar. Desde su aprobación como edulcorante en 1974, ha sido uno de los endulzantes más controvertidos, pues varios estudios han relacionado el aspartamo con la aparición de cáncer, enfermedades neurológicas y diabetes. Desde el 2012 la EFSA (European Food Safety Authority) ha abierto un proceso para tomar en consideración las últimas investigaciones sobre el aspartamo y determinar su seguridad.

Sucralosa. Este edulcorante se descubrió en 1976 cuando un grupo de investigadores intentaba sintetizar un nuevo pesticida. Se extrae del azúcar mediante un proceso químico y es el único endulzante bajo en calorías que está hecho a base de azúcar. Se comercializa bajo diversas marcas, como Splenda®. En la Unión Europea, también se conoce con el código de aditivo **E-955**. Aunque la FDA lo considera un aditivo seguro, existen estudios que demuestran que puede interferir en la absorción de ciertos medicamentos, reducir la microflora beneficiosa del tracto digestivo y causar aumento de peso. Su uso en altas dosis puede afectar al funcionamiento del hígado y del riñón.

2. **Sacarina.** Es el endulzante bajo en calorías más antiguo, ya que hace más de cien años que se consume. Su uso actual ha disminuido muchísimo debido a diferentes opiniones que hablan sobre la relación entre su consumo y la aparición de cáncer, especialmente de vejiga. No recomendamos su consumo.

3. **Otros endulzantes industriales** no recomendados: **acesulfamo K, maltodextrina** y **tagatosa**.

Endulzantes recomendados
Sirope de agave

¿Qué es? ¿Cómo se obtiene?

Este quizá es uno de los endulzantes con más controversia en la actualidad.

El agave es un sirope que se obtiene del cactus azul o agave, una planta originaria de México, pero que ya se cultiva en muchos países. Si el sirope ha sido extraído mediante procedimientos naturales y es ecológico puede ser una buena alternativa al azúcar, siempre y cuando se use con moderación. Muchas veces el que encontramos en los supermercados es altamente refinado y su calidad es dudosa, por eso conviene optar por uno ecológico y sin refinar (agave oscuro).

La mayoría de los siropes de agave que se comercializan son en realidad jarabes altamente refinados con un alto contenido en fructosa similar al sirope de maíz y, por tanto, poco recomendables.

Índice glucémico

El sirope de agave contiene un elevado porcentaje de fructosa, lo que hace que el IG de este alimento sea bajo. La fructosa no eleva los niveles de azúcar en sangre, pero sí nos puede hacer ganar peso y acumular grasa abdominal. La fructosa también eleva los niveles de ácido úrico, del colesterol LDL y de los triglicéridos.

Ventajas e inconvenientes de su consumo

Contiene un 70-90 % de fructosa, por lo que no se recomienda su consumo en altas dosis.

El agave también contiene inulina, un tipo de fibra beneficiosa para nuestra flora intestinal que ayuda a la absorción del calcio y el magnesio. Y también flavonoides y saponinas, que le confieren propiedades anticáncer y antioxidantes. Pero estos antioxidantes sólo están en el llamado *dark agave* o agave oscuro. El sirope de agave dorado que comercializan la mayoría de las marcas está exento de antioxidantes y no es más que pura fructosa.

Poder endulzante

Es mucho más dulce que el azúcar, por lo que debemos emplear menos cantidad.

Equivalencia respecto al azúcar

Una cucharada de azúcar equivale a media o dos tercios de cucharada de agave.

Empleo en la cocina

No aguanta bien la cocción a altas temperaturas, por lo que en los horneados puede adquirir un sabor algo amargo. En repostería debemos recordar que la cantidad de ingredientes líquidos que se utilicen debe ser menor si utilizamos sirope de agave para que la consistencia de la masa quede igual que cuando usamos azúcar.

Mi recomendación

Es un endulzante para consumo esporádico. Si usamos un sirope de buena calidad, crudo y ecológico, podemos consumirlo, de lo contrario, estaremos ingiriendo un producto muy refinado que no nos va a aportar ningún beneficio. Este endulzante da buenos resultados en repostería.

Fruta fresca, fruta seca y vegetales

Los **dátiles, uvas pasas, ciruelas pasas** y **albaricoques secos** tienen un gran poder endulzante.

La fruta fresca y seca es una excelente alternativa al azúcar. Contienen fructosa natural, además de fibra, vitaminas y minerales. Aunque la fruta seca en general posee un IG alto, su gran contenido en fibra retarda la digestión y la absorción del azúcar, lo que limita la elevación de los niveles de azúcar en sangre. La fructosa de la fruta no es perjudicial.

Si la fruta seca la cortamos en trocitos y la calentamos, su poder endulzante aumenta y con poca cantidad conseguimos un gran dulzor. Los dátiles son los más dulces y los albaricoques secos los que menos elevan la glucemia.

Cuando los niños desean comer algo dulce, en vez de ofrecerles golosinas ofrezcámosles fruta fresca y seca.

La **compota de manzana** y los **zumos naturales de manzana, pera y uva** también pueden ser dos endulzantes naturales ideales para usar en nuestra cocina.

La **calabaza**, la **zanahoria** y el **boniato** también confieren un toque dulce a nuestras recetas.

Mi recomendación

Toma fruta fresca y vegetales con frecuencia, es la manera más natural y saludable de obtener el sabor dulce. Para elaboraciones de platos dulces puedes usar fruta seca, compota de manzana y zumos de frutas. Para endulzar tus infusiones prueba a añadir un albaricoque seco, verás que dulzor más delicioso.

Miel

¿Qué es? ¿Cómo se obtiene?

La miel es una sustancia que elaboran las abejas tras recoger el néctar de las flores. Una vez elaborada, la depositan en las celdillas de los panales, la recubren de cera para poder almacenarla y es, junto con el polen, el alimento básico de toda la colmena.

Índice glucémico

Su IG es alto y varía según el tipo de miel. La miel eleva los niveles de azúcar en sangre. Una opción saludable es la miel de acacia, cuyo IG es 32.

Ventajas e inconvenientes

La miel de alta calidad contiene antioxidantes naturales, enzimas, aminoácidos, vitaminas y minerales. Su contenido en fructosa es de un 40 %. Desafortunadamente, la mayoría de la miel que se consume hoy en día está altamente procesada, por lo que muchos de sus beneficios para la salud se reducen o eliminan. La miel comercial es a menudo tratada con un proceso de calentamiento excesivo que puede destruir algunas de las enzimas naturales, vitaminas y minerales esenciales. Además, en la elaboración de este tipo de miel se les suele facilitar a las abejas el «azúcar» necesario para que produzcan la miel de forma rápida, por lo que el resultado es más una miel de azúcar que una miel de flores.

La miel de buena calidad posee propiedades antibacterianas. Debe ser miel ecológica poco procesada. La miel convencional es similar a usar azúcar blanca.

Dosis y equivalencia

En las recetas se sustituye 1 taza de azúcar por ½ taza de miel.

Mi recomendación

Es una alternativa saludable al azúcar para consumo ocasional. Si consumimos miel, que sea ecológica y poco procesada. Las mejores son la **miel de manuka** y **la miel de acacia,** su IG y su CG son más bajos.

Sirope de yacón

¿Qué es? ¿Cómo se obtiene?

El yacón es una raíz de origen andino muy dulce. Su aspecto interno es similar al de una manzana. El yacón puede encontrarse en sirope y en polvo.

Índice glucémico

Su IG es bajo, y no eleva el nivel de azúcar en sangre.

Ventajas frente al azúcar y beneficios para la salud

Facilita la digestión, tiene pocas calorías, fortalece el sistema inmune y no favorece las caries. Además, es rico en antioxidantes y enzimas, y ayuda a la absorción del calcio, el magnesio y la vitamina B. Contiene azúcares conocidos como fructooligosacáridos, que no son absorbidos por el cuerpo y ayudan a aumentar la flora intestinal beneficiosa.

Poder endulzante

Es 1,5 veces más dulce que el azúcar.

Equivalencia con el azúcar

¾ de taza de sirope equivale a 1 taza de azúcar.

Mi recomendación

Dado su bajo contenido en calorías y su bajo IG, el sirope de yacón es una magnífica alternativa para los diabéticos y para las personas que siguen dietas para perder peso. Es caro y difícil de encontrar, por lo que no es el endulzante ideal.

Azúcar de coco

¿Qué es? ¿Cómo se obtiene?

El azúcar de coco se obtiene a partir del néctar o savia de los cocoteros, que se extrae realizando un corte en la parte floreciente del coco. A continuación, se cuece a fuego lento el néctar recolectado durante 45-90 minutos y se reduce hasta obtener un azúcar de aspecto similar al azúcar moreno. Tradicionalmente, ha sido utilizado como endulzante natural en el Sudeste Asiático.

Las palmeras cocoteras crecen de forma natural y abundante en cualquier parte de las áreas tropicales, y conocen pocas enfermedades, por lo que no requieren de pesticidas o químicos para crecer. Además, durante el proceso de obtención del azúcar de coco no se añaden químicos ni aditivos, únicamente calor. De modo que es un endulzante natural y libre de químicos.

Índice glucémico

Tiene un IG bajo (35), por lo que puede reemplazar al azúcar de forma saludable.

Beneficios e inconvenientes

Es rico en vitamina B (B_1, B_2, B_3 y B_6), potasio, zinc y hierro.

El principal inconveniente es su precio. Siempre que compres azúcar de coco asegúrate de que es 100 % azúcar de coco, pues en ocasiones para abaratar precios se mezcla con azúcar moreno dada su similitud.

Poder endulzante

Igual que el azúcar integral de caña.

Equivalencia

1 cucharada de azúcar de coco equivale a 1 de azúcar blanco.

Empleo en la cocina

Tiene un uso similar al del azúcar blanquilla, en cualquier plato, horneado, para endulzar el café y el té, etc.

Estevia *(Stevia rebaudiana)*

La *Stevia rebaudiana* es originaria de Sudamérica y ha sido cultivada y utilizada como edulcorante y como planta medicinal por el pueblo guaraní durante al menos mil quinientos años. Tiene un sabor dulce natural, pero no contiene moléculas de azúcar.

La estevia se puede consumir en hoja fresca o seca, o como edulcorante, ya sea en polvo, en extracto líquido o en pastillas. Pero ojo con lo que nos venden como estevia, muchas veces el contenido en estevia de los preparados comerciales es mínimo, de no más de un 2 %. Por eso debes revisar bien todas las etiquetas y buscar productos a base de estevia de calidad.

Lo ideal sería consumir las hojas frescas o secas de la estevia, que puedes pulverizar para usar en tus platos.

Índice glucémico

No contiene calorías. Su IG es 0. Sus hojas pueden ser consumidas frescas, en infusión o como ingrediente dentro de la comida. Las investigaciones médicas han demostrado sus beneficios en el tratamiento de la obesidad, la diabetes y la hipertensión arterial.

Beneficios para la salud. Uso con fin medicinal

La estevia consumida en fresco o en infusión actúa como regulador del nivel de azúcar en la sangre, pues actúa estimulando la actividad del páncreas. También regula la tensión y es capaz de reducir la ansiedad por la comida, por lo que ayuda a perder peso.

Las dosis utilizadas con fines medicinales son:

- En hoja fresca: unas cuatro hojas tiernas tomadas dos veces al día.
- En hoja seca: se toma como infusión, dos veces al día. Se emplea una cucharadita de postre rasa (2 g) por infusión.

La estevia en gotas, extracto o polvo no tiene propiedades medicinales y sólo tiene el poder de endulzar.

Interacciones

Por su poder hipoglucemiante, en diabéticos tratados con insulina puede ser necesario ajustar la dosis de ésta si se consume la estevia en hojas.

Poder endulzante

Sus hojas tienen una capacidad edulcorante entre treinta y cuarenta y cinco veces mayor que la de la sacarosa (el componente principal del azúcar). Si se emplea estevia como edulcorante en forma de polvo o líquida, puede endulzar hasta trescientas veces más que el azúcar. Modifica el sabor de los alimentos.

Equivalencia respecto al azúcar

Ésta es la tabla de conversión estimada entre la estevia y el azúcar (dependerá de la concentración de esteveósidos de la estevia que compremos):

    1 cucharada de azúcar = 6-9 gotas de extracto líquido de estevia
    1 cucharada de azúcar = 1 pizca de polvo de estevia
    1 cucharada de azúcar = ½ cucharada de hojas secas

Empleo en la cocina

La estevia no funciona tan bien como el azúcar para preparar alimentos horneados y requiere la utilización de más levadura para obtener el mismo resultado que con el azúcar. En cocina se puede utilizar como hoja seca triturada, extracto líquido o polvo.

Otros endulzantes
Melazas de cereales

¿Qué son? ¿Cómo se obtienen?

La melaza se obtiene a partir de la fermentación de los granos integrales de distintos cereales, ya sea cebada, arroz, trigo o maíz. La más nutritiva es la de cebada.

El proceso de fermentación acrecienta el valor nutritivo de estos cereales y hace que la melaza sea más digestiva que el propio cereal. Es el endulzante habitual en cocina macrobiótica.

Su IG es elevado y endulza la mitad que el azúcar, por lo que necesitamos utilizar mucha cantidad para obtener el dulzor deseado. No os la recomiendo.

Xilitol

¿Qué es? ¿Cómo se obtiene?

El xilitol es un alcohol de azúcar que se encuentra en muchas frutas y verduras tales como la coliflor, las fresas, las frambuesas y los arándanos, pero también en el maíz y el abedul, que es de donde generalmente se extrae por razones económicas.

Índice glucémico

El xilitol tiene un IG bajo, no eleva los niveles de azúcar e insulina en sangre, por lo que se usa en productos para diabéticos.

¿Dónde lo encontramos?

Lo encontramos en la lista de aditivos como **E-967**. Se usa en la mayoría de los chicles «sin azúcar». El **maltitol** es otro alcohol de azúcar de uso común, pero éste sí dispara los niveles de azúcar en sangre.

Ventajas e inconvenientes frente al azúcar

No requiere insulina para su metabolismo, lo que lo convierte en un sustituto del azúcar apto para diabéticos.

Posee propiedades antibacterianas a nivel bucal, de modo que disminuye el riesgo de caries. Las bacterias responsables de la aparición de las caries no son capaces de alimentarse de xilitol, al contrario de lo que ocurre con la sacarosa, de modo que, al no tener alimento, no proliferan. El xilitol inhibe además la formación de placa y sarro; y también ayuda a combatir las cándidas y la otitis.

En el intestino, el xilitol se une al calcio para facilitar su absorción y esto ayuda a aumentar la densidad ósea. Por esta razón, en Estados Unidos se utiliza como una terapia para la osteoporosis.

Como inconveniente, hay que destacar que en ocasiones lo que nos venden en el mercado es xilitol altamente manufacturado y procedente del almidón de maíz (transgénico, por supuesto).

Poder endulzante

Posee aproximadamente el mismo poder endulzante que la sacarosa o azúcar.

Equivalencia con el azúcar

1 cucharada de xilitol equivale a 1 cucharada de azúcar.

Empleo en la cocina

Es apto como endulzante en infusiones, zumos, batidos, helados, etc. Interfiere en la fermentación de las levaduras, por lo que no se puede usar para hacer pan y horneados. No modifica el sabor de las comidas.

Mi recomendación

Su consumo en altas dosis produce diarrea, por lo que debemos ser prudentes. Sin embargo, dentro de los endulzantes artificiales es el más recomendable. Conviene conseguir un xilitol de calidad, en ocasiones el que nos venden está muy refinado. Es mejor el procedente de la madera de abedul que el obtenido a través del maíz.

¿Qué endulzante utilizar?

Tenemos claro que la estevia es el mejor endulzante, pero a veces es difícil de manejar en la cocina, pues su sabor es tan intenso que cambia el sabor de nuestros platos y es complicada de usar en horneados. La estevia en hojas es terapéutica y sus infusiones benefician nuestra salud, pero si buscamos un endulzante versátil en nuestra cocina que no perjudique nuestra salud y a nuestro bolsillo, lo tenemos más difícil.

El endulzante ideal debería poseer una CG baja, no producir inflamación, ser rico en antioxidantes, no tener efectos secundarios para nuestra salud y ser lo más natural posible.

- *Rico en antioxidantes:* en un estudio en el que se buscaba cuál era la mejor alternativa al azúcar refinado, se investigó cuál era el endulzante natural más rico en antioxidantes. En dicho estudio se vio que en el azúcar integral de caña la cantidad de antioxidantes era muy alta, pero el más rico en antioxidantes resultó ser la melaza de caña. La cantidad de antioxidantes fue intermedia en la miel y el sirope de arce y muy baja o inexistente en el azúcar refinado, el jarabe de maíz o el agave refinado[5].

- *CG e IG bajos:* los endulzantes con menor CG son la estevia, el agave, los orejones secos, el azúcar de coco y el xilitol.

---

5. Phillips KM1, Carlsen MH, Blomhoff R. Total antioxidant content of alternatives to refined sugar. J Am Diet Assoc. 2009 Jan;109(1):64-71.

Alimento	Carga glucémica
Xilitol	1
Azúcar de coco	3
Sirope de agave	2
Estevia	0
Orejones secos	5
Dátiles	14
Uvas pasas	28
Miel	12
Azúcar refinado	8
Sirope de arce	10

- *Presencia de nutrientes:* la fruta seca y la miel de calidad son ricos en vitaminas, fibra, enzimas y tienen efecto prebiótico. El azúcar de coco y el sirope de yacón de buena calidad también aportan nutrientes interesantes.

- *Beneficios para la salud:* la estevia y el xilitol pueden favorecer nuestra salud.

- *Económico:* el sirope de yacón, el de arce, el sirope de agave y el azúcar de coco tienen un precio elevado y, por tanto, a no ser que tu economía te lo permita, vamos a limitar su uso.

Conclusión
- Los orejones de albaricoque son una excelente alternativa a la estevia, así como los zumos de frutas. El azúcar de coco y el sirope de yacón parecen ser aconsejables, pero su precio es elevado. El xilitol de abedul es una buena alternativa, siempre que no se abuse de él, por el riesgo de diarreas.
- Con moderación y ocasionalmente podemos endulzar con miel, sirope de agave, azúcar mascabado, azúcar integral de caña y sirope de arce. Dan excelentes resultados en repostería casera.

- Debemos evitar el azúcar refinado, la fructosa artificial y los edulcorantes artificiales, salvo el xilitol de abedul.

NO RECOMENDADOS
Azúcar blanco
Azúcar moreno
Dextrosa, glucosa, sacarosa
Aspartano
Sacarina
Acesulfamo K
Sucralosa
Tagatosa
Maltodextrina
Fructosa industrial
Sirope de maíz con alto contenido en fructosa, jarabe de glucosa
Maltitol
Sirope de agave refinado
Melazas de cereales
Miel muy procesada

EQUIVALENCIA ENTRE LOS DIFERENTES ENDULZANTES Y EL AZÚCAR

Endulzante	Equivalencia con 1 cucharada de azúcar
Sirope de agave	½ o ⅔ de cucharada
Miel	½ cucharada
Melaza de cereales	2 cucharadas
Sirope de yacón	¾ cucharada
Extracto líquido de estevia	6-9 gotas
Polvo de estevia	1 pizca
Hojas secas de estevia	½ cucharada
Azúcar de coco	1 cucharada
Xilitol	1 cucharada
Azúcar mascabado o integral	1 cucharada

LOS ALIMENTOS COMO MEDICAMENTOS

En los alimentos encontramos una serie de sustancias que poseen potencial anticáncer al inhibir el proceso de carcinogénesis y reparar daños en el ADN celular. Entre estas sustancias bioactivas cabe mencionar los fitoquímicos, la fibra alimentaria, los probióticos y determinadas vitaminas, minerales y aminoácidos.

Estas sustancias bioactivas ya se están empleando actualmente como medicamentos (sea directamente, o bien como profármacos). La frontera entre la farmacéutica y la nutrición se está volviendo más y más delgada, y muchos investigadores están estudiando este campo.

Cada vez más medicamentos derivan de productos naturales, incluidos aquellos que ingerimos con la dieta. Una salud plena y la prevención de determinadas enfermedades crónicas, como cáncer, diabetes u obesidad, pueden ser alcanzadas en ocasiones con una correcta ingesta de nutrientes y fitoquímicos. La terapia farmacológica clásica también puede ir acompañada de tratamientos adyuvantes con remedios derivados de la nutrición que a veces son capaces de ayudarnos a disminuir las dosis de medicamentos y/o reducir sus efectos secundarios. Cada vez hay en marcha más estudios para esclarecer el papel exacto que los componentes de los alimentos desempeñan en la salud. En este libro y en mis obras anteriores lo que intento es llevar estas investigaciones a tu mesa de forma sencilla y práctica.

Fitoquímicos. La quimioterapia de los alimentos

Los alimentos, además de aportar nutrientes, contienen una serie de sustancias que protegen contra las enfermedades crónicas. A estas sustancias se las ha denominado fitoquímicos o fitonutrientes. Los fitoquímicos son sustancias que se encuentran en los alimentos de origen vegetal, biológicamente activas, que no son nutrientes esenciales para la vida (por lo menos a corto plazo), pero que tienen efectos positivos en la salud. Se encuentran de forma natural en las plantas (frutas, vegetales, legumbres, granos enteros, nueces, semillas, hongos, hierbas aromáticas y especias). No esperes encontrar estas maravillas en la leche o en la carne. Aunque en los alimentos que las contienen se hallan en cantidades muy pequeñas (microgramos o miligramos por cada 100 g de alimento), su acción es de lo más beneficiosa para las personas con cáncer. Se ha comprobado que estas sustancias pueden actuar como inhibidoras del cáncer.

Los fitoquímicos son sustancias producidas por las plantas para su propio beneficio. Las plantas, al contrario que los animales, no pueden huir cuando las atacan, para defenderse de plagas, insectos e invasores han desarrollado los fitoquímicos. Todos los vegetales contienen diversos fitoquímicos responsables de sus propiedades organolépticas (color, olor y sabor). Cuando los ingerimos, actúan como auténticas medicinas naturales. Habitualmente un vegetal no contiene un único fitoquímico, sino varios. Cada día conocemos un fitoquímico nuevo con extraordinarias propiedades beneficiosas para nuestra salud. Tenemos en el mundo vegetal una auténtica farmacia a nuestro alcance. Sólo tenemos que incorporar el mundo vegetal a nuestra cocina.

Los fitoquímicos tienen la capacidad de:

- Estimular el sistema inmune.
- Bloquear los carcinógenos presentes en la comida y bebida que ingerimos, así como en el aire que respiramos.
- Reducir la inflamación que estimula el crecimiento del cáncer.
- Prevenir daños en el ADN celular y reparar las células ya dañadas.
- Reducir el estrés oxidativo que daña las células y puede originar el cáncer.
- Retrasar el crecimiento de las células cancerígenas.
- Estimular el suicidio o apoptosis de las células malignas.
- Regular nuestras hormonas.

Guía de fitoquímicos

Se han identificado hasta el momento miles de fitoquímicos. Cada día se descubren nuevas propiedades de estas maravillosas sustancias presentes sólo en el mundo vegetal. Los resultados hasta el momento son muy prometedores, y se ha demostrado cómo los fitoquímicos pueden bloquear el proceso tumoral y actuar como una verdadera terapia. No se sabe cuál es la dosis efectiva en humanos para la mayoría de los fitoquímicos, hasta la actualidad gran parte de los estudios se centran en animales. Mientras siguen las investigaciones, añade abundantes vegetales en tu dieta.

FITOQUÍMICOS

Fitoquímicos	Fuente vegetal	Beneficios
Carotenoides (betacarotenos, licopeno, luteína, xantofilas...)	Frutas y vegetales rojos, naranjas y verdes: tomate, calabaza, naranja, batata, albaricoque, melón, sandía, té verde, brócoli, vegetales de hoja verde, algas	Inhiben el crecimiento de las células cancerígenas. Actúan como antioxidantes y mejoran la respuesta del sistema inmune
Flavonoides (antocianinas, resveratrol, rutina, hesperidina, naringina, luteolina, quercetina...)	Naranja, limón, pomelo, grosella, uva negra, vino tinto, apio, perejil, diente de león, orégano, perejil, menta, romero, albahaca, cilantro, comino, hinojo, brócoli, coles de Bruselas, té verde, legumbres, aceitunas, manzana, cebolla, soja, cúrcuma, granada, algas	Reducen la inflamación y el crecimiento tumoral. Estimulan el sistema inmune. Aumentan la producción de enzimas detoxificantes
Glucosinolatos	Crucíferas: brócoli, coles, coliflor y coles de Bruselas	Inducen la desintoxicación de sustancias cancerígenas. Limitan la producción de las hormonas relacionadas con el cáncer, el crecimiento de los tumores e inhiben los carcinógenos
Ácido fítico	Salvado de cereales (avena, centeno, arroz), frutos secos, legumbres, productos fermentados de la soja	Retrasan el crecimiento de las células malignas. Efecto antioxidante

Isoflavonas	Soja y productos fermentados derivados	Inhiben el crecimiento del tumor, limitan la producción de hormonas relacionadas con el cáncer y funcionan como antioxidantes
Lignanos	Semillas de lino y de sésamo, salvado de trigo, cebada y avena	Antioxidantes. Regulan la producción de hormonas
Clorofila	Vegetales de hoja verde	Antioxidante. Estimula el sistema inmune y la flora bacteriana intestinal

¿Cómo añadir fitoquímicos en nuestra alimentación?

- Sigue una alimentación variada donde abunden las frutas, las verduras y las especias. Da prioridad a las variedades con color y sabor más intenso. Recuerda que cuanto más pigmentado es un vegetal, más fitoquímicos contiene.
- Nuestra **alimentación** debe parecerse al **arco iris**. Cuanto más colorido sea tu plato, más fitoquímicos contendrá, y por tanto más beneficios para tu salud te aportará.
- Prefiere los alimentos a los suplementos. Los fitoquímicos de los alimentos se absorben mejor que los suplementos, además de encontrar en los vegetales vitaminas y minerales que favorecen el efecto de los fitoquímicos. Siempre es mejor el alimento que el suplemento.
- Si puedes consume alimentos ecológicos, frescos y de temporada, pues contienen muchos más fitoquímicos.

La fibra. Los tóxicos se pegan a ella

Es una parte de las plantas comestibles resistente a la acción de las enzimas digestivas, no la podemos digerir. Se encuentra en la fruta, las verduras, en la cubierta de los cereales y en las legumbres, es decir, únicamente en alimentos vegetales. La fibra no se digiere, pero es vital para la salud.

Podemos imaginarnos a la fibra como un papel adhesivo al que se van pegando parte de las sustancias tóxicas y potencialmente cancerígenas que se encuentran en el intestino.

La **fibra soluble** se disuelve en agua. Se encuentra en legumbres, avena, cebada, manzana, frutas cítricas, frutos rojos y zanahoria.

La **fibra insoluble** no se disuelve en agua. Se encuentra en los cereales integrales y en especial en el salvado, en las semillas, en los vegetales de hoja verde (lechuga, espinacas, acelga, repollo, brócoli), y en algunas frutas como la uva y las frutas secas.

¿Por qué debemos añadir fibra a nuestra alimentación?

Los alimentos vegetales ricos en fibra dietética nos protegen contra el cáncer, específicamente del cáncer colorrectal, de boca, faringe, laringe, esófago y estómago.

La fibra insoluble, sobre todo la lignina de las semillas de lino, es especialmente importante para controlar los niveles de colesterol en sangre. Además, la fibra insoluble es la más efectiva contra el estreñimiento. Aumenta el volumen y el peso de las heces, diluye en ellas sustancias nocivas y acelera su eliminación del cuerpo.

La fibra soluble, por su lado, retrasa el vaciamiento gástrico y, por ende, reduce el tiempo de elevación de glucemia tras las comidas. De modo que, en caso de querer controlar la glucosa en sangre, lo ideal es ingerir fibra soluble.

Ambas fibras tienen un efecto saciante y son útiles para controlar el peso corporal.

¿Cuánta fibra es suficiente?

Se recomienda consumir 30 g de fibra al día para prevenir el cáncer. Eso significa consumir al menos cinco porciones de verdura y fruta, además de alguna ración de cereales integrales o legumbres.

- Añade una abundante ración de vegetales en tus almuerzos y cenas.
- Como tentempié toma fruta y frutos secos.
- Consume con frecuencia cereales integrales y legumbres.

Comida	Fibra (g)
Lentejas cocidas, 100 g	8
Copos de salvado de cereales, 250 g	7
Patata horneada con piel	4
Brócoli, 100 g	3
Manzana con piel mediana	3
Plátano	3
Naranja	3
Fresas, 250 g	3
Espaguetis de trigo integral, 100 g	3
Cebada cocida, 100 g	3
Zanahorias cocinadas, 100 g	2
Arándanos, 125 g	2
Arroz integral cocido, 100 g	2
Pan integral, 1 rebanada	2
Espinacas crudas, 250 g	1
Albaricoques secos, 2 unidades	1
Espaguetis blancos, 100 g	1
Pan blanco, 1 rebanada	1
Arroz blanco cocido, 100 g	0

Comer grandes cantidades de fibra (más de 60 g al día) o empezar a consumir de repente gran cantidad de ésta puede provocar algunas molestias digestivas. Lo mejor es añadir alimentos ricos en fibra a nuestra alimentación poco a poco y beber mucha agua.

Otros minerales, aminoácidos y vitaminas útiles en la prevención del cáncer

Selenio: presente en cebolla, ajo, tomate, brócoli, crucíferas.

Vitamina C: presente en cítricos, kiwi, zanahoria, granada, vegetales de hoja verde, brócoli, coles de Bruselas, frutos rojos, pimiento rojo.

Vitamina E: presente en semillas de lino y sésamo, almendras, aceite de oliva, nueces, aguacate, tomate.

Ácido fólico: presente en vegetales y hojas verdes, plátanos, piña, cítricos, aguacate.

Colina o vitamina B$_7$: ajo, cebolla, berenjena, huevos, cereales integrales, quinoa, coliflor, fresas, uvas, cítricos, zanahorias, espinacas, nueces, almendras.

Metionina: huevos, pescado azul, frutos secos, cereales integrales, legumbres, sésamo y vegetales.

LOS ALIMENTOS ANTICÁNCER, NUESTRA MEDICINA DIARIA

Las crucíferas

En esta familia se incluyen **col, repollo, coliflor, brócoli, romanescu, col de Bruselas, col rizada, col lombarda, col china, mostaza, berza, berro, grelos, rábano** y **nabo.**

La estrella anticáncer de este grupo es el brócoli, seguida de las coles de Bruselas. De entre todas las verduras, las crucíferas son las que más variedad de moléculas anticáncer contienen.

El poder anticáncer de esta familia ya era conocido en tiempos de los egipcios, que aplicaban hojas de col machacadas sobre las úlceras provocadas por el cáncer de mama.

El consumo de cinco raciones o más a la semana de estas verduras, en especial brócoli y col, se ha asociado con una disminución a la mitad del riesgo de padecer cáncer de vejiga y mama. También se ha relacionado con un menor riesgo de padecer cáncer de próstata, pulmón, estómago, colon y recto.

Disminuyen, además, el efecto nocivo del tabaco sobre nuestro organismo, y son especialmente útiles para inhibir el efecto negativo de los estrógenos sobre el tejido mamario y, por tanto, prevenir el cáncer de mama.

Las crucíferas son ricas en **glucosinolatos**, unos poderosos fitoquímicos que se activan cuando se mastican o trituran. Los glucosinolatos son muy solubles en agua y sensibles al calor, de modo que, si cocemos más de 10 minutos los vegetales, su contenido se reduce a la mitad.

Para que los compuestos anticáncer de las crucíferas se activen, hace falta que entre en acción una enzima llamada mirosinasa, esto ocurre cuando las crucíferas se mastican o machacan.

La estrella de esta familia es el **brócoli**. Contiene **indol-3-carbinol (I3C) y sulforafano**, dos sustancias muy potentes en la prevención del cáncer y muy sensibles al efecto del calor. Sería interesante incorporar en nuestra alimentación los brotes de brócoli, pues contienen cien veces más sulforafano que el brócoli maduro.

El sulforafano es capaz de inducir el suicidio de las células cancerígenas, pero también tiene otros efectos que benefician a nuestra salud, como su poder antibacteriano frente a *Helicobacter pylori*, una bacteria relacionada con el cáncer de estómago. El I3C regula el metabolismo de los estrógenos y es muy importante para la prevención del cáncer de mama, cuello de útero y endometrio.

¿Cómo prepararlas y consumirlas?

Debemos cocinarlas lo mínimo posible o comerlas crudas, estofadas, escaldadas o al vapor.

Lo ideal es consumirlas crudas, y si las cocinamos, lo mejor es prepararlas al vapor. La cantidad de glucosinolatos y mirosinasa es muy alta cuando se cocinan al vapor menos de cinco minutos. Si se desea cocinarlas a más temperatura o durante más tiempo, conviene acompañarlas de alimentos ricos en mirosinasa para que los glucosinolatos puedan aprovecharse al máximo: coles de Bruselas, rúcula, mostaza o rábanos son ricos en esta enzima.

Cuanto más verdes y frescas sean tus crucíferas, más poder anticáncer tendrán. Elige siempre las variedades más brillantes y llamativas. Si al cocinarlas pierden el color verde, el contenido en glucosinolatos habrá caído en picado.

Debemos masticarlas muy bien para que sus compuestos anticáncer se activen.

Lo ideal es consumirlas entre tres y cinco veces por semana.
Sólo deben restringir su consumo las personas con alteraciones tiroideas.

Ajo, cebolla, cebolleta y puerro

El ajo siempre se ha considerado un medicamento y un alimento. Ha sido utilizado como antibacteriano desde tiempos de los romanos. Fue utilizado como tratamiento de la peste en la Edad Media.

Es especialmente beneficioso para prevenir el cáncer de esófago, estómago y colon. En el norte de Italia se consume poco ajo, todo lo contrario que en el sur, donde sus habitantes presentan tres veces menos posibilidades de padecer cáncer de estómago. El elevado consumo de ajo y cebolla también protege frente al cáncer de mama y próstata. En un estudio realizado en China se comprobó que los hombres que tomaban más de tres ajos al día presentaban un 50 % menos de cáncer de próstata que aquellos que sólo consumían medio diente de ajo. Las mujeres que comen ajo regularme tienen menos riesgo de padecer cáncer de colon.

Las principales moléculas anticáncer del ajo son los compuestos azufrados como la **aliína**, la **alicina**, la **alixina**, la **S-alil-cisteína**, el **dialil sulfuro** y el **dialil disulfuro**, moléculas responsables de su intenso sabor y olor.

Cuando se machaca y aplasta un diente de ajo, las células del bulbo se rompen y se libera una enzima llamada aliinasa, la cual entra en contacto con la aliína y la transforma en **alicina**, la verdadera molécula anticáncer. Si recurrís a un suplemento de ajo, éste contendrá mucha aliína, pero poca alicina, por lo que es más recomendable tomar abundantes ajos crudos que un suplemento a base de ajo.

Para aprovechar al máximo las propiedades del ajo aplástalo con la parte plana del cuchillo y deja actuar a la aliinasa 10 minutos.

La cebolla es de la familia del ajo, y contiene, además de compuestos azufrados, abundantes polifenoles, entre ellos la quercetina, un importante fitoquímico anticáncer.

Truco: las cebollas nos hacen llorar por su alto contenido en óxido de S-propanotial, para eliminar este efecto, tras pelarlas, lávalas bajo el grifo con agua fría.

Ajo, cebolla, cebolleta y puerro son especialmente útiles para prevenir el cáncer causado por las nitrosaminas, unos compuestos cancerígenos que se forman en nuestro aparato digestivo a partir de los nitritos y nitratos usados como fertilizantes de la tierra y conservantes de la carne, y por tanto presentes en los vegetales, sobre todo los de hoja verde, en los embutidos, en el bacón y en el jamón.

En la combustión del tabaco se forma una nitrosamina muy tóxica llamada NNK que puede ser inhibida por esta familia de vegetales, la cual también es inhibidora del efecto cancerígeno de los benzopirenos presentes en el humo de los coches y la carne asada a la barbacoa.

¿Cómo consumirlos?

Deberíamos consumir dos dientes de ajo al día y una cebolla, cebolleta o puerro para mantener al cáncer alejado.

En el caso del ajo, debemos aplastar o machacar los dientes de ajo con la parte plana de un cuchillo y esperar 10 minutos antes de cocinarlo. Para que no te olvides de este pequeño truco, instaura como rutina a la hora de comenzar tus guisos el «aplastamiento del ajo», después trocea el resto de verduras y para cuando hayas terminado tu ajo estará listo para ser consumido aprovechando al máximo sus propiedades anticáncer.

Elige preferiblemente las variedades moradas en el caso del ajo, la cebolla y la cebolleta. Contienen más fitoquímicos que el resto de variedades.

Interacciones

El consumo de ajo en altas cantidades o como suplemento puede interaccionar con fármacos como la warfarina, la ciclosporina y el saquinavir.

Tomate

El tomate es originario de América del Sur y era utilizado por los aztecas junto con los pimientos para preparar una salsa característica de esta civilización. En Europa se introdujo gracias a Cristóbal Colon. En un principio no se consumía como alimento y se utilizaba sólo como planta ornamental.

No fue hasta el siglo XIX que comenzó a usarse en la cocina, debido a la falsa creencia de que el tomate era peligroso para la salud. El tomate contiene potentes alcaloides similares al tabaco y la belladona, pero sólo están presentes en las raíces y en las hojas, en el fruto maduro apenas existen y se ha comprobado que pequeñas cantidades de alcaloides son estimulantes del sistema inmune.

Lo mismo que con el tomate ocurre con el resto de solanáceas como la berenjena, la patata y el pimiento. Es totalmente seguro consumir solanáceas en contra de lo que piensa la cocina macrobiótica. De hecho, en estos alimentos hay importantes sustancias anticáncer que no nos podemos perder.

El tomate contiene **licopeno**, que es el pigmento responsable de su color rojo. Pertenece a la familia de los carotenoides y se cree que es el fitoquímico más potente de esta familia en la prevención del cáncer. El contenido en licopeno de los tomates silvestres es muy alto (200-250 mcg/g); sin embargo, en las variedades actuales cultivadas en agricultura convencional ha disminuido vertiginosamente (50 mcg/g), dada la hibridación que han ido sufriendo sus semillas a lo largo del tiempo. La cantidad de licopeno es más alta en los tomates de agricultura ecológica, especialmente en los de temporada de las variedades pera o raf.

Los productos fabricados a partir de tomate cocido a 100 °C durante largo tiempo son especialmente ricos en licopeno, pues el calor rompe las células del fruto y permite una mayor liberación y absorción de este componente. La biodisponibilidad del licopeno también aumenta al cocinarlo junto a una grasa como el AOVE, por tanto una salsa de tomate preparada con aceite de oliva es ideal para la prevención del cáncer. También el kétchup es rico en licopeno, pero ojo con el kétchup convencional cuyo contenido en azúcar es muy alto, en algunas marcas casi la tercera parte de su peso es azúcar.

Los países que son grandes consumidores de tomate como España, México e Italia registran un menor índice de cáncer de próstata agresivo que los países que apenas lo consumen, como Estados Unidos.

Consume con regularidad productos elaborados con tomates cocinados a fuego lento durante largo tiempo junto a aceite de oliva, por ejemplo en forma de salsa de tomate. Cuando no sea temporada de tomate, usa tomate seco en tus guisos y arroces.

Algas

Las algas son la primera especie viva capaz de convertir la energía del sol en sustancias necesarias para el funcionamiento de sus células mediante la fotosíntesis. De esta forma las algas liberan grandes cantidades de oxígeno al planeta. Existen más de diez mil especies de algas en nuestras costas.

Las algas son un alimento ideal para nuestra salud, pues son ricas en minerales esenciales (yodo, potasio, hierro, calcio), vitaminas, fibra, proteínas y aminoácidos esenciales. Son pobres en grasas, pero las que contienen son excelentes, con un equilibrio omega 3/6 de 1:1. El alga nori es rica en omega 3.

En Japón, las algas forman parte de la alimentación diaria, y un japonés consume de media dos kilos de algas al año. En Europa la más conocida y utilizada es el agar-agar, que se usa como sustituto de la gelatina en repostería y como espesante en salsas.

Las algas ayudan a regular los niveles de estrógenos en sangre y a eliminar el nefasto efecto que un exceso de estas hormonas puede provocar sobre el tejido mamario. El papiro de Ebers muestra como los egipcios ya usaban las algas para tratar el cáncer de mama.

No sólo previenen el cáncer de mama, también el de colon, próstata y piel gracias a su alto contenido en **fucoxantina** y **fucoidano**, dos fitoquímicos anticáncer que inducen el suicidio de las células tumorales y estimulan el sistema inmune. Son especialmente abundantes en el alga kombu y wakame.

Propiedades
- Son antioxidantes: las algas han desarrollado fuertes sistemas antioxidantes en respuesta a las condiciones altamente oxidativas en que viven. Como organismos fotosintéticos, las algas marinas están expuestas a una combinación de luz y altas concentraciones de oxígeno que permiten la formación de radicales libres y otros agentes oxidantes fuertes. Por esta razón desarrollan para defenderse potentes mecanismos antioxidantes que permiten eliminar a los radicales libres de forma eficaz.
- Son antiproliferativas, antiinflamatorias, antiangiogénicas y antiagregantes gracias a su alto contenido en fucoidanos y fucoxantina.
- Inducen la apoptosis tumoral.

- Regulan la glucemia. Ideales para las personas diabéticas.
- Son reguladoras hormonales. Ayudan a regular el sistema hormonal de estrógenos y fitoestrógenos contribuyendo así a disminuir la aparición de tumores hormonodependientes.
- Las algas ayudan a eliminar metales pesados y radiactividad acumulados en nuestro cuerpo.

¿Qué algas debemos consumir?

Nori. Tiene un sabor intenso, entre el pescado y el marisco.

Ideal para preparar makis. Tradicionalmente los makis se preparan con arroz y verdura o pescado. Combina muy bien con verduras, arroces y sopas. Puede usarse para elaborar makis de arroz o crucíferas.

Consumo
- Cruda: remojar 20 minutos y añadir a ensaladas.
- Hervida o al vapor: 15 minutos con patatas, arroz o verduras.
- Rehogada: en tortillas, croquetas, pasta; con huevos, verduras, guisantes, garbanzos, etc.

Kombu. Esta alga debemos acostumbrarnos a añadirla a nuestros guisos. Acorta el tiempo de cocción de las legumbres al ablandarlas, y todas las propiedades del alga pasan al caldo de cocción, un modo sencillo de consumir algas con frecuencia.

Consumo
Hervir 1 hora, junto a las legumbres (lentejas, garbanzos, etc.). Además de acortar el tiempo de cocción de las legumbres, aumenta su digestibilidad.

Wakame. Es un alga atlántica silvestre de aguas profundas. Es excepcionalmente rica en calcio, contiene trece veces más calcio que la leche. Es muy rica en fucoxantina y fucoidano. Las algas kombu y wakame son las que debemos consumir de forma prioritaria. Es una de las más apropiadas para consumir cruda en ensaladas. Se suele añadir a la sopa de miso en la cocina japonesa

Consumo

- Cruda: trocear y poner en remojo 15 minutos y añadir a la ensalada.
- Cocinada: hervir 20 minutos con sopa, verduras, patatas, arroz, avena, mijo, etc.
- Al vapor: deliciosa como acompañante de verduras.

Arame. Dado su suave sabor, es ideal para iniciarse en el consumo de algas. Combina muy bien con las ensaladas.

Espagueti de mar. Es un alga española especialmente rica en fibra, hierro y calcio. Su forma y sabor recuerda a la pasta. Es de las más sabrosas.

Consumo

- Cruda: cortar, poner en remojo 30 minutos en agua y añadir a la ensalada.
- Cocinada: hervir con otras verduras o al vapor 15 minutos. O bien con arroz, guisos, rehogados, relleno de empanadas y pizzas.

Agar-agar. Aunque su contenido en nutrientes anticáncer es menor, resulta ideal para cocina y repostería; sirve como sustituto de espesantes y gelatinas. Es rica en calcio, hierro y fibra, por lo que previene el estreñimiento.

Consumo

- Como gelatina en postres: tartas, compotas, mermeladas, flanes, natillas, cremas, sorbetes, zumos, leche, batidos, fruta troceada.
- Como espesante de sabor neutro, es ideal también en tartas saladas, potajes, purés y salsas

Muchas algas pueden consumirse crudas (simplemente necesitan ser hidratadas 10 minutos) en las ensaladas o cocinadas en nuestros guisos, arroces y sopas. Basta con añadir un trocito pequeño a nuestras comidas para obtener sus beneficios. Intenta consumirlas con regularidad.

	Proteínas	Calcio	Hierro	Yodo	Vitamina C	Potasio	Fibra
Nori	6,9%	810	16,5	15,9	0,35	4.330	34,7%
Kombu	29%	330	23	17,3	4,2	2.030	30%
Wakame	22,7%	1.380	20	22,6	5,29	6.810	35,3%
Dulse	18%	560	50	55	34,5	7.310	2,5%
Musgo	20,5%	1.120	17	300	24,5	1.350	34,2%
Espagueti de mar	8,4%	720	59	14,7	28,5	8.250	32,7%
Agar-agar	0,6%	325	2,2	–	–	–	–

Interacciones

- En hipotiroideos que se encuentran en tratamiento con levotiroxina, el alto consumo de algas puede interaccionar con la medicación.
- Precaución en su consumo en hipertiroideos.
- Por su efecto estimulante del sistema inmune, deben tener precaución las personas con enfermedades autoinmunes o en tratamiento con fármacos inmunodepresores.
- Por su efecto antiagregante, deben tener precaución las personas en tratamiento con fármacos antiagregantes y anticoagulantes.

Setas

Las setas son vegetales muy especiales, pues no tienen ni hojas ni raíces. No realizan la fotosíntesis y obtienen los nutrientes necesarios de su entorno para crecer.

Son muy importantes en la prevención del cáncer, y se ha comprobado que su consumo frecuente puede disminuir el riesgo de algunos tipos de cánceres en un 50%. Este efecto se debe al lentinano presente en ellas.

La adición de lentinano durante la quimioterapia provoca una regresión significativa de los tumores y aumenta la supervivencia de los enfermos si se compara con la quimioterapia sola. El **lentinano** y los **betagluca-**

nos presentes en las setas estimulan el sistema inmune y mejoran la eficacia y tolerancia a la quimioterapia. Esto es especialmente importante en el cáncer de colon y estómago.

Los extractos de setas ayudan a reducir vómitos, anorexia, disnea, astenia y dolor asociados a la quimioterapia.

Contienen minerales (hierro, calcio, zinc), vitaminas (E, grupo B y provitamina D), ácidos grasos insaturados y polisacáridos como el lentinano.

Consumo

- Añádelas con frecuencia en tus platos, 3-5 veces por semana. Las podemos consumir en sopas, cremas, en forma de paté, etc. Van genial en arroces o salteadas con ajo y perejil.
- La vitamina C aumenta la acción y la absorción de las setas. Al cocinarlas procuraremos acompañarlas de verduras o algas, que son ricas en esta vitamina, o podemos acompañarlas con un zumo de naranja o batido verde.
- La infusión de setas puede ser útil para estimular el sistema inmune durante la quimioterapia.

Las variedades más estudiadas son shiitake, reishi, maitake, gírgola y champiñón del sol, pero todas las especies contienen polisacáridos con poder anticáncer en mayor o menor medida, como los champiñones, los níscalos o rovellones, las setas de cardo, etc.

El maitake destaca por su contenido en proteínas, vitaminas del grupo B, ergosterol, precursor de la vitamina D y, al igual que todas las setas posee ß-glucanos. Es quizá la más potente para estimular el sistema inmune.

Otros vegetales útiles en la lucha contra el cáncer

Vegetales de hoja verde, apio, zanahorias, calabaza, calabacín, remolacha, berenjenas, pimientos, espárragos y **alcachofas**. No olvides añadirlos en tus platos.

La cúrcuma

La cúrcuma se obtiene de la raíz o rizoma de la planta *Curcuma longa*, una planta tropical de la familia del jengibre.

En la India se la considera una especia sagrada y se consume a diario en una proporción media de 1,5-2 g, dando un característico color amarillo a todos los platos. Este alto consumo parece ser uno de los responsables de las grandes diferencias entre el porcentaje de ciertos cánceres entre la India y Estados Unidos o Europa.

En Occidente se usa poco, sólo es conocida como aditivo alimentario bajo el nombre de E-100 y se utiliza como colorante en lácteos, mostazas y repostería. Si nuestra única fuente de cúrcuma fuese la añadida de forma artificial a la mostaza, la cantidad que consumiríamos sería de 50 mg/100 g, por lo que tendríamos que tomar 4 kg de mostaza al día para conseguir un aporte similar al de los indios.

En medicina ayurvédica (antigua tradición médica datada del 800 a.C.), se la considera un medicamento y se utiliza para tratar la fiebre, las infecciones, la artritis y las enfermedades del hígado.

La cúrcuma también es muy consumida por los habitantes de Okinawa, isla famosa por su longevidad.

Las propiedades anticáncer de la cúrcuma se deben a la **curcumina**. La curcumina es la responsable del color amarillo de esta especia y representa el 5 % del peso de la raíz seca. Las propiedades de la curcumina son múltiples:

1. Frena la progresión de las metástasis, induce la autolisis de las células tumorales (el suicidio de las células cancerosas).
2. Disminuye la inflamación peritumoral. Inhibe al factor NF-kappa B, que es el que protege a las células tumorales frente a los mecanismos de nuestro sistema inmune para eliminarlas.
3. Efecto antioxidante.
4. Potencia la actividad de la quimioterapia y radioterapia.
5. Protege a las mucosas, hígado y riñones de los efectos secundarios de la quimio.
6. Dado que es un potente antiinflamatorio, es útil para tratar el dolor y las enfermedades inflamatorias: artritis, artrosis, enfermedad periodontal, etc.

7. Previene las enfermedades cardiovasculares.
8. Previene el párkinson y el alzhéimer.
9. Es útil para tratar las enfermedades gastrointestinales, como la fibrosis hepática y la enfermedad inflamatoria intestinal.

El problema de la cúrcuma es su baja absorción, pero la cocina india ha sabido de forma intuitiva aumentarla al mezclarla con pimienta negra. La piperina presente en la pimienta negra aumenta en dos mil veces la absorción de la cúrcuma. Si además la hacemos soluble en una grasa, todavía se absorbe mejor, siendo el aceite de oliva la grasa ideal para ello. Su absorción también aumenta si se consume junto a té verde. La sinergia culinaria es muy importante y aquí vemos cómo un alimento aumenta el efecto del otro.

Para aumentar el poder anticáncer de la cúrcuma mézclala con aceite de oliva y pimienta negra. Toma una cucharadita de postre al día.

Prueba a añadir la raíz en tus infusiones de té verde y aumentarás el poder anticáncer de ambos ingredientes. Añádela a arroces, guisos, aliños y salsas e incluso puedes tomarla en forma de leche de cúrcuma.

Se estima que la cantidad de cúrcuma que debe consumirse al día durante el cáncer debería ser de 3 g cada ocho horas, pero aún no está claramente establecida la cantidad idónea, como prevención es suficiente con una cucharadita de café, si llegas a una cucharadita de postre, mejor.

Se puede consumir en polvo, pero también está disponible en forma de raíz, igual que el jengibre.

Se está investigando cómo convertir la cúrcuma en medicamento mediante la fabricación de liposomas de curcumina y piperina para complementar el tratamiento convencional de quimioterapia.

Precaución: en personas que estén en tratamiento con anticoagulantes, la cúrcuma puede interferir en los niveles de INR (medida usada para controlar los niveles de sintrom en sangre) y aumentar el riesgo de sangrado. No es incompatible el consumo de cúrcuma y la ingesta de anticoagulantes orales tipo Sintrom®, pero hay que tener en cuenta que el INR va a variar. Si tomas Sintrom® y tu control es, por ejemplo, un jueves, empieza el lunes a tomar cúrcuma a razón de una cucharadita a lo largo del día y siempre en la misma cantidad. El jueves tu INR se habrá alterado, pero tu médico lo reajustará sin problemas. Ahora debes seguir tomando la misma cantidad de cúrcuma a diario para que tu INR no vuelva a variar. El mismo efecto que tiene la cúrcuma sobre el INR lo tienen los vegetales de hoja verde, por eso si tomas Sintrom® cada día debes consumir aproximadamente la misma cantidad de vegetales verdes.

Interacciones

La cúrcuma, sobre todo en forma de suplemento, puede interaccionar con anticoagulantes orales, tales como doxorrubicina, ciclofosfamida, camptotecina y mecloretamina.

El jengibre

El jengibre (*Zingiber officinale Roscoe*) pertenece a la familia Zingiberaceae. Es originario de Asia, pero se emplea en muchos países como una especia y condimento para dar sabor a los alimentos. El rizoma o raíz de jengibre también se ha utilizado en la medicina tradicional china y ayurvédica. Sus beneficios para la salud se atribuyen a su riqueza en fitoquímicos.

Ingredientes como el **gingerol**, el **shogaol**, el **paradol** y la **zingerona** presentes en el jengibre le confieren una actividad antiinflamatoria y antitumoral.

El jengibre y sus moléculas bioactivas son efectivos en la prevención del cáncer colorrectal, gástrico, de ovario, hígado, piel, mama y próstata.

El jengibre reduce significativamente la glucosa en sangre, el colesterol sérico total, el LDL y los triglicéridos y eleva el colesterol HDL (colesterol bueno).

Mejora los efectos secundarios de algunas quimioterapias sobre el riñón.

Inhibe al factor NF-kappa B. Este factor está ligado con varias enfermedades inflamatorias, incluido el cáncer, la aterosclerosis, el infarto de miocardio, la diabetes, la alergia, el asma, la artritis, la enfermedad de Crohn, la esclerosis múltiple, la enfermedad de Alzheimer, la osteoporosis, la psoriasis, el shock séptico y el sida.

Es un excelente antiemético (antivomitivo), por lo que resulta un remedio eficaz para combatir las náuseas. Es muy utilizado para tratar las náuseas producidas por mareo en los viajes y para paliar las náuseas debidas a la quimioterapia, el embarazo o los vómitos posquirúrgicos, aunque en esos casos siempre bajo la supervisión de un médico, que será quien decida la conveniencia y condiciones de su uso. Se trata de una raíz muy beneficiosa para el aparato digestivo. Al ser capaz de neutralizar el exceso de ácido gástrico en el estómago, es un buen remedio para quienes sufren de acidez o dispepsia.

Consumo

Puedes infusionar la raíz para ayudar en el tratamiento de los vómitos y náuseas asociadas a la quimioterapia.

Añádelo troceado, rallado o en polvo, en sopas, cremas y arroces, Le dará un toque exótico y picante.

Interacciones

Puede interaccionar con fármacos anticoagulantes orales, incrementando el riesgo de sangrado

Especias anticáncer y aromáticas

Entre las especias anticáncer se cuentan el **jengibre**, el **chile**, el **clavo**, la **canela** y el **cardamomo**; y en el campo de las aromáticas, la **menta**, el **tomillo**, la **mejorana**, el **orégano**, el **romero**, la **albahaca**, el **perejil**, el **cilantro**, el **comino**, el **hinojo** y el **anís estrellado**.

Todas estas especias son potentes antiinflamatorios que crean un ambiente hostil para el desarrollo del cáncer.

Entre todas las aromáticas, el perejil destaca por su poder antiinflamatorio y antiangiogénico al ser rico en vitaminas C y E, apigenina, apiína luteolina, apiol y ácido petroselínico, importantes fitoquímicos anticáncer.

Es preferible consumir las aromáticas frescas. Puedes plantar un minihuerto de aromáticas en tu terraza y acostumbrarte a aderezar tus platos con ellas. También puedes usarlas para dar un toque aromático en repostería, en tus batidos y zumos. Con una pequeña cantidad es suficiente, lo importante es introducirlas en nuestra cocina diaria.

En la cocina india y mediterránea son ampliamente utilizadas, y éstas son dos poblaciones con baja incidencia de cáncer.

Aceite de oliva virgen extra (AOVE)

En la dieta mediterránea se utiliza aceite de oliva para cocinar, al contrario que en otros países en los que se emplea mantequilla, margarina o aceite de girasol. Esta simple diferencia en el tipo de grasas utilizadas para cocinar parece ser una de las causas de la menor incidencia de cáncer entre los seguidores de la dieta mediterránea.

Una alimentación que incluya AOVE puede reducir el desarrollo de tumores entre un 8 y un 10 %, y hasta un 15 % en el caso del cáncer de mama. En general, reduce el riesgo de cáncer de mama, próstata, colon, intestino y endometrio. Además del cáncer, previene las enfermedades cardiovasculares.

Las propiedades anticáncer del aceite de oliva se deben a su alto contenido en ácido oleico, así como **polifenoles** y **vitaminas A y E**. Cada día se descubren nuevos fitoquímicos en el AOVE que pueden ser beneficiosos para la salud.

El **oleocantal** es uno de los polifenoles de reciente descubrimiento. El oleocantal penetra en las células cancerosas y destruye los lisosomas, unas pequeñas bolsas internas en las que se acumulan residuos. Los lisosomas son mayores en células cancerosas que en células normales, y también son más frágiles. El oleocantal daña visiblemente la membrana de estas bolsas mediante la inhibición de una enzima, por lo que las funciones celulares comienzan a fallar y la célula muere, mientras que las células sanas permanecen intactas. En un AOVE de alta calidad, el oleocantal se encuentra en una concentración de aproximadamente 0,2 mg/ml, dosis que muestra efecto contra el cáncer en ratones; según estudios previos, se precisa administrar 0,15 mg por ratón. Así, una persona de 90 kg (el equivalente a 3.000 ratones) debería consumir 450 mg de oleocantal para obtener la misma dosis eficaz, lo que equivale a beber 2,25 litros de aceite de oliva. La dosis utilizada en los ensayos con ratones es muy elevada, pero es razonable pensar que una exposición continua a diario de oleocantal a lo largo de la vida podría tener un efecto considerable en los niveles observados.

Respecto al ácido oleico del AOVE se ha demostrado que es útil para la prevención de las enfermedades cardiovasculares y el cáncer. El ácido oleico estimula el sistema inmune y nos protege frente a las infecciones y el cáncer.

Existen muchos tipos de aceites según el tipo de aceituna de la que se extraigan. Ello variará su sabor, color y olor, así como su contenido en sustancias anticáncer. Las variedades más ricas en polifenoles son la **cornicabra**, **coratina**, **picual** y **changlot real**.

El **aceite virgen extra ecológico** es el que más fitoquímicos contiene, y por tanto el más recomendable.

Consumo
- Elige siempre AOVE, olvídate de los aceites refinados. Si en la etiqueta sólo pone aceite de oliva, no lo compres; es refinado.
- Mejor en botella de cristal oscura o recipiente metálico. Guárdalo en un lugar fresco y oscuro.
- Mejor consumirlo crudo y poco cocinado. No lo reutilices, pues su contenido en polifenoles decrece rápidamente y con las frituras se generan sustancias tóxicas como los benzopirenos.
- Experimenta con diferentes variedades. Según el plato que vayas a elaborar, te recomiendo utilizar una u otra variedad. Para salsa y mahonesas, mejor las de sabor menos intenso como la arbequina, royal u hojiblanca. Cuando desees un sabor intenso, elige picual o cornicabra.

Cantidad recomendada
4 cucharadas o 60 g al día para los adultos; 3 cucharadas o 40-45 g para los menores y para las personas de talla pequeña y poco peso.

Aguacate

El aguacate es un fruto muy rico en grasas saludables, sobre todo ácido oleico, lo que nos ayuda a elevar los niveles de colesterol HDL y prevenir las enfermedades cardiovasculares. El consumo periódico de aguacate también reduce la tensión arterial por su alto contenido en potasio y tiene un efecto antiinflamatorio por la presencia de **flavonoides** y **betacarotenos**. Además, es una fruta rica en fibra que ayuda a evitar el estreñimiento y a saciar el apetito, y es rico también en vitaminas, fósforo y magnesio.

El aguacate puede ayudar a prevenir el cáncer de próstata gracias a su alto contenido en luteína.

Es una excelente alternativa a la mantequilla y la margarina. Resulta ideal para dar una textura cremosa a tus batidos y completarlos nutricionalmente. El guacamole, cuyo ingrediente principal es el aguacate, es un plato sencillo de preparar y mucho más saludable que cualquier paté.

Frutas del bosque

Son frutas de color y sabor intenso muy ricas en fitoquímicos. Forman parte de este grupo: **moras, frambuesas, fresas, arándanos, cerezas, mirtilos, grosellas, madroños** y **endrinas**.

En cada estación, la naturaleza nos ofrece un fruto rojo diferente para que podamos consumirlos todo el año. La temporada óptima de recogida y consumo de cada una de estas frutas es diferente.

Fruta	Recolección
Arándano	Mayo-septiembre
Frambuesa	Junio-julio
Fresa	Febrero-mayo
Mora	Agosto-octubre
Cereza	Mayo-julio

Las frutas del bosque son ricas en **ácido elágico** y **antocianidinas**. El ácido elágico es casi tan potente como ciertas moléculas desarrolladas por la industria farmacéutica para interferir en la angiogénesis o formación de la red sanguínea que abastece a los tumores. Sin vasos sanguíneos que lo abastezcan, el cáncer muere de hambre y se «seca». Las fresas y frambuesas son las más ricas en ácido elágico.

Las antocianidinas tienen un extraordinario poder antioxidante y antiangiogénico. Los arándanos negros y las frambuesas son especialmente ricos en estas sustancias.

También son muy útiles para reducir la glucemia en sangre. Cuando consumas alimentos con alta CG, añade frutas rojas para reducir la subida de azúcar en sangre.

Deberían formar parte de nuestra alimentación diaria, con una dosis de unos 100 g al día para prevenir el cáncer.

Granada

Es una fruta redondeada propia del otoño, con una pequeña corona en su parte inferior. En su interior encontramos los granos de color rojo (semillas), que son su parte comestible.

La granada es antioxidante, estimula el sistema inmune y es capaz de obligar a suicidarse a las células tumorales. Tiene efecto antiinflamatorio y puede crear un ambiente hostil para las células cancerosas.

Las sustancias que le aportan su capacidad para eliminar células cancerosas son múltiples: **flavonoides**, **antocianinas**, **taninos** (ácido elágico, quercetina, punicalagina…). De entre todas las sustancias, la que le confiere mayor poder antioxidante es la **punicalagina**, considerada el mayor antioxidante natural. La granada también tiene **catequinas** similares a las que contiene el té verde.

Tanto las semillas como los extractos de la piel y el zumo de granada tienen efectos sobre la prevención, proliferación y apoptosis (muerte) de multitud de cánceres: mama, próstata, ovario, colon, pulmón, etc.

La granada aumenta la sensibilidad de las células del cáncer de mama al efecto del tamoxifeno (un fármaco utilizado con frecuencia para tratar este cáncer).

Disminuye, además, los efectos tóxicos de la quimioterapia sobre el riñón y el hígado.

En otoño consume con frecuencia tanto
los granos de la granada como su zumo.

Cítricos

En este grupo encontramos la **naranja**, la **mandarina**, el **limón** y el **pomelo**. Son ricos en **vitamina C**, **monoterpenos** y **flavononas** como la **hesperidina**. Son las frutas con más potencial anticáncer. El consumo regular de cítricos se ha asociado con una reducción del 40-50 % del riesgo de padecer cáncer de esófago, boca y estómago.

Se ha demostrado que los niños que consumen regularmente zumo de naranja a lo largo de los dos primeros años de vida presentan un riesgo reducido de verse afectados por leucemia infantil.

Los cítricos ayudan a desintoxicar nuestro cuerpo de sustancias cancerígenas, y aumentan la absorción de los betaglucanos presentes en las setas o las catequinas del té verde.

Tanto su pulpa como su piel contienen fitoquímicos anticáncer. Consúmelos frescos o en zumo para tomar la pulpa, y para aprovechar la piel añádela en tus infusiones y en tus postres (en platos dulces, si agregas ralladura de naranja o limón, estarás dando un toque aromático a tus elaboraciones). Acostúmbrate a usarlos como parte del aliño para tus ensaladas. En cocina india se suelen usar al final de la preparación de múltiples platos. Es mejor añadirlos cuando estés terminando de cocinar, pues la vitamina C presente en ellos es muy sensible al efecto del calor.

Interacciones

No se recomienda tomar zumo de pomelo mientras se esté realizando algún tratamiento farmacológico, ya que pueden darse interacciones con múltiples fármacos.

Manzana roja

Las manzanas presentan actividad anticáncer y actúan frenando el crecimiento de las células tumorales. Destacan por su capacidad antioxidante y antiinflamatoria, dos características muy útiles para luchar contra el cáncer. Deben su actividad antitumoral a su riqueza en polifenoles: **catequinas**, **proantocianidinas**, **ácido clorogénico** y **flavonoides** tipo **quercetina**. El mayor contenido de polifenoles se encuentra en la piel, por lo que es primordial consumir manzanas ecológicas y comernos la piel si queremos aprovechar al máximo sus propiedades para luchar contra el cáncer. Además de ser rica en polifenoles, también lo es en fibra dietética.

Las manzanas rojas (Red Delicious) son las que más sustancias anticancerígenas poseen, seguidas de las fuji, jonagold y reineta.

Lo ideal es tomar una o dos manzanas al día para prevenir el cáncer, especialmente el de colon, hígado, pulmón y mama. Puede consumirse en forma de fruta fresca o zumo. La piel podemos aprovecharla para aromatizar nuestras infusiones.

Papaya

Carica papaya es el nombre científico de la papaya. Es muy rica en nutrientes. Su sabor es muy delicado, es una fruta blanda y jugosa. Cada vez se cultiva más en Europa, y en concreto en España, por eso la vamos a incluir en nuestra guía de alimentos anticáncer.

Es rica en antioxidantes y fitoquímicos como la ciproheptadina y el licopeno, lo que le confieren un importante papel en la prevención del cáncer, y también en vitamina C y carotenos, potentes antioxidantes que protegen a las células frente al daño ocasionado por los radicales libres. La vitamina C interviene en la formación de colágeno, huesos, dientes y glóbulos rojos, y favorece la absorción del hierro de los alimentos. Los carotenos se convierten en vitamina A, que es esencial para la visión, el buen estado de la piel, el cabello, las mucosas, los huesos y el buen funcionamiento del sistema inmunológico.

También posee gran cantidad de minerales como el potasio y el magnesio, y es rica en fibra. El potasio es necesario para la transmisión y generación del impulso nervioso y para la actividad muscular normal. La fibra regula el tránsito intestinal y elimina tóxicos presentes en el intestino, además de tener un efecto saciante.

Facilita las digestiones al ser rica en papaína, una enzima que facilita la digestión.

Consumo

- Comer papaya tras las comidas fomenta la digestión de los alimentos y ayuda a prevenir la hinchazón, los gases y la indigestión que producen algunas comidas. Es muy útil en personas con gastritis. Resulta un buen tentempié durante la quimioterapia, ya que nos ayuda a hacer la digestión de las comidas.

- Ideal para personas que presentan dificultades para tragar.
- Por su alto contenido en vitamina C, es muy recomendable para personas con anemia ferropénica, pues aumenta la absorción del hierro.
- Puedes tomarla como tentempié, añadirla en tus *porridges* de cereales o en las ensaladas.

Interacciones

En altas cantidades puede estar desaconsejada en personas con insuficiencia renal crónica por su alto contenido en potasio.

Otras frutas con propiedades anticáncer

Conviene añadir a nuestra alimentación las siguientes frutas: **melocotón, ciruela, albaricoque, nectarina, melón, sandía, kiwi, guayaba, chirimoya, mangostán, acaí, noni, piña**, etc.

Las frutas tropicales, las consumiremos si vivimos en los países donde se cultivan, y en el resto consumiremos los frutos locales. En el caso de España: melocotón, sandía, melón, papaya, chirimoya, ciruela, albaricoque y nectarina. Intenta consumir frutas de cultivo local, aunque, como hemos visto, algunos alimentos por su especial potencial anticáncer merece la pena que sean importados.

No creas a pies juntillas las increíbles propiedades anticáncer que se atribuyen a algunas frutas tropicales en la redes sociales. He leído artículos en Internet que afirman que algunas de estas frutas son diez mil veces más potentes que la quimioterapia, ojalá fuese así y tomando esa fruta desapareciese el cáncer por arte de magia. Ojo con lo que leas, contrástalo.

Chocolate negro y cacao

Theobroma cacao L. es el nombre científico que recibe el árbol del cacao. *Theobroma* significa en griego «alimento de los dioses».

El cacao es originario de América del Sur y ya era cultivado en México por los mayas hace más de dos mil quinientos años. Fue introducido en

España tras el descubrimiento de América. Los aztecas preparaban a partir del cacao una bebida especiada y amarga llamada *xocoalt*. Los españoles sustituyeron las especias por azúcar y popularizaron el consumo del chocolate a la taza por toda Europa.

Del fruto del cacao se obtiene el chocolate. Tradicionalmente, el chocolate es el alimento que se hace mezclando azúcar con dos productos derivados de la manipulación de las semillas del cacao: la pasta de cacao y la manteca de cacao. A partir de esta combinación básica, se elaboran los distintos tipos de chocolate, que dependen de la proporción entre estos elementos y de su mezcla, o no, con otros productos, tales como leche y frutos secos.

Propiedades

Posee un gran poder antioxidante. El cacao y sus productos son la fuente más concentrada de **procianidinas, flavonoides, catequinas** y **epicatequinas** que existe, sustancias que limitan el crecimiento de las células tumorales y evitan las metástasis. Estos polifenoles tienen un importante efecto antioxidante, y es este poder para eliminar radicales libres lo que le confiere sus propiedades anticancerígenas. Una taza de chocolate caliente tiene una actividad antioxidante cinco veces mayor que una taza de té negro, tres veces mayor que una taza de té verde bien infusionado, y dos veces mayor que una copa de vino tinto. Si nuestra taza de cacao la preparamos con leche, la liberación de polifenoles cae en picado.

El cacao es beneficioso para regular la presión sanguínea y se recomienda su consumo en hipertensos.

Contiene grasas saludables. Las semillas del cacao contienen un 50 % de materia grasa, de la cual un 35 % es ácido oleico (que se encuentra principalmente en el aceite de oliva), una sustancia con efectos positivos para el sistema cardiovascular.

Consumo

Consume con frecuencia 1 cucharadita de cacao puro o 15 g de *nibs* de cacao.

Uso culinario

Consúmelo como aperitivo o tentempié. Es ideal para preparar platos dulces y como cobertura para fruta. Puedes preparar cremas de cacao para untar.

Toma siempre chocolate negro, cuanto mayor sea la concentración de pasta de cacao, más polifenoles y menos azúcar contendrá. Lo ideal es que contenga más del 85 % de cacao. También puedes optar por el cacao puro en polvo desgrasado y utilizarlo para preparar ricos postres.

No consumas chocolate con leche: es pura grasa, pues contiene las grasas del cacao y la leche, así como otras grasas vegetales añadidas. El chocolate con leche también es especialmente rico en azúcar refinada y su IG es alto, sin embargo, el del chocolate negro es bajo, debido a su menor contenido en azúcar.

La mayoría de los productos de cacao que encontramos en el mercado se elaboran a partir de cacao tostado, pero ya es posible conseguir en tiendas ecológicas y herbolarios cacao crudo en forma de virutas o *nibs*, manteca, polvo y pasta de cacao. Si conseguimos cacao crudo en vez de tostado, el contenido en polifenoles será aún mayor. Podemos preparar nuestras propias tabletas de chocolate crudo en casa a partir de manteca de cacao.

Interacciones

El cacao, por su contenido en cafeína, podría interaccionar con algunos fármacos con los inhibidores MAO y las teofilinas.

Se recomienda la ingesta diaria de 20 g de chocolate negro
(> 85 % de cacao). Si en vez de contener azúcar
contiene estevia o sirope de agave, mejor que mejor.

Vino tinto, uva negra y mosto

La uva se ha cultivado desde la antigüedad (7000-5000 a.C.), y en la época de los egipcios ya se consumía vino. Su uso medicinal es también muy antiguo; Hipócrates afirmaba: «El vino es una cosa maravillosamente apropiada para el hombre si, tanto en la salud como en la enfermedad, se administra con juicio y justa medida, según la constitución individual». Efectivamente, se ha demostrado que el vino en dosis justas es muy beneficioso para la salud, y esas dosis justas son dos ingestas de 125 ml al día para hombres y una en mujeres. El consumo de vino en estas dosis puede disminuir el riesgo de muerte por cualquier enfermedad en un 25 %. Pero más allá de esta cantidad, el riesgo aumenta rápidamente. Se trata, pues, de un arma de doble filo, y, por tanto, debe consumirse con mucha moderación.

La famosa escuela de medicina de Montpellier del siglo XIII incluía en la mitad de sus recetas medicinales el vino como ingrediente. En medicina ayurvédica se usan extractos de vid para dar vigor al corazón.

El vino procede de la fermentación de la uva y contiene centenares de polifenoles, el más importante de ellos es el **resveratrol**. La piel y la pepita de la uva negra son especialmente ricas en resveratrol y, al fermentar, su contenido en esta sustancia aumenta. Las uvas pasas son muy ricas en polifenoles, pero apenas contienen resveratrol. El zumo de uva y el de arándanos contienen resveratrol, pero diez veces menos que el vino tinto, pues es a lo largo del proceso de fermentación cuando más resveratrol se libera. Para niños, embarazadas y personas que no quieran consumir alcohol, el mosto o zumo de uva es una excelente fuente de resveratrol. Aunque el contenido de resveratrol en este zumo sea menor, contiene muchas antocianidinas y ácidos fenólicos beneficiosos para nuestra salud.

Otra forma de incluirlo en nuestra alimentación es cocinándolo. Al calentar el vino por encima de 80 °C se evapora el etanol, que es el responsable del efecto tóxico del alcohol sobre nuestro organismo. Puedes añadir vino tinto en tus arroces, lo que les dará un original sabor.

El resveratrol es útil para prevenir el cáncer de mama, próstata, colon y esófago. También se ha demostrado que es capaz de aumentar la longevidad.

El vino no sólo protege frente al cáncer, sino también frente a las enfermedades cardiacas. Los franceses, a pesar de llevar un estilo de vida que predispone a sufrir infartos de miocardio y cerebrales (alimentación rica en grasas y tabaquismo), presentan unas tasas de mortalidad bajas comparadas con otros países con los mismos factores de riesgo, como Estados Unidos. La principal diferencia entre ambos es el consumo de vino.

El vino es la única bebida alcohólica que nos protege frente a las enfermedades. Hay estudios que apuntan que tomar más de siete consumiciones al día de cerveza triplica el riesgo de padecer cáncer de boca o esófago.

Ojo, si antes de leer este libro no consumías vino, no lo hagas por el efecto beneficioso que pueda tener sobre nuestra salud. Es mejor que tomes zumo de uva y uva fresca.

Té verde

El té se cultiva desde la época de Confucio (500 a.C.) y su uso está muy extendiendo en los países asiáticos, donde forma parte de la tradición gastronómica.

El té verde es fuente de moléculas anticáncer muy potentes que lo hacen imprescindible para la prevención del cáncer. Tanto el té verde como el té blanco son los que sufren menos transformaciones en su elaboración y los más ricos en **catequinas**, las principales sustancias anticáncer del té. El **té verde japonés sencha** es el que más catequinas contiene. Las catequinas protegen frente al cáncer de mama, próstata, estómago, riñón, vejiga y la leucemia.

Para preparar una buena infusión, usa té a granel, a ser posible ecológico, y no recurras a las bolsitas salvo en cafeterías, donde no tengas otra opción. Las bolsitas de té contienen blanqueantes y muchas de ellas son tratadas con epiclorhidrina, un compuesto que se utiliza principalmente para la producción de resinas epoxi y que ha sido considerado carcinógeno. La epiclorhidrina también de usa como pesticida.

¿Cómo preparar una infusión y aprovechar al máximo las catequinas del té?

Pon agua a calentar y, antes de que entre en ebullición (90 ºC), retírala del fuego y añade las hojas de té verde. Deja reposar ocho minutos, cuela y sirve. Si esperas menos tiempo, puede contener casi sesenta veces menos polifenoles que si usas un té ecológico y lo preparas correctamente.

Interacciones

El té verde consumido en altas cantidades puede interaccionar con los anticoagulantes orales, con la codeína y con los suplementos de hierro.

Los extractos de té verde pueden interaccionar con fármacos como el bortezomib, el tamoxifeno, el irinotecán y el paracetamol.

Las semillas de lino y los omega 3

El uso del lino con fines medicinales y alimentarios es muy antiguo. Su consumo ya era frecuente en la época de los egipcios. Carlomagno obligaba a sus súbditos a consumir estas semillas, impresionado por sus cualidades.

El lino es la manera más completa y económica de consumir **omega 3** en abundancia. Hemos visto como un correcto equilibrio omega 3/omega 6 es imprescindible para no abonar el terreno en el que crece el cáncer. El lino es rico en ácido linolénico, el cual nuestras células convierten en dos sustancias muy antiinflamatorias, el EPA y el DHA. Si consumimos mucho omega 6 en nuestra dieta (aceites vegetales, margarinas, grasas trans, carne y leche), nuestro cuerpo no va a ser capaz de sintetizar el EPA y el DHA, pues son necesarias las mismas enzimas para producir omega 3 que omega 6.

El exceso de omega 6 produce inflamación y favorece el desarrollo y diseminación del cáncer en forma de metástasis, dos fenómenos que son inhibidos por el omega 3.

Los omega 3 disminuyen el riesgo de padecer cáncer, inhiben el potencial para hacer metástasis de los tumores, estimulan el sistema inmune, regulan la glucemia y crean un terreno libre de inflamación.

Un ambiente rico en omega 3 y omega 9 (aceite de oliva y aguacate) previenen el cáncer de mama.

El lino no sólo es rico en omega 3, también contiene **fitoestrógenos** en forma de **lignanos**, un importante preventor del cáncer hormonodependiente. Se ha demostrado que los complementos con lignanos aumentan la supervivencia de las mujeres con cáncer de mama y ovario, al contrario que los suplementos de isoflavonas. Por tanto, el consumo de semillas de lino tras sufrir cáncer de mama y ovario puede ser beneficioso.

Los alimentos más ricos en lignanos son el lino (369.900 µg/100 g), las semillas de girasol (610 µg/100 g), la soja (273 µg/100 g), las nueces (200 µg/100 g), las judías rojas (153 µg/100 g) y el pan de centeno (47 µg/100 g).

Para absorber el omega 3 y los lignanos, lo ideal es que consumamos el **lino recién molido**. Para este fin hazte con un molinillo de café o semillas y muélelas a diario. Puedes molerlas y conservarlas en la nevera en un bote de cristal durante una semana, pero no las compres molidas, pues el contenido en omega 3 suele ser mínimo al llevar tiempo trituradas.

Las semillas del lino son ricas en fibra, por lo que regulan el tránsito intestinal y previenen el estreñimiento.

El **aceite de lino** es una excelente fuente de omega 3, aún mejor que el lino, pero no contiene lignanos. Debe consumirse en crudo y puede usarse para aliñar ensaladas. Ten la precaución de comprarlo ecológico de primera presión en frío, en botella de cristal opaco y recuerda que una vez abierto debes conservarlo en la nevera como máximo un mes y siempre bien tapado.

Consumo
- Consume las semillas de lino crudas. Los omega 3 son muy sensibles al calor, por eso no deben tostarse las semillas ni usar el aceite para cocinar. Sin embargo, aguantan bien el frío y la congelación.
- Consúmelas recién molidas. Al moler las semillas de lino aumenta la absorción de los omega 3 y los lignanos se vuelven activos.
- Como prevención, toma una cucharada sopera de lino a diario; durante el cáncer toma dos cucharadas.
- Si remojamos las semillas, veremos que generan rápidamente una capa mucilaginosa a su alrededor: es la que confiere al lino su efecto laxante. Toma esta capa gelatinosa si estás estreñido.

Hay semillas de color dorado y de color marrón y ambas han demostrado ser unos potentes alimentos anticáncer, aunque algo más las doradas.

Las semillas de chía

Las semillas de chía son originarias de América Central. Contienen el mayor porcentaje conocido de ácido graso alfa linolénico, un precursor de omega 3 que tiene un papel importante en la prevención de los problemas cardiovasculares y el cáncer. Son la **mejor fuente vegetal de omega 3**. Los omega 3 son antiinflamatorios, antiagregantes y estimulantes del sistema inmune. Los omega 3 pueden ayudar a prevenir el cáncer y las enfermedades cardiovasculares. Aportan gran cantidad de **fibra**, por lo que es ideal para evitar el estreñimiento. Son una excelente fuente de vitaminas del grupo B y minerales, especialmente calcio, fósforo y magnesio.

Consumo

- Para aprovechar mejor las propiedades de las semillas, conviene molerlas antes de consumirlas y consumirlas crudas. Sin embargo, la chía, gracias a sus propiedades gelificantes, tiene también grandes beneficios si se consume sin moler. Si queremos usarlas para mejorar y regular el tránsito intestinal, remójalas en agua durante una hora, se formará un gel. Consume tanto el agua/gel del remojo como las semillas.
- Si queremos beneficiarnos de su contenido en omega 3, muélelas y consúmelas crudas.
- Añádelas en ensaladas, zumos, batidos, *porridge* de cereales, etc.

Interacciones

Pueden interactuar con fármacos antiagregantes y anticoagulantes.

Las semillas de sésamo

Las semillas de sésamo (o ajonjolí) son otro alimento con propiedades anticáncer. Son semillas minúsculas con aroma muy agradable y sabor a nuez ligeramente amarga. Se pueden consumir en forma de semillas o aceite de sésamo.

Existen semillas de sésamo amarillas y negras. Las negras son más ricas en fenoles y sustancias anticáncer. Ambas son ricas en ácido linoleico (omega 6) y en pequeña cantidad también contienen ácido linolénico (omega 3). Son ricas en proteínas y contienen todos los aminoácidos esenciales, también son ricas en metionina y triptófano, por lo que complementan muy bien a las legumbres y a los cereales integrales.

El sésamo destaca por su alto contenido en calcio (900 mg/100 g), mucho más que la leche de vaca (163 mg/100 g), y es muy útil para prevenir la osteoporosis.

Las semillas de sésamo son antioxidantes, pues son ricas en vitamina E. También contienen magnesio, hierro, potasio, cobre y vitamina B_3. Contienen además dos lignanos, la sesamina y el sesamol, que ayudan a combatir el cáncer. Inhiben el factor NF-kappa B, haciendo que el cáncer pierda su inmortalidad.

El sésamo previene el envejecimiento de las células y con ello la aparición de mutaciones que pueden desembocar en cáncer. Además, detiene el crecimiento de los tumores y fuerza a las células a suicidarse.

Actúa como un fitoestrógeno, al igual que las semillas de lino, por lo que es eficaz para prevenir el cáncer de mama al regular el nivel de estrógenos en sangre. Las semillas de sésamo y lino son la mayor fuente de lignanos existentes en la naturaleza. El brócoli, la col y las semillas de chía también son una buena fuente de lignanos. El consumo de ambas semillas es útil tanto para prevenir los tumores hormonodependientes como para disminuir los niveles de colesterol LDL en sangre (colesterol malo).

El sésamo inhibe la capacidad de los tumores para formar nuevos vasos y extenderse, así como la síntesis de sustancias proangiogénicas y proinflamatorias en el cáncer de mama, y la proliferación de células cancerosas de pulmón, mama, colon, próstata, páncreas, leucemia y mieloma múltiple.

El consumo frecuente de aceite de sésamo se ha asociado con un menor riesgo de padecer cáncer de estómago.

Consumo

Para aprovechar al máximo sus propiedades, conviene comprar las semillas de sésamo crudas y molerlas en casa. Un excelente paté anticáncer sería el tahín o puré de sésamo. También puedes molerlas y hacer harina, que puedes añadir cuando hagas pan con el fin de aromatizarlo.

Al combinar las semillas de sésamo con las legumbres o cereales integrales se forman proteínas muy completas. Por eso, un alimento proteico muy completo sería el humus, que se prepara mezclando tahín con puré de garbanzos o lentejas.

También puede ser un sustituto a la sal preparado en forma de gomasio. El gomasio se prepara triturando sal marina y semillas de sésamo tostadas mezcladas en proporción 14:1.

Un único inconveniente es que, como son una fuente de omega 6, no conviene abusar de estas semillas: si te recomendaba tomar dos cucharadas de semillas de lino a diario, con una de sésamo es suficiente.

Las semillas de calabaza

La calabaza es un fruto del otoño del cual se puede consumir su pulpa y sus semillas. Pertenece a la familia de las cucurbitáceas y los beneficios para la salud de sus semillas son conocidos desde hace siglos.

Las semillas de calabaza son una excelente fuente de magnesio y zinc. El magnesio ayuda a mantener la salud de nuestras arterias y de nuestro corazón. Un cuarto de taza de semillas de calabaza contiene casi la mitad de la cantidad diaria recomendada de magnesio. El zinc estimula el sistema inmune, además de aportar beneficios para la próstata. Por su alto contenido en zinc, las semillas de calabaza van a ayudar a mejorar la salud de la próstata.

Tienen efecto beneficioso en los diabéticos al regular la secreción de insulina y la glucemia.

Como son una fuente importante de triptófano, van a ayudarnos a combatir la depresión y el insomnio.

Ayudan a prevenir la infertilidad. Son ricas en arginina, que es indispensable para la formación de los espermatozoides.

Consumo
- Consúmelas crudas para conservar sus grasas saludables y su rico aporte en minerales. Lo ideal es remojarlas en agua unas ocho horas antes de consumirlas, para así eliminar antinutrientes como el ácido fítico.
- Su efecto positivo para la salud se potencia cuando se combinan con las semillas de lino.
- Si se consumen por la noche nos van ayudar a dormir.
- Consume una cucharada de semillas al día.
- Añádelas en tus ensaladas o zumos, en cremas de verduras o *porridge* de cereales justo al servir, evitando cocinarlas.

Semillas de cáñamo

El cáñamo es un planta muy beneficiosa que tradicionalmente se ha utilizado con uso medicinal, pero también para elaborar aceites, cuerdas y tejidos. Su sabor recuerda a los piñones y a las nueces.

Proviene de la misma planta que la marihuana (*Cannabis sativa*), pero la semilla de cáñamo no contiene THC (tetrahydrocannabinol) y, por lo tanto, su consumo no implica psicoactividad. Sólo en raras ocasiones pueden encontrarse niveles mínimos de THC tras el manipulado de la planta.

Son una excelente fuente de proteínas de alto valor biológico. Contienen todos los aminoácidos esenciales en buenas proporciones. Respecto a otras proteínas vegetales de gran calidad como las legumbres, tienen la ventaja de ser más digestivas. Muy recomendables en dietas veganas como fuente de proteínas.

Contienen un alto porcentaje de ácidos grasos esenciales, entre ellos omegas 3 y 6, que estimulan el sistema inmune y actúan como potentes antiinflamatorios. Pueden ayudar en la prevención de las enfermedades cardiovasculares y el cáncer.

Son ricas en vitaminas A y E, con potente efecto antioxidante, lo que previene el daño de los radicales libres sobre nuestras células y el envejecimiento celular. Además, son ricas en fibra, lo que previene el estreñimiento.

Consumo
- Consúmelas crudas y trituradas para aprovechar mejor sus propiedades nutricionales. Si calentamos las semillas, destruiremos los beneficios nutricionales de los ácidos grasos, por lo que debemos agregarlas a los alimentos después de cocinarlos, como, por ejemplo, en sopas o cremas.
- Se recomienda tomar 1-2 cucharadas al día, sobre todo en dietas veganas.
- Añádelas en tus ensaladas, batidos, zumos, cremas, sopas. Puedes usar su harina en repostería, en la elaboración de galletas y pan.

Interacciones
Parecen no existir, pero algunos autores recomiendan precaución si se están tomando anticoagulantes.

Los frutos secos

Deben estar presentes en nuestra alimentación a diario, en especial las **nueces**, por su aporte en omega 3. No olvides las **avellanas**, las **almendras**, los

anacardos, las **semillas de calabaza** y el **sésamo**. Consúmelos siempre crudos y toma un puñado a diario. ¡No compres frutos secos fritos, tostados ni salados!

Las personas que consumen frutos secos al menos cinco veces por semana tienen un 11 % menos de riesgo de morir por cáncer que las que no los comen.

Los germinados: brotes llenos de vida

Las semillas germinadas son unos de los alimentos más nutritivos. Estos brotes, que pueden comerse en ensaladas o como aderezo de cualquier plato, están llenos de vitalidad.

Las semillas germinadas son fáciles de cultivar; se cultivan en tierra o en el agua.

Cualidades de los germinados

Si diéramos un valor nutritivo hipotético de diez a los granos y semillas, nos encontraríamos que:

- Si molemos el grano, ese valor se incrementa de diez a cien.
- Si hacemos germinar esos mismos granos, el valor nutritivo aumenta de cien a mil, e incluso a diez mil.
- Los germinados son un concentrado de sustancias generadoras de salud, sustancias que la vida elabora de forma mucho más perfecta que un complejo laboratorio. Y son los alimentos menos contaminados que se puedan encontrar. Si un grano germina, es que tiene calidad suficiente para hacerlo, porque a cierto nivel de degeneración, las plantas dejan de ser capaces de reproducirse.
- Hay que tener en cuenta que las semillas de solanáceas (tomate, pimiento, berenjena, patata) resultan tóxicas, y no son válidas para germinar.

¿Qué ocurre cuando una semilla germina?

- Los nutrientes complejos se transforman en nutrientes simples fácilmente asimilables por nuestro organismo.
- La germinación es una intensa actividad metabólica. En ella tienen lugar varias reacciones químicas, entre las cuales destaca la síntesis de enzimas. Los cambios químicos que ocurren en la semilla al germinar activan una fábrica enzimática poderosa, que no se supera nunca en cualquier estadio posterior de crecimiento. Esta rica concentración enzimática actúa sobre el metabolismo humano al consumir germinados, conduciendo a una regeneración del torrente sanguíneo y de los procesos digestivos. Los inhibidores enzimáticos se descomponen y eliminan, facilitando la digestión de las enzimas.
- El almidón de las semillas se convierte en azúcares simples, decreciendo el índice glucémico.
- Las proteínas se convierten en aminoácidos esenciales.
- Las grasas se convierten en ácidos grasos.
- Las sales se multiplican.
- Aumentan las vitaminas.
- Se sintetiza clorofila, lo que confiere a los germinados un gran poder antioxidante.

Germinados de cultivo hidropónico o en tarros de vidrio: no necesitan tierra para cultivarse, sólo agua. Para germinar estas semillas, podemos usar un germinador o algo más casero: un tarro de vidrio, tela de mosquitera, una goma elástica y agua.

Los germinados de brécol o brócoli son unos de los más recomendables en la alimentación anticáncer, junto a los de alfalfa y mostaza. Conjugan la importancia de los germinados y la capacidad anticáncer de las crucíferas. Los germinados de brécol contienen, al igual que el brécol, dos moléculas claves para el efecto anticáncer: sulforafano e indol-3-carbinol. Con la ventaja de que en los germinados se encuentran en mayor cantidad.

¿Cómo germinar?

1. Ponemos la cantidad de semillas deseada para germinar en el tarro de vidrio y añadimos el doble de volumen de agua. Dejamos las semillas en remojo unas horas (ver tabla con tiempos de remojo).
2. Colocamos la tela de mosquitera tapando la boca del tarro y la sujetamos con la goma. Se escurren las semillas y se lavan unas cuantas veces. Se inclina el tarro 45 °C para que no se apelotonen y se deja reposar en un sitio libre de corrientes de aire donde no incida directamente la luz del sol.
3. Cada día hay que enjuagar las semillas para que se mantengan húmedas, pero sin que haya exceso de agua, pues en ese caso se pudrirían.

Una vez obtenidos nuestros germinados, podemos consumirlos en ensaladas o como aderezo de cualquier plato, están sabrosos y dan un toque vistoso a cualquier plato.

Es habitual fracasar varias veces cuando empezamos a germinar, lo cual puede desanimarnos a continuar intentándolo. De hecho, germinar semillas es muy sencillo, pero si alguno de los factores requeridos falla, los brotes no prosperarán:

1. **Semillas:** una de las causas más frecuentes del fracaso es que no estamos usando las semillas adecuadas. Necesitamos específicamente semillas para germinar, puesto que las que utilizamos para comer habitualmente han sido sometidas a calor y han perdido parte de su capacidad de germinación, o toda. Os recomiendo el uso de semillas procedentes de agricultura ecológica y de buena calidad, libres de manipulaciones, pesticidas y cualquier tipo de contaminantes.

2. **Métodos de germinación:** si no usamos el método adecuado, las semillas no encuentran sus condiciones favorables:
   - Si germinamos semillas mucilaginosas, como rúcula, lino, albahaca, berro y mostaza, debemos utilizar un método que les permita estar extendidas, aireadas y húmedas, como ocurre con los platos de germinación. En los platos, las semillas están sobre una rejilla que les permite mantener la humedad (debajo de la rejilla

hay agua) y no se amontonan, porque están bien extendidas. Es la forma ideal para que germinen.

- Las demás semillas, las no mucilaginosas, germinan bien en todos los germinadores: tarros, platos o germinador eléctrico.

3. **Germinadores:** hay germinadores que fallan en su diseño, ya sea porque no permiten un buen drenaje del agua, porque están hechos con materiales o diseños que no permiten una buena limpieza o la aireación adecuada de las semillas, o porque son germinadores eléctricos que reutilizan el agua ya usada. Busca germinadores de materiales limpios, fácilmente desmontables y, si utilizan plásticos, que no contengan bisfenol A ni ftalatos.

4. **Humedad:** posiblemente tenemos un buen germinador y buenas semillas, pero si se secan se pueden pudrir. También se pudren por exceso de humedad, cosa frecuente en germinadores que no drenan bien. Pero si usas métodos con buen drenaje, como los tarros o platos de germinación con rejilla, y tus brotes se están pudriendo, lo más seguro es que te hayas descuidado y no hayas regado las semillas con la frecuencia requerida.

5. **Temperatura:** para que las semillas germinen bien necesitan una temperatura templada. Si la temperatura es fría, las semillas no crecen o lo hacen muy despacio; si es muy cálida, pueden proliferar hongos u otros microorganismos. La temperatura del interior de casa es muy adecuada para la germinación.

6. **Limpieza:** los germinadores deben estar bien limpios en todos los rincones, ya que la germinación, al ser un medio húmedo, tibio y con residuos orgánicos es propicio para la proliferación bacteriana. Si los germinadores y bandejas se limpian bien tras cada uso, seguro que no tendremos problema alguno. Por esta razón, uno de los criterios al elegir un germinador es que se pueda desmontar bien. Por ejemplo, en los tarros de germinación, la tapa separa el aro de la rejilla, o en los germinadores de plato también se separan ambos completamente.

7. **Luz:** los germinados pueden crecer sin luz, pero en ese caso crecerán blanquecinos, porque no han podido generar clorofila. Deben estar en un lugar luminoso, pero no con sol directo.

Tipo de semilla	Tiempo de remojo	Tiempo de germinación en tarro
OLEAGINOSAS		
Girasol, calabaza, sésamo	6-8 horas	1 día
Almendra	24-48 horas	1 día
Avellana	24 horas	Se puede usar tras el tiempo de remojo
Nuez	6-8 horas	Se puede usar tras el tiempo de remojo
Piñón, anacardo	2-6 horas	Se puede usar tras el tiempo de remojo
Lino	Mínimo 1 hora	Se puede usar tras el tiempo de remojo
CEREALES		
Trigo, centeno, avena mijo, quinoa, kamut	8-10 horas	1-2 días
Trigo sarraceno	30 minutos	1-2 días
Espelta	24 horas	1-2 días
LEGUMBRES		
Garbanzos, lentejas, judías mungo y azuki	8-12 horas	2-4 días
Guisantes	6-8 horas	Se pueden usar tras el tiempo de remojo
OTRAS		
Alfalfa, rábano, col, brócoli	6-8 horas	4-6 días

Con estas recomendaciones, conseguirás hacer crecer en casa estos pequeños milagros de las semillas en crecimiento.

Te recomiendo que remojes e inicies el proceso de germinación no sólo de las semillas, sino también de los cereales, legumbres y frutos secos. De este modo aumentará su contenido en nutrientes y serán más digestivas.

Legumbres contra el cáncer

Las legumbres se han cultivado desde la antigüedad. Estaban muy presentes en la dieta mediterránea en forma de guisos y potajes, pero su consumo en España ha descendido de forma acusada desde los años sesenta. Hemos cambiado las legumbres por las proteínas animales en forma de carne y leche. Con el ritmo de vida que nos impone la sociedad actual tenemos poco tiempo para cocinar, y al requerir las legumbres largos tiempos de cocción cada vez se usan menos, a pesar de su alto valor nutricional y su escaso coste.

Las legumbres son importantes en la lucha contra el cáncer:

- **Lentejas**
- **Lentejas rojas**
- **Alubias (fríjoles, porotos, judías, alubias o habichuelas)**
- **Azukis**
- **Garbanzos**
- **Guisantes**

Las legumbres usan el nitrógeno de la atmósfera para fabricar proteínas, por lo que su aporte proteínico a nuestra alimentación es muy importante. En tiempos, se las consideró la carne de los pobres precisamente por ser una excelente fuente de proteínas al alcance de todos los bolsillos, mientras que la carne se reservaba a los ricos. Sus proteínas se convierten en excepcionales cuando se las combina con cereales. Si tomamos un plato de lentejas con arroz sus proteínas son de mayor calidad que las contenidas en la carne.

Las legumbres son también ricas en minerales como el hierro y el zinc y en vitamina B. Su IG es bajo, por lo que ayudan a regular los niveles de insulina y glucosa.

En las legumbres hay múltiples sustancias que nos protegen contra el cáncer:

- **Folatos.** Los alimentos ricos en folatos son especialmente útiles para prevenir el cáncer de páncreas, pues reparan los daños producidos en el ADN de las células y controlan el crecimiento celular.
- **Fibra.** Muy útil para prevenir el cáncer de colon. Las bacterias intestinales usan esta fibra para producir ácidos grasos saludables que nos protegen frente al cáncer. Son la mayor fuente de fibra que existe.
- **Lignanos y saponinas.**
- **Antioxidantes:** terpenos, flavonoides, inhibidores de las proteasas, esteroles, etc.

Las mujeres que consumen dos veces por semana legumbres presentan un 30% menos de posibilidades de padecer cáncer de mama que aquellas que las consumen menos de una vez al mes. Además de protegernos frente al cáncer, son útiles para controlar el colesterol, la diabetes, mantener un peso adecuado y aumentar nuestra longevidad.

Legumbres	Proteínas	Hidratos de carbono	Grasas	Fibra	IG
Alubias	23	61	1,3	21,3	35
Garbanzos	21,8	54,3	4,9	16	30
Lentejas	25	54	2,5	17	30
Judía mungo	24	63	1	16	25

Composición nutricional por cada 100 g.

¿Cómo comprarlas y consumirlas?

- Compra siempre las legumbres sin cocinar, es decir, secas y crudas. No uses legumbres cocidas, sobre todo si están envasadas en plástico.

- Antes de cocinarlas remójalas en agua entre ocho y doce horas. No uses sal ni bicarbonato para el remojo, sólo agua. Las lentejas rojas no necesitan remojo.
- Para que sean más digestivas, tras el remojo déjalas germinar 48 horas. Cuando los tallos broten estarán listas para consumir, y su contenido en nutrientes beneficiosos habrá aumentado. Al germinar aumenta el contenido en proteínas y vitaminas y disminuye el almidón.
- Para aumentar su digestibilidad y disminuir los problemas de flatulencia, cocínalas con comino, y a la hora de servir rocíalas con un chorrito de vinagre de manzana.
- Se deben cocinar a fuego lento y, si usamos sal, añadirla en el último momento para evitar que las pieles se endurezcan.
- Cocínalas añadiendo un trocito de alga kombu al agua de cocción. Se acortará el tiempo de cocción y el guiso gozará de las bondades del alga.
- Combínalas con cereales integrales en la misma comida o a lo largo del día para obtener proteínas de excelente calidad.
- Úsalas para preparar guisos, sopas, ensaladas y patés.
- Mastícalas muy bien.
- Consúmelas entre tres y cinco veces por semana.

Producto (1 taza)	Agua	Tiempo de cocción
Azukis	4 tazas	1½ a 2 horas
Garbanzos	4 tazas	3 horas
Alubias rojas y negras	3 tazas	3 horas
Lentejas	3 tazas	45 minutos
Lentejas rojas	3 tazas	10-15 minutos
Judía mungo	3 tazas	45 minutos

¿Qué pasa con la soja?

La soja es una legumbre peculiar cuyo consumo es controvertido. Es la legumbre más rica en proteínas (35 %) y una de las más ricas en grasas (25 %). Si se consume directamente como grano, resulta dura e indigesta por mucho que la cocinemos. Productos como la leche de soja que se elaboran hirviéndola tan sólo dos minutos resultan muy indigestos. En ocasiones, la leche de soja no contiene ni siquiera granos de soja, sino que se elabora con proteínas de soja aisladas a las que se añaden otros aditivos, entre ellos grandes cantidades de azúcar.

En la cocina tradicional japonesa se consume fermentada en forma de salsa de soja, miso, tempeh o natto. En Occidente se consume industrializada en forma de leche, yogur, nata o mantequilla, salchichas, etc., además de añadirse como aditivo en múltiples preparados, sobre todo de carne industrial de baja calidad que se mejoran añadiendo proteínas de soja. La soja que se utiliza como aditivo en preparados cárnicos, lácteos, pan, bollería y productos a base de soja son concentrados de proteínas procedentes del tratamiento industrial de las habas de soja, obtenidos con ayuda de disolventes derivados del petróleo, tratamientos a altas temperaturas y lavados con soluciones a base de alcohol, por tanto son productos altamente industrializados. Estas proteínas poco tienen que ver con las que se encuentran en las habas de soja originales. Además, esta soja suele ser de origen transgénico. Como ves, pocas ventajas va a aportar el consumo de productos industriales derivados de la soja y sí muchos inconvenientes.

Hace unos años se la consideraba un alimento milagro y los vegetarianos se lanzaron a consumirla masivamente por su alto contenido en proteínas. Actualmente se la ha demonizado y se la considera la causante de muchos de los males de nuestra sociedad. Hace unos años se recomendaba su consumo en forma de suplementos para las mujeres menopáusicas y hoy en día recomiendan no tomarlos. ¿A quién creer? ¿A la industria de la soja que nos habla de sus maravillas o a la de los lácteos que quieren responsabilizarla de los males que en realidad produce la leche?

Como en todo, la virtud está en el término medio. Si consumimos la soja con moderación, como cualquier otro alimento, vamos a aprovechar sus beneficios nutricionales. Si por el contrario abusamos de ella y la consumimos altamente procesada, por ejemplo a través de productos industriales derivados de la soja (habitualmente conservados en plástico), estaremos añadiendo ingredientes poco recomendables a nuestra dieta en forma de aditivos, colorantes, grasas trans, etc.

La soja es muy rica en isoflavonas, de modo que tomarla de forma moderada nos ayudará a prevenir algunos tipos de cáncer, siempre que se consuma fermentada y natural. Al consumir los fermentados nos aprovechamos de los beneficios de la soja y de los derivados de la fermentación de ésta.

Las principales isoflavonas son la genisteína y la daidzeína. Su estructura es similar a la de los estrógenos y se las ha denominado fitoestrógenos. La genisteína es capaz de detener el crecimiento de ciertos tumores, principalmente los de próstata, ovario y mama, y además reduce el efecto negativo de los estrógenos sobre los tejidos. Las isoflavonas están presentes en la soja natural y en sus productos fermentados, pero apenas existen en los productos industrializados elaborados a base de proteínas de soja. De hecho, se ha demostrado que la soja puede proteger frente al cáncer de mama cuando se consume de forma fermentada pero no cuando se consume en forma de leche de soja, yogur, tofu, soja texturizada o nata de soja. Para que la soja nos proteja frente a los cánceres hormonodependientes hay que consumirla desde la pubertad.

No se recomienda el consumo de soja en forma de leche maternizada en menores de dos años por su alto contenido en fitoestrógenos, ni en mujeres con cáncer de mama y ovario que estén tratándose con Taxol, Taxotere o Tamoxifeno por su poder de interacción con estos fármacos. Las mujeres que han padecido cáncer de mama no deben tomar suplementos a base de soja, pero sí pueden tomar alimentos naturales procedentes de la soja. De hecho, algunos estudios muestran que las mujeres que han padecido cáncer de mama y consumen soja fermentada de manera moderada tienen tasas de supervivencia más elevada (aunque otros no muestran relación entre el consumo de soja y el riesgo de recidiva), pero en el caso de consumir suplementos a base de soja, sí está claro que la supervivencia disminuye, lo que viene a demostrar una vez más que es mejor tomar el alimento entero que un suplemento aislado.

Para prevenir la recidiva del cáncer de mama es más recomendable y seguro consumir crucíferas y semillas de lino que soja.

Productos de soja fermentada

Salsa de soja. Se elabora de manera tradicional fermentando la soja durante meses o años con un hongo llamado *Aspergillus sojae*. Existen dos tipos de salsas de soja diferentes: el shoyu, que mezcla trigo y soja, y el tamari, elaborado sólo a base de soja. Os recomiendo el tamari, es más intenso en sabor, pero no contiene trigo. Olvídate de las salsas industriales que se venden en la mayoría de los supermercados convencionales, éstas se elaboran mediante un proceso de hidrolisis química durante unos días y se les añade azúcar, glucosa o caramelo para dulcificar su sabor.

Miso. Es una pasta de soja fermentada elaborada con una mezcla de habas de soja, sal y un agente fermentante (koji). La soja se deja fermentar entre seis y cinco años. Es uno de los ingredientes principales de la cocina japonesa; la sopa de miso, por ejemplo, es la base de la alimentación tradicional japonesa. En Japón cada persona consume no menos de cinco kilos de miso al año. El miso debe diluirse con un poco de caldo y añadirlo al final de los guisos o arroces. No debe hervir para que no se pierdan sus importantes y beneficiosos fermentos.

Tipos de miso:
- **Hatcho miso**: está hecho sólo a base de soja, siendo por ello el más proteico (20 %). Es el de sabor más fuerte y sabe más salado.
- **Kome miso**: elaborado a base de soja y arroz blanco. Tiene un sabor muy suave, incluso un poco dulzón. Antiguamente era de consumo exclusivo de la aristocracia y de los samuráis.
- **Genmai miso**: elaborado a base de soja y arroz integral. De sabor suave y muy agradable.
- **Mugi miso**: miso de soja con cebada. Contiene un 13 % de proteínas. Es uno de los que tiene más éxito en Occidente, ya que su sabor no es ni demasiado fuerte ni demasiado suave.

Tempeh. Es soja fermentada con un hongo del género Rhizopus y compactada en bloques. Es muy rico en proteínas, fibra y vitaminas. Su consumo es común en Indonesia. La textura del tempeh es firme y su sabor intenso recuerda al de las setas y al de las nueces. En la cocina, el tempeh se emplea de diferentes maneras, se prepara mucho a la plancha, al vapor o estofado.

Es habitual macerarlo con salsa de soja antes de cocinarlo. Se puede usar como ingrediente en sopas o cremas, así como añadido a las ensaladas, como guarnición o plato principal acompañado con verduras.

¿Qué cantidad de soja al día se considera segura?

Una ración al día y máximo dos, lo que equivale a 25 mg de isoflavonas y 7 g de proteína. Esto es: media taza de tofu, o media de tempeh, o media de edamame, o media de soja cocida, o bien un vaso de leche de soja, un yogur de soja o una cucharada de miso.

Los alimentos derivados de la soja pueden ser una buena forma de obtener proteína de origen vegetal y calcio, además de fitoestrógenos, fibra, potasio, magnesio, cobre y manganeso.

Yo os recomiendo tomar soja en su forma fermentada para añadir probióticos a vuestra alimentación, en vez de tomar productos artificiales derivados de la soja como la leche o el yogur, y lo haría entre dos y tres veces por semana como máximo.

Los alimentos fermentados

Desde tiempos remotos el ser humano ha tomado alimentos fermentados: pan, yogur, queso, chucrut, vino, vinagre, miso, etc.

La fermentación transforma el alimento mediante la acción de enzimas o fermentos producidos por organismos diminutos como mohos, bacterias y levaduras.

Los alimentos fermentados tienen grandes ventajas nutricionales:

- Son alimentos más digeribles y asimilables. La fermentación produce una predigestión de los alimentos. En los productos lácteos, la lactosa es parcial o totalmente transformada en ácido láctico, lo que explica que las personas que tienen intolerancia a la lactosa puedan tomar yogur sin problemas. Las proteínas se transforman y se hacen más asimilables. La fermentación mejora la asimilación de los minerales aportados por los vegetales.

- Contienen bacterias beneficiosas para nuestra flora intestinal y ayudan a prevenir y combatir las diarreas. Durante la quimioterapia, la flora intestinal se daña y frecuentemente aparecen diarreas que pueden ser combatidas con la incorporación de alimentos fermentados en la dieta.
- Los alimentos fermentados contienen más vitaminas y antioxidantes que el mismo alimento no fermentado.
- Contienen menos nitritos.
- Nos protegen frente a las enfermedades. Son especialmente útiles en la prevención del cáncer de colon.

Alimentos fermentados a incorporar en nuestra alimentación

- Chucrut o col fermentada.
- Salsa de soja o tamari.
- Miso.
- Tempeh.
- Kéfir de agua, leche o té.
- Yogur.
- Pan integral con masa madre.
- Vinagre de manzana.
- Vino.
- Kimchi.
- Ajo negro, vegetales en vinagre (pepinillos, remolacha, etc.).

GUÍA DE ALIMENTOS CONTRA EL CÁNCER

Para concluir, y basándonos en las recomendaciones del libro y en la investigación sobre alimentación y cáncer desarrollada por el bioquímico e investigador Richard Béliveau, del Laboratorio de Medicina Molecular del Hospital Sainte-Justine y la Universidad de Quebec, en Montreal, te propongo consumir a diario estos alimentos.

Alimento	Aporte diario
Crucíferas	100 g
Ajo	2 dientes
Cebolla, cebolleta, puerro	1 unidad
Vegetales de hoja verde	100 g
Semillas de lino recién molidas	1 cucharada sopera
Concentrado o salsa de tomate	1 cucharada sopera
Cúrcuma	1 cucharadita de postre
Pimienta negra	1 pizca
Frutos rojos	100 g
Manzana roja	1 unidad
Uva negra	100 g
Zumo de cítricos	100 ml
Chocolate negro 85 %	20 g
Té verde	3 tazas
Vino tinto, zumo de uva o mosto	1 copa

¿Te parece difícil seguir estas recomendaciones a diario?

Al principio puede costar incluir estos alimentos, pero conforme vayas cambiando tu alimentación verás que no es tan difícil.

Trucos
- En todos los guisos, arroces o cremas de verduras pon ajo y cebolla, así como cúrcuma con pimienta negra.
- Añade un cucharadita de aromáticas en tus comidas, esto realzará el sabor y disminuirá la necesidad de añadir sal. Ve variando la aromática: perejil, cilantro, orégano, albahaca, tomillo, etc.
- Procura que en tus platos estén presentes las crucíferas, especialmente el brócoli y las coles de Bruselas. El brócoli o las coles de Bruselas al vapor acompañan bien al pescado. También puedes saltearlos y hacer un arroz con verduras. La col va muy bien en los guisos y fermentada en forma de chucrut en las ensaladas. La lombarda con manzana y pasas puede ser una guarnición estupenda. Recuerda que también son crucíferas la mostaza, los rábanos, los berros y los grelos.
- Para la salsa de tomate tienes varias opciones para consumirla. En verano, que es época de tomate, haz conserva de tomate con AOVE, aromáticas, cúrcuma, ajo y cebolla, o bien compra salsa de tomate a base de concentrado de tomate. Eso sí, mira bien el etiquetado para que no tenga añadidos aceites refinados como el de girasol o aditivos no recomendados. La salsa empléala en guisos, arroces y quinoa a razón de una cucharada. La pasta con tomate puede ser una opción para la comida del mediodía.
- Las semillas de lino puedes añadirlas en el aliño de la ensalada, en los zumos o batidos, en las cremas antes de servir, en los copos del desayuno, etc.
- Intenta tomar a diario ensalada y ve variando los vegetales de hoja verde que añadas. En los batidos agrega siempre algún vegetal de hoja verde.
- Para merendar o a media mañana toma fruta: manzana, frutos rojos, uvas o cítricos como prioridad. Después de la fruta un trozo de chocolate negro y una infusión de té verde.

- Con la comida puedes tomar una copa de vino tinto y una hora tras el almuerzo una infusión de té verde o blanco aromatizada con especias o aromáticas: clavo, cardamomo, tomillo, anís estrellado, jengibre, cúrcuma, canela. No olvides añadirle piel de limón, va a aumentar las propiedades beneficiosas del té verde.
- Cuando hagas batidos, zumos y *smoothies* (licuados de frutas), añade un poco de zumo de limón, naranja o mandarina.

COMIDA ECOLÓGICA
PARA PROTEGER NUESTRA SALUD

Ventajas de los alimentos ecológicos[6]:

- Mayor cantidad de vitamina C en frutas y verduras.
- Más hierro y magnesio en los vegetales eco.
- Más omega 3 en carnes y lácteos eco.
- Más proteínas en los cereales.
- Muchísimos más fitoquímicos y antioxidantes.
- Menos restos de nitritos, metales pesados y plaguicidas.

Más omega 3 en los alimentos ecológicos. En ganadería convencional se alimenta al ganado con piensos ricos en omega 6, en vez de utilizar hierba para su crianza; como resultado, su carne y su leche es rica en omega 6. Por el contrario, en ganadería ecológica se intenta alimentar al ganado con hierba fresca la mayor parte del año; como resultado, los productos derivados de estos animales son más ricos en omega 3. La leche ecológica puede llegar a contener hasta dos veces más omega 3 que la convencional. Además, la carne y la leche convencionales contienen menos restos de pesticidas, fármacos y hormonas. Sería ideal que en la alimentación de estos animales se añadiesen semillas de lino, con el fin de aumentar aún más el contenido en omega 3 de sus productos derivados. Está demostrado que las mujeres que consumen alimentos ècológicos tienen más omega 3 en su leche. Los omega 3 no sólo son útiles para prevenir el cáncer, sino que también favorecen el desarrollo del cerebro de los bebés y de su sistema inmune. Los bebés de madres que consumen leche y carne ecológica rica en omega 3 presentan mayor desarrollo cognitivo y sufren menos eccemas que los bebés de madres que comen estos alimentos procedentes de ganadería convencional.

---

6. Baranski M, et al. Higher antioxidant and lower cadmium concentrations and lower incidence of pesticide residues in organically grown crops: a systematic literature review and meta-analyses. Br J Nutr. 2014 Jun 26:1-18.

Más fitoquímicos y vitaminas. Las plantas sintetizan fitoquímicos tales como los polifenoles y los antioxidantes para defenderse de las plagas de insectos u hongos y para reaccionar al estrés. Las plantas de agricultura ecológica son más ricas en estos productos que las convencionales, pues estas últimas están protegidas de manera casi permanente de sus enemigos naturales por el uso de plaguicidas. Se ha demostrado que los extractos de productos vegetales ecológicos inhiben de manera más eficaz el crecimiento de los tumores in vitro que los mismos vegetales procedentes de agricultura convencional.

Los fitoquímicos, las vitaminas y la fibra suelen concentrarse en la piel de numerosas frutas y vegetales, como es el caso de las manzanas o los cítricos. Pero también es en la piel donde más pesticidas y aditivos se concentran, por eso se recomienda pelar siempre los alimentos procedentes de agricultura convencional. La piel de las manzanas contiene entre cuatro y seis veces más vitamina C y fitoquímicos que la pulpa.

En los cereales integrales ecológicos hay más nutrientes y fitoquímicos que en los convencionales. El problema de consumir cereales integrales convencionales es la presencia de pesticidas y fertilizantes en su cáscara. Si los consumes refinados, consumes menos pesticidas, pero también menos nutrientes. Lo ideal es tomar alimentos integrales y ecológicos.

En el caso de la carne y la leche ecológica, además de más omega 3, también vamos a encontrar más antioxidantes.

Los alimentos ecológicos suelen ser más ricos en vitaminas porque en esta agricultura se tiende a elegir variedades más ricas en estas sustancias.

Menos nitritos. El contenido en nitratos y nitritos es superior en agricultura convencional, por varios motivos, entre ellos por el uso de fertilizantes nitrogenados y por el cultivo en invernadero. Las plantas sintetizan proteínas a partir del nitrógeno gracias a la luz del sol. En los invernaderos, y sobre todo en invierno, la planta apenas recibe luz solar, por lo que el nitrógeno se acumula en la planta. Lo ideal es consumir alimentos ecológicos y de temporada; son los que contienen menos nitritos.

Menos restos de pesticidas. En agricultura convencional se utilizan muchos pesticidas, algunos de los cuales son tóxicos. Los más peligrosos son los de la familia de los organoclorados y organofosforados: DDT, endosulfán, lindano, aldrín, dieldrín, endrín, mirex, paratión, diazinón y pentaclorofenol. Algunos han sido retirados por su efecto tóxico y por su relación con los cánceres hormonodependientes, pero otros se siguen utilizando de forma masiva.

Menos metales pesados. La producción orgánica presenta niveles inferiores de tres metales potencialmente peligrosos para la salud humana como el arsénico, el plomo y el cadmio. De este último, su presencia es hasta un 48 % menor.

¿Existen estudios que demuestren que los alimentos ecológicos son más beneficiosos para la salud de las personas?

En animales se ha demostrado que consumir alimentos ecológicos frente a los convencionales supone un beneficio para su salud, mejorando el funcionamiento del sistema inmune y endocrino. ¿Y en humanos?

En Nueva Zelanda, en los años cuarenta, se comparó el efecto de la dieta ecológica en escolares, a los cuales se les suministró estos alimentos durante dos años. Al cabo de este tiempo, se comprobó que su salud dental era mucho mejor, presentaban menos fracturas de huesos, menos gripe y resfriados, y su salud en general era más óptima.

Otros estudios realizados en el Reino Unido en 1992 concluyeron que el suministro de vitaminas y minerales a través de alimentos ecológicos podía reducir el cáncer en un 20 %, las enfermedades cardiacas en un 25 % y la artritis en un 50 %. Este estudio también comprobó que el contenido de minerales en las verduras ecológicas era superior entre diez y cincuenta veces al de las convencionales.

Sin embargo, son necesarios más estudios de cohortes en humanos para demostrar de forma fehaciente el papel que puede tener la alimentación ecológica frente a la convencional sobre nuestra salud, pero todo parece apuntar a que es mucho más beneficioso consumir ecológico que convencional.

Siempre que sea posible, consume alimentos ecológicos y de temporada.

Si por economía o disponibilidad no puedes comprar alimentos ecológicos, no te sientas mal y no pienses que la alimentación ya no te va a ayudar. Consumir ecológico es un plus, pero lo importante es eliminar los alimentos no recomendados e introducir abundantes vegetales y frutas en tu dieta.

FRUTAS Y VERDURAS DE TEMPORADA, LA MEJOR OPCIÓN

Las frutas y verduras debemos consumirlas de temporada. Es antinatural comer tomates en invierno y uvas en verano. En su temporada de recolección, las frutas y las verduras están en su mejor momento de consumo: contienen todo su sabor, presentan una mejor relación calidad-precio y poseen un mayor contenido de nutrientes y fitoquímicos.

Antes de cambiar mi alimentación no tenía ni idea de cuál era la temporada de cada fruta y verdura, pensaba que había calabacines y tomates todo el año. Hoy en día es posible conseguir todo tipo de fruta y verdura en cualquier estación gracias a los invernaderos y las importaciones, pero estos alimentos están empobrecidos con respecto a los de temporada.

VEGETALES SEGÚN TEMPORADA

VEGETALES	ENE	FEB	MAR	ABR	MAY	JUN	JUL	AGO	SEP	OCT	NOV	DIC
Acelga	■	■	■		■	■	■	■	■	■	■	■
Ajo		■	■	■	■	■	■					
Alcachofa	■	■	■	■					■	■	■	■
Apio	■	■	■						■	■	■	■
Berenjena					■	■	■	■	■	■		
Berro			■	■	■					■	■	■
Brócoli	■	■	■	■						■	■	■
Col	■	■	■	■					■	■	■	■
Calabacín					■	■	■	■	■			
Calabaza	■	■					■	■	■	■	■	■
Canónigos	■	■	■							■	■	■

Cebolla												
Coles de Bruselas												
Coliflor												
Espárragos												
Espinacas												
Guisantes												
Haba tierna												
Judía verde												
Lechuga												
Nabo												
Patata												
Pepino												
Pimiento												
Puerro												
Rábano												
Remolacha												
Tomate												
Zanahoria												
Aguacate												

FRUTAS SEGÚN TEMPORADA

FRUTAS	ENE	FEB	MAR	ABR	MAY	JUN	JUL	AGO	SEP	OCT	NOV	DIC
Albaricoque					■	■	■	■				
Arándano						■	■	■	■			
Cereza				■	■	■						
Chirimoya	■	■								■	■	■
Ciruela					■	■	■	■	■			
Frambuesa						■	■	■				
Fresa				■	■	■	■					
Granada										■	■	■
Kiwi	■	■	■							■	■	■
Limón	■	■	■	■						■	■	■
Mandarina	■	■								■	■	■
Manzana	■	■	■						■	■	■	■
Melocotón						■	■	■	■			
Melón							■	■	■	■		
Naranja	■	■	■								■	■
Nectarina					■	■	■	■				
Níspero				■	■							
Pera	■	■	■				■	■	■	■	■	■
Plátano	■	■	■	■	■	■	■	■	■	■	■	■
Sandía						■	■	■	■			
Uva									■	■	■	■

ALIMENTOS FRESCOS Y COCINADOS DE FORMA SALUDABLE

¿Cómo debemos consumir los alimentos: frescos, en conserva o congelados?

Los alimentos que consumimos los podemos conseguir frescos, congelados o en conserva. ¿Son todos saludables? Lo ideal es consumir alimentos crudos y frescos, pues son los que más nutrientes contienen. Con la congelación se pierden parte de las vitaminas y fitoquímicos, pero cuando más nutrientes se pierden es cuando consumimos los alimentos en conserva.

La vitamina C es muy sensible tanto al método de cocción como de conservación.

Porcentaje de vitamina C presente en la judía verde

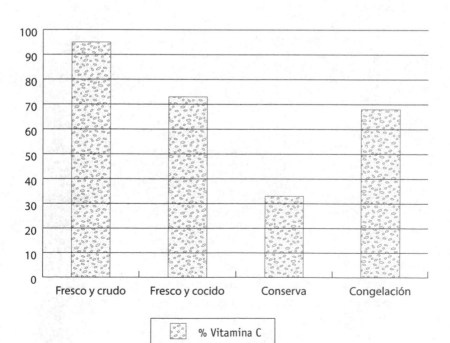

La destrucción de las vitaminas también depende del recipiente utilizado. El aluminio destruye más vitaminas que el acero inoxidable, por ejemplo.

Los fitoquímicos también son muy sensibles al calor y al método de conservación. Veamos el ejemplo de los glucosinolatos presentes en las crucíferas, los cuales son sensibles a la cocción y a la congelación.

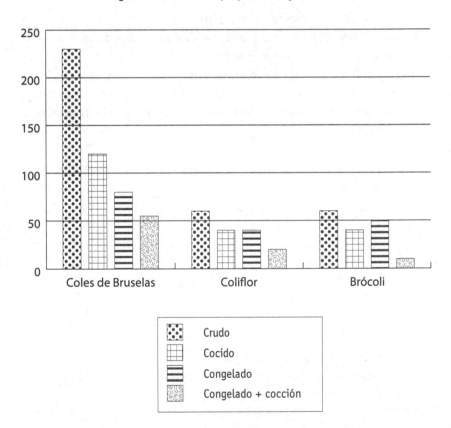

Contenido en glucosinolatos de las crucíferas
según el método de preparación y conservación

Lo ideal:
- Consumir los alimentos lo más frescos posible. En el frigorífico y a temperatura ambiente, los alimentos pierden progresivamente su contenido en vitaminas. Lo ideal es «de la huerta a la mesa».

- No almacenar los alimentos congelados mucho tiempo. Los nutrientes se pierden de forma progresiva.
- Utilizar métodos de cocción saludables. Cocinando el mínimo tiempo y a baja temperatura.
- No recalentar nuestras elaboraciones.
- No pelar la fruta y la verdura, salvo que procedan de agricultura convencional. En la piel se concentra la mayoría de nutrientes y fitoquímicos. Lavar con agua fría y cepillar.

Al calor de los fogones.
Cocinar sin empobrecer los alimentos

Al someter a los alimentos al efecto del calor, éstos sufren modificaciones. Cambia su sabor, su color, su aroma y también sus nutrientes. Según como cocinemos los alimentos podremos aprovechar al máximo los beneficios que nos ofrecen, o bien anularlos e incluso generar sustancias con potencial cancerígeno.

Veamos cuáles son las técnicas culinarias más aconsejables, así como las menos recomendables.

Técnicas culinarias más saludables

Consumir los alimentos crudos

Ésta es la forma más sana y nutritiva de ingerirlos. Cuando calentamos un alimento por encima de 45 °C, se empiezan a destruir las enzimas que facilitan su digestión, al igual que las vitaminas sensibles al calor, como son las vitaminas C y B; los minerales pasan de ser orgánicos a inorgánicos y son más difíciles de asimilar; las proteínas se desnaturalizan y se torna más difícil su digestión. Por tanto, para aprovechar al máximo los nutrientes, lo mejor es no perder tiempo calentando alimentos y consumirlos como nos los ofrece la naturaleza.

Los alimentos crudos son ricos en enzimas, algunas de las cuales son necesarias para que las sustancias anticancerígenas de los alimentos se activen, como es el caso del ajo y del brócoli. Si son crudos y frescos, son especialmente ricos en fitoquímicos, y por tanto constituyen la forma más sencilla de tomar a diario un medicamento que nos ayuda a prevenir el cáncer. Los vegetales crudos son también muy ricos en fibra, lo que previene el estreñimiento y, por ende, el cáncer de colon.

Comer los alimentos crudos es la forma de ingerirlos que menos estrés digestivo produce; la que menos toxinas genera en nuestro organismo y la que más nutrientes aporta. Es también beneficioso para controlar las cifras de glucemia, ayudándonos a prevenir el cáncer y la diabetes. Además, previene la aparición de las molestas cándidas.

El consumo de abundante fruta y verdura cruda se ha asociado con una disminución en el riesgo de padecer cáncer y con un aumento en las tasas de supervivencia tras padecerlo.

En el caso del cáncer de esófago, la ingesta abundante de alimentos crudos puede reducir la aparición de cáncer en un 70 %.

Pero hay alimentos que sí debemos cocinar para poder consumirlos, como las patatas y la clara de huevo, pues contienen una sustancia, la antitripsina, que se opone a la acción de una enzima, la tripsina, indispensable para realizar la digestión de las proteínas. Al someter estos alimentos a la cocción, se destruye la antitripsina y, por tanto, las proteínas se digieren mejor. Así pues, la cocción de estos alimentos es muy beneficiosa, de otro modo, no podríamos digerirlos.

Las legumbres se pueden consumir crudas si están germinadas, pero se digieren mejor cuando se cocinan.

Durante el tratamiento del cáncer la mucosa intestinal puede estar irritada y al enfermo le puede costar ingerir alimentos crudos; en ese caso os recomiendo cocinar al vapor.

También los pacientes intervenidos de cáncer de colon pueden mostrar dificultades para consumir alimentos crudos en abundancia.

Cocción en medio líquido o húmedo

Al vapor

El método de cocción al vapor consiste en cocinar los alimentos únicamente con vapor de agua, sin sumergirlos ni en agua ni en aceite. Cocinar al vapor es una forma rápida y muy saludable de preparar los alimentos, puesto que en este tipo de cocción apenas se pierden nutrientes. Es, además, una forma ligera y sabrosa de cocinar, ya que está exenta de grasa y los alimentos no pierden ni su sabor ni su aroma, conservando intacta su textura y su color.

Es un método de cocción muy limpio, ya que los alimentos no se pegan y los utensilios no necesitan de una limpieza especial.

Para cocinar al vapor suele utilizarse una vaporera, un recipiente con agujeros donde se ponen los alimentos y que se coloca sobre una olla que contenga agua hirviendo, la cual no debe tocar los alimentos de la vaporera. Ésta a su vez debe encajar en la olla, sin introducirse dentro de ella. También se puede cocinar al vapor usando un wok, colocando una rejilla sobre éste y, sobre la rejilla, un cesto de bambú, una vaporera o un plato con comida.

La mayoría de los vegetales se pueden cocinar en un tiempo de entre cinco y diez minutos. Lo ideal es que la vaporera sea de cristal o vidrio, en su defecto se puede optar por una de acero inoxidable. Existen vaporeras eléctricas programables que cuentan con varios recipientes para colocar los alimentos por separado. Es ideal para quienes suelan cocinar al vapor de manera habitual. Entre sus ventajas encontramos la posibilidad de programar el tiempo de cocción y poder dedicarnos a otros menesteres culinarios. La Thermomix® incorpora un recipiente para cocinar al vapor, aunque éste, llamado Varoma, es de plástico y no es la mejor opción, pero al menos es de polipropileno, el menos tóxico de los plásticos.

También podemos optar por los hornos de vapor. Ofrecen una cocción homogénea y un sistema de regulación electrónica del vapor que evita que los alimentos se cocinen en exceso.

Hervir

Consiste en cocinar el alimento en agua en ebullición (100 ºC).

Es una de las técnicas más utilizadas en la cocina y puede ser saludable si se tienen en cuenta una serie de recomendaciones.

Con el hervido se pierden vitaminas, sobre todo las hidrosolubles como las vitaminas C y B, y minerales que pasarán al caldo de cocción. La cantidad de vitaminas destruida varía mucho según la duración y la temperatura de cocción.

Algunos fitoquímicos son muy sensibles al calor, como es el caso de los glucosinolatos presentes en el brócoli y la coliflor. Si hervimos el brócoli durante 10 minutos, la cantidad de glucosinolatos se reduce en un 50 %.

En el caso del omega 3, cuando se somete al efecto del calor, se transforma en grasas saturadas nada beneficiosas; a más temperatura, más grasas saturadas y menos omega 3.

Con el hervido, no sólo se pierden nutrientes, también se modifica el sabor, el color y el aroma de los alimentos. A mayor tiempo de cocción y más alta temperatura, más se alteran los alimentos.

Los caldos de cocción de las verduras siempre se deben reutilizar (si la verdura es ecológica, si no deséchalos, pues contendrán restos de pesticidas) para hacer sopas, cremas, salsas, etc.

Por encima de 100 ºC la pérdida de vitaminas, fitoquímicos y nutrientes es elevada. Deberíamos cocinar por debajo de los 90 ºC para aprovechar al máximo los nutrientes que nos ofrece la naturaleza, y mantener así nuestro cuerpo lo más saludable posible.

Se puede hervir a partir de agua fría en el caso de los alimentos que necesiten un largo tiempo de cocción, como son las legumbres o los cereales. Lo ideal para los vegetales es hervir con agua caliente, añadiendo el vegetal cuando el agua ya está hirviendo. De esta forma se pierden menos nutrientes y se evita la sobrecocción. Te recomiendo que te hagas con un hervidor de agua eléctrico, ahorra tiempo y es muy práctico.

Para minimizar la pérdida de nutrientes con el hervido, sigue estas recomendaciones:

- Cocina a fuego lento, es decir, a unos 85-90 ºC. El agua sólo debe hacer burbujitas. En caso de que hierva de forma violenta podemos cortar el hervor con agua fría.
- Utiliza alimentos frescos y de temporada. Descarta los vegetales en conserva, precocidos o congelados.
- No dejes los alimentos en remojo. Lávalos bajo el grifo con agua fría.
- Cocina los alimentos en trozos grandes, salvo cuando queramos preparar un caldo de cocción donde nos interesa que pasen el máximo número de nutrientes al caldo. En ese caso, trocea las verduras muy pequeñitas.
- Cocina durante el mínimo tiempo. El escaldado puede ser una buena opción para el brócoli.
- Añade los alimentos cuando el agua ya esté caliente. Lleva el agua a ebullición, añade los alimentos y baja el fuego al mínimo.
- Cocina con poca agua y nunca tires el caldo de cocción. ¡Viva la sopa!

El escaldado y el escalfado son dos alternativas al hervido tradicional en las que se pierden menos nutrientes y se conserva más el sabor y la textura del alimento.

Escaldar

Se trata de una cocción muy corta en abundante agua hirviendo. El tiempo oscila entre segundos y de dos a tres minutos. Esta técnica precisa de un rápido enfriamiento a continuación bajo un chorro de agua fría para detener la cocción del alimento. Es ideal para cocinar el brócoli.

Escalfar o pochar

Consiste en cocer un alimento en un líquido, ya sea agua o leche, a una temperatura inferior al punto de ebullición. Sería el equivalente a cocinar a fuego lento.

Preferiremos el escaldado y el pochado al hervido.

Cocción en seco

Al baño María

Método que consiste en poner el alimento a cocer en un recipiente que se introduce en otro más grande con agua caliente sin dejar que ésta llegue a hervir. El agua nunca entra en contacto con el alimento. Es ideal para recalentar alimentos previamente preparados.

Cocción en medio graso

Sofreír

Es una técnica que se utiliza para cocinar las verduras antes de hacer un guiso. Se vierte un poco de aceite sobre una olla o sartén ancha, se calienta y se añaden las verduras, que se cocinarán a fuego lento. Con el sofrito los ingredientes se van calentando poco a poco, desprenden su sabor y adoptan el del aceite. Es un método ideal para elaborar una base para tus platos llena de sabor. Para sofreír bien tenemos que remover con frecuencia. El tiempo de cocción será el necesario para que los ingredientes se ablanden. Nunca se deben quemar ni dorar los alimentos, sólo ablandar. Sofríe con AOVE, su sabor es delicioso. Recuerda usar muy poco aceite, sólo el justo para que los alimentos no se peguen. Para disminuir la temperatura del sofrito, lo que podemos hacer es añadir una pequeña cantidad de agua a la sartén, y esto hará que la temperatura disminuya y se oxiden menos los aceites.

Cocción mixta

Guisar

Combina la cocción en aceite a baja temperatura (sofrito) con la cocción en agua a fuego lento. Primero se sofríen los alimentos y después se cuecen a baja temperatura el tiempo necesario. Es una de las técnicas más utilizadas en la preparación de exquisitos platos de cucharada en la dieta mediterránea.

Estofar

Esta técnica se utiliza para cocinar alimentos que requieren una cocción lenta y prolongada para que queden tiernos. Es ideal para las legumbres.

Técnicas no recomendables

Una cocción mal hecha puede no sólo destruir vitaminas y fitoquímicos, sino generar sustancias tóxicas. Esto es especialmente importante en el caso de la carne. Cuando una carne se prepara a la parrilla, se generan sustancias cancerígenas como el benzopireno.

Cocción en seco

A la parrilla, a la brasa y a la barbacoa

Éstos son los métodos de cocción menos recomendables. Consisten en colocar los alimentos sobre una parrilla o rejilla y ésta sobre el fuego o las ascuas. Durante este tipo de cocción, se generan benzopirenos, unos hidrocarburos policíclicos aromáticos potencialmente carcinógenos. Cuando una carne o pescado, principalmente su grasa, se someten a un calentamiento excesivo (+ 300 ºC), se forman dichos compuestos tóxicos, de manera que su presencia es directamente proporcional a la temperatura y al tiempo de cocción. Si la temperatura es inferior, por ejemplo 200 ºC, pero el tiempo de exposición es elevado, más de treinta minutos o una hora, también pueden formarse los benzopirenos. Cuanto más quemado y negruzco esté el alimento, más benzopireno contendrá.

El benzopireno que ingerimos a través de esta técnica de cocción procede de tres fuentes diferentes. Se genera al quemar la madera o el carbón: si el humo toca el alimento ya estaremos ingiriendo benzopirenos, y si, además, la carne se quema o calienta en exceso, otra dosis de benzopireno para el cuerpo. También se generan benzopirenos a través de las gotas de grasa desprendidas de la carne, en contacto con el carbón o las ascuas. El benzopireno está considerado una sustancia peligrosa debido a su potencial tóxico para la salud humana. Tras largos periodos de consumo, el benzopireno puede desencadenar cambios en el ADN y originar un cáncer, pero, ojo, los benzopirenos no sólo los consumimos a través de las barbacoas, sino también cuando tomamos una taza de café (se libera durante el proceso de tostado del café), una tostada quemada, cuando consumimos alimentos ahumados o bien una pizza o un pan hecho al horno de leña (en el humo de la madera hay benzopirenos). También desprende benzopirenos el humo de los coches y los cigarrillos.

Veamos el contenido en benzopirenos de una salchicha según el tipo de cocción a la que se la someta.

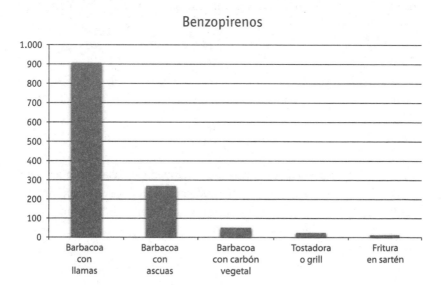

Benzopirenos

Además de formarse benzopirenos mediante estos métodos de cocción, también se generan aminas heterocíclicas y acrilamida, otros reconocidos cancerígenos.

¿Cómo disfrutar ocasionalmente de una barbacoa y minimizar la absorción y generación de benzopirenos?

- No quemar los alimentos. Sólo deben dorarse ligeramente.
- Asar durante poco tiempo, nunca más de 30 minutos.
- No cocinar directamente sobre el fuego o las ascuas, mejor hacer una barbacoa con carbón vegetal o cocinar sobre una resistencia eléctrica tipo grill o tostadora.
- Tomar como acompañamiento una gran ensalada con muchas hojas verdes, pimiento rojo y cebolla. Estos alimentos disminuyen la absorción de los benzopirenos.
- Cocinar carnes con poca grasa. En la grasa se acumulan más los benzopirenos.

A la plancha

Con este método se cocinan los alimentos utilizando una fuente muy caliente y uniforme de calor. De este modo, el alimento se dora por fuera y queda jugoso por dentro. No se emplean ni grasas ni aceites. Puede ser saludable si se tiene cuidado de que el alimento no se queme, de lo contrario, sería perjudicial para nuestra salud. Puedes cocinar a la plancha, pero «vuelta y vuelta».

Horneado a alta temperatura

El horno puede ser perjudicial cuando se utiliza a más de 200 ºC durante más de 30 minutos. Si lo usas, conviene que sea siempre a menos de 180 ºC y durante el menor tiempo posible.

Tostar

Este método consiste en cocer un alimento al fuego sin usar grasa o aceite. Mediante este proceso se extrae la humedad del alimento de tal modo que adquiere un color dorado y una consistencia crujiente. En algunos casos, también permite realizar su sabor. De todos modos, no es un método recomendable, pues se pierden nutrientes y, si se alcanzan altas temperaturas, pueden crearse benzopirenos.

Para tostar se pueden usar diferentes elementos como una sartén (sin aceite), un horno o una tostadora, entre otros.

En macrobiótica se usa mucho esta técnica con las semillas para que desprendan su aroma. En el caso de tostar las semillas de lino o sésamo, el omega 3 y omega 6 saludables presente en ellas puede perderse y convertirse en grasas dañinas.

Cocción en medio graso

Freír

Es una forma rápida y sabrosa de cocinar, pero muy poco saludable. Freír consiste en sumergir los alimentos en una materia grasa caliente, a una temperatura muy superior a la de cocción en agua. Al freír los alimentos, se empapan de la grasa con la que cocinemos, lo cual comporta que cojamos peso y nuestras digestiones sean más pesadas. Al calentar los aceites o mantecas a alta temperatura, se crean sustancias tóxicas para nuestro organismo.

Cuando freímos en freidora, se alcanzan los 200 ºC con facilidad, y ya hemos visto que esto es poco recomendable para nuestra salud debido a la creación de benzopirenos.

Nunca deberíamos freír a más de 160 ºC, y los aceites jamás deben humear al calentarlos. Si se alcanza el punto de humeo por un descuido, es mejor que desechemos el aceite y volvamos a empezar la fritura. El punto de humeo de un aceite coincide con el punto de calentamiento en el que se hace visible el humo que desprende la acroleína de las grasas. Cuando se alcanza el punto de humeo, además de liberarse las acroleínas, se forman benzopirenos y otras aminas con potencial cancerígeno. Los aceites no refinados y, por tanto, de mejor calidad son los más sensibles al calor; los refinados aguantan mejor las altas temperaturas, pero son los menos recomendables. Durante el proceso de refinado los ácidos grasos del aceite se convierten en grasas trans, muy dañinas para el organismo y generadoras de inflamación en nuestros tejidos. Además, para refinar los aceites, éstos deben someterse a altas temperaturas, con lo que se generan benzopirenos. También se les añade sosa cáustica para lograr el proceso de refinado. Evita estos aceites a toda costa.

Algunos puntos de humeo:

Aceite	Calidad	Punto de humeo
Aceite de coco	Sin refinar	177º
Aceite de lino		107º
Aceite de oliva	Virgen extra	160°
	Virgen	216º
Aceite de sésamo	Refinado	210º
Aceite de soja	Refinado	232º
Aceite de girasol	Sin refinar Refinado	107º 232º
Margarina		182º
Manteca de cerdo		177º

Los mejores aceites para freír son el aceite de oliva virgen y el de coco, porque resisten mejor que otras grasas las altas temperaturas, son más estables y menos absorbentes para los alimentos. El aceite de coco es rico en grasas saturadas de cadena media. El aceite de oliva, aunque es bueno para freír, pierde bondades al ser llevado a altas temperaturas, ya que sus ácidos grasos insaturados se convierten en saturados y pasan de ser grasas saludables a convertirse en grasas perjudiciales. Además, el contenido en polifenoles también disminuye. Al freír, las grasas se alteran. Los omega 3 y los omega 6 son especialmente sensibles al efecto del calor. Los omega 3 son muy importantes para prevenir el cáncer, y se encuentran en las semillas de lino y en el pescado azul, principalmente. Cuando el pescado azul se fríe, el contenido en omega 3 decae de forma drástica y los omega 3 se transforman en grasas poco recomendables. El pescado azul frito es una opción poco saludable, por lo que es mejor cocinarlo al vapor o estofado.

Para que estos ácidos grasos se oxiden lo mínimo posible al cocinarlos, necesitamos añadir en su preparación antioxidantes como tocoferoles (contenidos en el aceite de oliva), ácido ascórbico o vitamina C (limón y otros cítricos), polifenoles y antocianos (vino y sidra) y el carnosol y el ácido carnósico (romero). Preparar un pescado estofado en un jugo de vino, limón y aceite de oliva al que le añadamos unas ramitas de romero es una perfecta opción para conservar al máximo el omega 3 del pescado.

El consumo frecuente de alimentos fritos se ha relacionado con un mayor riesgo de cáncer. Debes freír lo mínimo posible. En este libro no encontrarás ninguna receta con fritos.

Consejos a tener en cuenta a la hora de freír:

- No mezcles distintos tipos de aceites. Cada tipo de aceite tiene un punto de ebullición diferente que daría lugar a la formación de sustancias tóxicas cuando el que aguante menos temperatura se comience a quemar.
- No añadas aceite nuevo sobre el usado.
- Evita el sobrecalentamiento de los aceites. Fríe a baja temperatura. Si el aceite humea, ya está quemado y se habrán generado sustancias tóxicas. No frías en freidora, mejor en sartén. De este modo la fritura no será tan profunda ni se alcanzarán temperaturas tan altas.
- Los alimentos antes de ponerlos a freír en la freidora o sartén deben estar siempre bien secos. El agua de la superficie favorece la descomposición del aceite pudiéndose producir reacciones no deseables como la oxidación y enranciamiento prematuro del aceite.
- Cuando frías, no tapes la sartén. Los benzopirenos son volátiles y se eliminan en parte durante la fritura si ésta no se cubre. Aunque ensucie más, no uses tapaderas a la hora de freír.
- No reutilices el aceite. Lo ideal sería usar el aceite una sola vez y luego desecharlo.
- Los mejores aceites para freír son el de oliva y coco. Evita los refinados.
- Una vez frito el alimento, deja que escurra el aceite sobre un colador de acero inoxidable. No uses coladores de plástico ni papel absorbente, cuando estos materiales se ponen en contacto con alimentos calientes liberan bisfenol A.

Trucos y recomendaciones para una cocina sana

- Lo ideal es consumir el máximo posible de alimentos crudos en forma de ensaladas, gazpachos, batidos, zumos, etc.
- La cocina al vapor es una opción muy saludable. Hazte con una vaporera.

- Para crear saludables y sabrosos guisos, combinaremos el sofrito ligero de las verduras con la posterior cocción a baja temperatura, esto es ideal para platos de cuchara y arroces. Guisaremos como nuestras abuelas, a fuego lento y con mucho amor y cariño.
- Las sopas y cremas son una forma ideal de no perder nutrientes a pesar de la cocción. En el caldo de cocción van a quedar los nutrientes que se pierden al cocinar.
- Añade siempre las verduras en agua caliente. Con las legumbres puedes usar agua fría, pues requieren mayor tiempo de cocción. Cocina siempre a baja temperatura, el agua no debe hervir a borbotones, sólo debe haber pequeñas burbujitas en nuestra olla.
- Elige alimentos frescos y de temporada. Si esto no es posible, mejor congelados que en conserva.
- Hornea siempre a menos de 180 ºC y el menor tiempo posible. Puedes cocinar a la plancha, pero evitando que los alimentos se quemen.
- Renuncia a fritos, barbacoas y parrillas.

LOS UTENSILIOS DE COCINA.
UNA COCINA EQUIPADA CON MENAJE SALUDABLE

Báscula. Al principio nos puede ser útil para pesar y obtener la receta ideal. Después aprenderás a cocinar a ojo como hacían nuestras abuelas y no necesitarás pesar.

Batidora potente y picadora. Nos sirve para batir, mezclar y amasar. Cuanto más potente sea, mejor quedarán nuestros batidos verdes. Las más potentes del mercado son las batidoras tipo Vitamix®. Si la economía no lo permite, busca una batidora potente de brazo con un accesorio para picar.

Cepillo. Lo usaremos para cepillar frutas y verduras. El ideal es el fabricado con fibras de coco.

Colador. Nunca elegiremos uno de plástico. Mejor acero inoxidable.

Cuchara. La emplearemos para remover. Debe ser de madera.

Cuchillos. Son el gran aliado de todo cocinero. Preferiremos los cuchillos cerámicos a los de acero inoxidable.

Cuencos y recipientes con tapa. Preferiblemente de cristal. Son muy versátiles e ideales para guardar y reservar alimentos. Son fáciles de lavar y puedes guardarlos en el congelador.

Hervidor de agua. Es opcional. Nos facilita la tarea y permite ahorrar tiempo.

Licuadora o extractor de zumos. Para preparar zumos, lo ideal es un extractor de zumos, vamos a obtener zumos más nutritivos y sabrosos que con una licuadora.

Máquina para hacer leches vegetales. Es opcional. Con una batidora y un colador también podemos prepararlas, pero estas máquinas nos facilitan la tarea.

Molinillo de semillas o café. No todas las batidoras y picadoras son capaces de moler las semillas. En su defecto, con un molinillo de café podremos molerlas.

Mortero. Sirve para majar, moler y mezclar especias, semillas y frutos secos.

Ollas/cacerolas. Os aconsejo disponer de varios tamaños. Una ancha y onda para verduras, guisos y caldos, una mediana y una pequeña para salsas. No deben contener antiadherente de teflón. Asegúrate de que la etiqueta indique que están libres de PFOA. Lo ideal es que no estén fabricadas con nanotecnología ni metales pesados. Evita las de antiadherente cerámico. Elige las que estén reforzadas con titanio. En su defecto úsalas de acero inoxidable de buena calidad y procura que no se rallen, para eso remueve siempre con cuchara de madera.

Rallador. Útil para cortar y rallar todo tipo de verduras.

Robot de cocina. Es aparatoso y en algunos casos bastante caro, pero puede ser muy práctico. Permite amasar, triturar, moler, batir, mezclar, emulsionar, hervir y cocinar al vapor. Teniéndolo, podemos prescindir del molinillo, de la batidora y del mortero. El Thermomix es uno de los más populares, permite elegir la temperatura de cocción y cocinar por debajo de 100 °C. Tiene el inconveniente de que algunos de sus materiales son de plástico. El tapón es de policarbonato, sustitúyelo por uno de otro material.

Sartenes. Con dos tamaños es suficiente. Evita el antiadherente de teflón. Te recomiendo el mismo tipo de material que para las ollas.

Spirali o mandolina. No es imprescindible, pero nos va a ayudar a preparar vistosos platos al permitirnos elaborar tallarines y espaguetis de verduras.

Tabla de cortar. Lo ideal es que sea de madera o bambú de buena calidad.

Vaporera. Es perfecta para cocinar saludable al vapor. Lo ideal es que sea de cristal; en su defecto, de bambú o acero inoxidable.

MATERIALES DE COCINA Y SALUD

Materiales de cocina no recomendables

En la medida de lo posible debemos descartar el plástico y el PFOA de nuestra cocina.

Teflón

Es un material sintético llamado PFTE (polifluorotetraetileno), inventado por la multinacional DuPont en el año 1938. Aunque la mayoría de nosotros lo conocemos como antiadherente de color negro en los utensilios de cocina, tiene múltiples aplicaciones: revestimiento de cables, de aviones, forma parte de los componentes de naves espaciales y prótesis médicas, se usa en componentes de motores, trajes espaciales, lentillas, mangueras, pinturas, barnices, alfombras, membranas que impermeabilizan ropas y calzados, etc.

El peligro del teflón reside en el APFO o PFOA (ácido perfluoro octánico, también conocido como C-8), sustancia prácticamente indestructible y acumulativa.

El APFO o C-8 es un material necesario para la adhesión de cualquier antiadherente a su base. La razón por la cual el uso de esta sustancia es peligrosa en el teflón es porque la superficie del teflón se deteriora rápidamente, no es estable y las partículas del teflón no tienen la dureza necesaria para evitar que el C-8 se volatilice. Si bien sus cualidades antiadherentes son buenas, no lo es su durabilidad. Por esta razón, han aparecido alternativas al teflón que no utilizan PFOA.

Toxicidad del teflón

Se habla de la emanación de productos químicos tóxicos al calentarse el teflón por encima de 160 °C que pueden matar a un pájaro que se encuentre cerca. El APFO se halla también en embalajes de patatas fritas, de palomitas, de hamburguesas, etc.

El PFOA se comporta como un disruptor endocrino y se le ha relacionado con tumores hormonodependientes.

Si se decide utilizar utensilios revestidos con teflón, hay que tener cuidado de no someterlos a temperaturas elevadas (por ejemplo, fritos, ya que la temperatura en el momento de agregar los alimentos es superior a 200°; salteados u horneados) y desecharlos en cuanto la superficie sufra algún deterioro (ralladuras, roces, erosiones, etc.).

Plásticos

Los plásticos que encontramos en tantísimas aplicaciones de la vida diaria son todos altamente contaminantes en su producción, sólo una mínima parte son biodegradables y pocos son reciclables.

Contienen sustancias que actúan en nuestro organismo como disruptores hormonales, interfieren en las funciones de nuestro sistema hormonal. Esto causa demostradas alteraciones (a las que son más sensibles fetos y niños): alteraciones genitales, esterilidad, cáncer, alteraciones del tiroides y diabetes.

Los principales disruptores son:

- **Ftalatos:** hacen flexibles los plásticos.
- **Bisfenol A o BPA:** se utiliza para fabricar plásticos. Está contenido en el plástico denominado policarbonato (PC) y en el PVC. Se encuentra presente en biberones y botellas de agua, equipamiento deportivo, dispositivos médicos y dentales, composites dentales y sellantes, cristales orgánicos, CD y DVD, y electrodomésticos varios. Forma parte del recubrimiento de casi todas las latas de comida y bebida. También se usa como fungicida.

En contacto con los alimentos, una parte de los disruptores pasa inevitablemente a ellos. En la cocina deberíamos anular los plásticos, o al menos no deberíamos calentar en ellos ni tampoco poner comida caliente, grasas, líquidos o ácidos. El calor y el tiempo de exposición son factores determinantes para el paso de los disruptores al alimento.

El **estireno** es una sustancia que puede filtrarse del poliestireno o plástico número 6 al calentarse. Se encuentra en las bandejas de comida de espuma de poliestireno, en los envases de cartón de los huevos, en los vasos desechables, recipientes de comida para llevar y cubiertos de plástico opaco. El estireno ha sido considerado por la Agencia Internacional de Investigación sobre el Cáncer (IARC) como posible cancerígeno para los seres humanos. Evítalo.

El polipropileno (PP) es el único plástico recomendado por la OMS para estar en contacto con alimentos por su estabilidad tanto en contacto con ácidos como alcalinos y por su resistencia al calor.

CÓDIGOS UTILIZADOS PARA CLASIFICAR LOS PLÁSTICOS

Número	Nomenclatura	Nombre	Recomendación
1	PET	Polietileno	SÍ
2	HDPE	Polietileno de alta densidad	SÍ
3	PVC	Policloruro de vinilo	NO
4	LDPE	Polietileno de baja densidad	SÍ
5	PP	Polipropileno	SÍ
6	PS	Poliestireno	NO
7	Otros	Policarbonato, ABS y otros	NO

Revisa las etiquetas y rechaza los envases de PC (7), PVC (3) y PS (6). Sabemos que es difícil evitar los plásticos, los encontramos en todas partes y, si bien no los queremos usar en nuestra cocina, o al menos evitarlos siempre que sea posible, no sabemos si un alimento ha estado en contacto con plásticos antes de llegar a nosotros, ni sabemos la contaminación que cada contacto puede suponer. ¿Qué podemos hacer en nuestra cocina?

- No comprar alimentos envasados: no a las latas, tetrabricks, botellas de plástico y alimentos frescos envueltos en plástico, film y en bandejas de porexpán.
- No a los alimentos almacenados en bolsas de plástico: ni a la hora de hacer la compra ni para guardarlos en la nevera.
- No guardes los alimentos en contenedores y recipientes de plástico.

- No calientes la comida ni la conserves caliente en envases de plástico. Esto es muy importante.
- ¿Plásticos seguros? Hasta donde sabemos, son seguros el polipropileno y la resina Tritan. El problema es que cuando en un plástico nos indican con un símbolo que el plástico utilizado es polipropileno o cualquier otro, eso sólo indica que el plástico mayoritario es ése, pero puede haber hasta 600 componentes más en ese material y muchos de ellos tóxicos En algunos envases ya indican si está libre de bisfenol A. Busca envases con el símbolo «BPA free» o «No BPA».

Alternativas

- Sustituir el plástico en que conservamos los alimentos por vidrio.
- Si calentamos en el microondas, usar platos o contenedores de vidrio o porcelana.
- Utilizar bolsas de tela para hacer la compra.
- La silicona garantizada y de buena calidad es fiable (os recomiendo la silicona platino).

Hay que tener mucho cuidado con las siliconas con plastificantes y que no puedan certificar sus colorantes. Otros materiales **no recomendables** son el **aluminio**, el **hierro colado** y el **cobre**.

Materiales seguros y recomendables

Consideramos como materiales seguros aquellos que no transmiten ninguno de sus componentes al alimento y que no reaccionan con éste. Hasta donde hoy conocemos, son seguros los siguientes.

Vidrio

El vidrio está fabricado básicamente con sílice, cal y sosa. Es un material inerte y no poroso.

Los recipientes de vidrio pueden utilizarse para calentar en ellos, siendo totalmente inocuos y estables. Son útiles, por ejemplo, en las teteras, hervidores de agua, tazas. Los recipientes de vidrio son ideales para conservar los alimentos.

Esmaltados de porcelana

El esmaltado es el acabado vítreo de la cerámica. Los esmaltados de porcelana que no estén rallados ni desconchados no desprenden ningún componente tóxico.

Barro

Los utensilios de barro, para ser seguros, no deben estar barnizados, y en caso de tener esmalte deben certificarnos que no contienen plomo.

Silicona

Es un polímero sintético de los silicatos y se obtiene a partir de sílice de arena. En la actualidad su uso está ampliamente difundido en moldes, espátulas y otros utensilios que además de ser antiadherentes son flexibles.

La silicona es estable e inerte, no reacciona al estar en contacto con los alimentos y resiste temperaturas desde la congelación al horneado. Hay diversas calidades de silicona y diferencias en su flexibilidad, duración y precio. La calidad superior es la denominada silicona platino por su estabilidad, durabilidad y flexibilidad.

Cuando elijamos un utensilio de silicona, debemos asegurarnos de que los colorantes que contiene no son tóxicos.

Titanio

Es un metal inerte y atóxico, de gran dureza y resistencia y que no produce alergias, por lo que se utiliza en cirugía y para prótesis e implantes.

También hay utensilios de cocina que lo incorporan en su revestimiento, dando lugar a un antiadherente muy resistente y estable. No existen utensilios de cocina 100 % titanio.

Cerámica en utensilios de corte

Los cuchillos de cerámica son una alternativa perfecta a los tradicionales de acero inoxidable. Los ideales son los elaborados con cerámica-zirconio de alta calidad.

Al cortar con acero inoxidable hay una transferencia de iones metálicos en la zona de corte del alimento. Esto se evita con los utensilios de cerámica japonesa. Con cerámica japonesa se fabrican también mandolinas, peladores, ralladores, molinillos: todos ellos nos aseguran que no se produce transferencia de ningún material tóxico a los alimentos con que están en contacto.

Madera y bambú

Son los materiales tradicionales para tablas de corte, cucharas y espátulas. Con la aparición de los plásticos se creyó que superaban a la madera en higiene, pero se ha comprobado que en las tablas de madera y bambú no hay crecimiento bacteriano si están limpias, y no tienen por qué impregnarse de olores ni sabores si tratamos su superficie con aceite de vez en cuando.

Hay que tener en cuenta que las tablas de plástico rápidamente quedan deterioradas en su superficie, dando lugar a múltiples hendiduras y desperfectos que igualmente son asiento de microorganismos.

La mejor opción es utilizar el material más duro posible, para que la superficie se mantenga íntegra, y procurar una limpieza adecuada. Por ello elegimos tablas de bambú, que consideramos las más resistentes e indeformables.

Acero inoxidable

El acero inoxidable es una aleación de hierro con carbono, a la que se añaden algunos metales pesados en diferentes proporciones para obtener distintas características.

El conocido acero 18/10 de las baterías de cocina o cuberterías significa que en su composición contiene 18 partes de níquel y 10 de cromo. El acero inoxidable es bastante estable en contacto con los alimentos, pero libera pequeñas cantidades de estos metales a la comida, por lo que no deben utilizarlo, por ejemplo, personas con alergia al níquel y/o al cromo.

El más aconsejable es el acero quirúrgico (T-304), ya que no es poroso, aunque siempre hay que tener cuidado con las ralladuras y deterioros de la superficie.

LA COCINA ANTICÁNCER

¿Qué es la cocina anticáncer?
¿En qué pilares se fundamenta?

La cocina anticáncer no es algo extraño, no es una dieta milagro, ni una doctrina ni una corriente dogmática. Se trata de un tipo de alimentación que surge como fruto de un largo periodo de investigación y basándose en los modos de alimentación tradicional de las culturas que menos cáncer padecen. Esta cocina propone una manera de alimentarnos basada en el sentido común y la información adquirida a través de la investigación. Es un tipo de alimentación, o más bien un estilo de vida, que nos va a ayudar a gozar de buena salud y vitalidad. Tras recopilar una extensa información científica sobre la alimentación y los estilos de vida relacionados con el cáncer y otras enfermedades crónicas, surge una forma de alimentarse estrechamente relacionada con la naturaleza y con los alimentos que ésta nos ofrece de manera natural y generosa. Es una cocina que recupera la cocina de nuestras abuelas, donde los alimentos se preparaban en casa y no se compraban envueltos en plásticos para calentar directamente en el microondas. Es una cocina donde se da prioridad a los alimentos frescos y de temporada, que es cuando más vitalidad y nutrientes contienen.

Si comprobamos los datos, podemos observar que las poblaciones que más cáncer y enfermedades crónicas padecen, tipo diabetes, obesidad e hipertensión, son aquellas que cuentan con un mayor desarrollo económico. Estos países basan su alimentación en un consumo abundante de carnes, grasas saturadas, grasas trans, lácteos y alimentos procesados, así como alimentos refinados y azucarados preparados con técnicas agresivas que empobrecen los alimentos, como son los fritos y las barbacoas. Es una alimentación en la que se abusa de las patatas fritas, los embutidos, los aperitivos salados, la bollería, los zumos industriales y las bebidas azucaradas. En este grupo de población encontramos a los estadounidenses, australianos y habitantes de Europa Occidental, que son precisamente los que registran mayor incidencia de cáncer. El resto de poblaciones que paulatinamente van cambiando su alimentación tradicional hacia este modelo occidental de alimentación basado en la comida rápida ven cómo aumentan sus tasas de cáncer. A más industrialización de la alimentación, más cáncer.

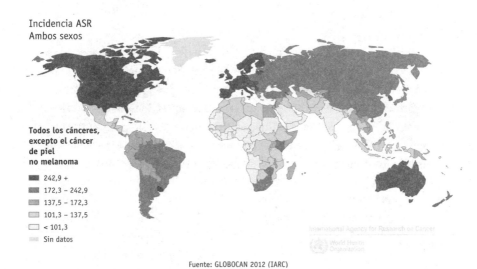

Incidencia ASR
Ambos sexos

Todos los cánceres, excepto el cáncer de piel no melanoma

- 242,9 +
- 172,3 – 242,9
- 137,5 – 172,3
- 101,3 – 137,5
- < 101,3
- Sin datos

Fuente: GLOBOCAN 2012 (IARC)

Las poblaciones que menos cáncer padecen son aquellas en las que la alimentación es vegetariana o semivegetariana, con dietas en las que abundan los productos vegetales, frutas y hortalizas. Vamos a analizar tres poblaciones que presentan bajas tasas de cáncer: la oriental y, en concreto, la japonesa; la de la Cuenca Mediterránea, y la población india que sigue la dieta tradicional hindú. Si atendemos al modo tradicional de alimentarse de estas poblaciones, podremos establecer la base para nuestra alimentación anticáncer.

La alimentación en Japón

Japón es el país más longevo del planeta. En esta isla hay un número inusualmente alto de personas centenarias. Los japoneses son delgados y tienen una tez brillante. Son la población con menos cáncer y enfermedades crónicas:

- Menos cáncer, sobre todo de mama, próstata, colon y ovario.
- Menos alzhéimer y demencia.
- Menos infartos de miocardio y tromboembolismos.
- Menos osteoporosis y fracturas de cadera.
- Menos obesidad.

Podríamos pensar que, a mayor esperanza de vida y más envejecimiento de la población, debería haber más cáncer, pues el principal factor de riesgo para padecer cáncer es la edad. Con la edad aparecen más mutaciones en nuestras células y existen menos mecanismos de reparación celular. Este dato no se cumple, pues Japón presenta menos tasa de cáncer que otros países y es el más longevo. Dentro del mundo desarrollado, Estados Unidos es uno de los menos longevos y es el que mayor tasa de cáncer presenta.

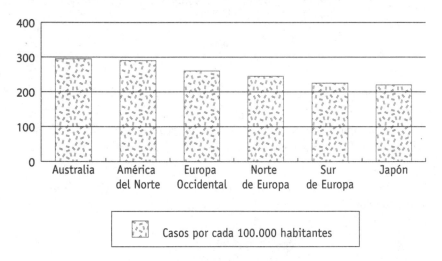

Incidencia del cáncer en los países más desarrollados

Casos por cada 100.000 habitantes

En Japón se diagnostican cada año 217 casos de cáncer por cada 100.000 habitantes, mientras que en Estados Unidos se diagnostican 318/100.000 y en España 249/100.000.

¿Qué come la población japonesa?

Probablemente te preguntarás qué come esta población para estar tan sana. Lo cierto es que basa su alimentación en vegetales frescos, algas, setas, arroz, semillas, pescado azul crudo y productos fermentados de la soja. Apenas comen carne y el consumo de lácteos es muy raro.

La mayoría de los platos se preparan al vapor utilizando cestos de bambú. Los fritos y las barbacoas son excepcionales.

La práctica de ejercicio es habitual en forma de actividades como la jardinería y la horticultura. Cultivan la vida espiritual, donde la práctica de la meditación y la paciencia es habitual.

En Japón, el cáncer de estómago tiene una alta incidencia, que al parecer está relacionada con el alto consumo de salazones y ahumados. Otros cánceres como el de próstata, ovario y mama tienen una frecuencia relativamente baja.

La dieta mediterránea

Se conoce como dieta mediterránea al tipo de alimentación que, durante varios siglos, mantuvieron los pueblos de la ribera del mar Mediterráneo: litoral español, sur de Francia, sur de Italia, Chipre, Creta y Grecia. En el año 2010 esta dieta fue declarada Patrimonio Cultural Inmaterial de la Humanidad.

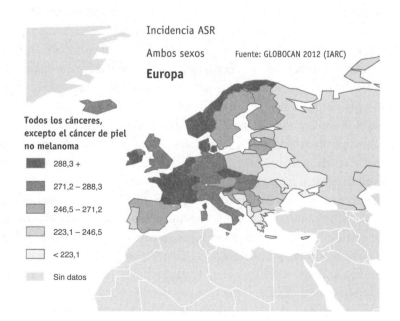

Los habitantes del sur de Europa registran el menor índice de cáncer dentro del conjunto de los países occidentales, y al parecer la alimentación es una de las responsables de este hecho. De entre todos los países de la Cuenca Mediterránea, Grecia es el que presenta una tasa de cáncer más baja (163/100.000), mientras que Italia registra la más alta (278/100.000). Dentro de Europa, los países que más cáncer padecen son: Dinamarca (338/100.000), Noruega (318/100.000), Irlanda (307/100.000) y Francia (303/100.000).

La dieta mediterránea ha demostrado ser ideal tanto para prevenir la aparición del cáncer como de las enfermedades cardiovasculares y la diabetes. Hasta los años sesenta esta alimentación se mantuvo en nuestra cultura. Sin embargo, y por desgracia, todo apunta a que el modelo americano se está imponiendo en detrimento de este tipo de alimentación.

Seguir la dieta mediterránea puede llegar a reducir entre un 12 y un 24 % el riesgo de padecer cáncer. Seguir una dieta mediterránea disminuye un 17 % las posibilidades de morir por cáncer en hombres y un 12 % en mujeres. Se ha estimado que se podría reducir en un 25 % la incidencia de cáncer de colon, un 15 % la de cáncer de mama y un 10 % la de cáncer de próstata, ovario, endometrio y páncreas con esta alimentación.

¿En qué alimentos y platos se basa la dieta mediterránea ideal?

En primer lugar, emplea el AOVE como principal grasa para cocinar. Este alimento representa un tesoro dentro de la dieta mediterránea, y ha perdurado a través de siglos entre las costumbres gastronómicas regionales, otorgando a los platos un sabor y aroma únicos.

Emplea alimentos de origen vegetal en abundancia: frutas, verduras, legumbres y frutos secos. Se consumen muchos alimentos crudos en forma de ensaladas y gazpachos, así como productos de la huerta y de temporada, aprovechando así al máximo los nutrientes.

El pan y los alimentos procedentes de cereales (granos enteros, pasta, arroz y especialmente sus productos integrales) son frecuentes en esta dieta.

La carne roja y las carnes procesadas se consumen muy poco. Antes se realizaba la matanza en invierno y la carne de su producto era la que se consumía a lo largo del año, amén de algún pollo, principalmente para caldo, y pavo en Navidad.

El consumo de pescado es abundante, y el de huevos, moderado.

Se le da prioridad a los guisos preparados con legumbres, verduras y cereales. La combinación de estos tres alimentos conforma un plato con proteínas de alta calidad.

Los lácteos más consumidos proceden de las cabras y las ovejas criadas en libertad.

La fruta fresca se consume con asiduidad, sobre todo en verano.

Los dulces y pasteles se toman ocasionalmente, en celebraciones y festividades, siempre preparados con aceite de oliva.

El agua, junto al vino, es la bebida por excelencia en el Mediterráneo.

Parece que no es sólo la alimentación la que influye en el menor índice de cáncer en el área mediterránea, sino que el clima soleado, la práctica de ejercicio al aire libre (agricultura, jardinería) y una actitud abierta al exterior constituyen un estilo de vida anticáncer.

La cocina india

Los indios y los nepaleses, a la misma edad que los europeos, registran un índice de cáncer un 50 % más bajo. La India es, de hecho, el país asiático con menor tasa de cáncer (93/100.000 en la India y 85/100.000 en Nepal). El secreto reside en su cocina, pues en la dieta tradicional india se consumen muchos de los alimentos anticáncer a diario.

¿Qué alimentos utilizan para elaborar sus platos?

En la India, gran parte de la población es vegetariana, y quienes consumen carne lo hacen con poca asiduidad, siendo el cordero y el pollo las carnes más habituales. La mayoría de los sabores de la India están íntimamente relacionados por el uso significativo de especias, y una gran variedad de verduras.

Se come arroz casi a diario junto con abundantes legumbres (guisantes, lentejas, garbanzos y judías), y con las misma frecuencia se comen vegetales y hortalizas, como espinacas, cebolla, ajo, calabaza, berenjenas, tomates, etc.

Pero los reyes de la cocina son los condimentos y especias con los que aromatizan y dan color a sus platos. Los más empleados son la cayena, la pimienta, las semillas, la mostaza, el comino, la cúrcuma, el jengibre, el cilantro, el fenogreco o alholva, el cardamomo, la canela, el anís estrellado y el laurel.

Entre todas las especias, destaca la responsable del espectacular tono amarillo de los platos indios: la cúrcuma, la especia anticáncer por excelencia.

Existen algunas mezclas de especias muy famosas en la cocina de la India, entre ellas el garam masala y el curry. Ambas han demostrado tener un potente efecto anticáncer.

En la India es tradicional preparar finos panes con harina integral de trigo que precisan un mínimo horneado.

El té es una bebida muy frecuente junto al lassi (a base de yogur) y la limonada.

¿De dónde surge la cocina anticáncer?

Después de ver cómo se han alimentado tradicionalmente las poblaciones con menos cáncer, ya conoces las bases de nuestra alimentación anticáncer. Vamos a tomar lo mejor de cada tradición culinaria, teniendo en cuenta las últimas investigaciones en el campo de la alimentación y el cáncer para crear la cocina anticáncer.

La cocina anticáncer surge de la fusión de tres cocinas tradicionales: la japonesa, la mediterránea y la india, culturas que sabiamente han sabido combinar de forma ideal sus ingredientes para crear platos cargados de nutrientes y fitoquímicos anticáncer.

Pilares básicos de la cocina anticáncer:

1. Basa tus platos en los alimentos anticáncer. Rechaza o limita los alimentos poco saludables como embutidos, carnes rojas, alimentos procesados, refinados y azucarados.
2. Elige técnicas culinarias saludables. Vamos a utilizar métodos de cocción suaves, cocinaremos a fuego lento y al vapor y daremos prioridad a los alimentos crudos y vivos.

3. Prepara tus platos con utensilios de cocina que no transfieran sustancias nocivas a los alimentos. Descartaremos el teflón y los plásticos de nuestra cocina.

4. Prepara los alimentos con mucho amor y cariño. Es importante elegir alimentos anticáncer y cocinar a fuego lento con utensilios saludables, pero no es menos importante cocinar con amor. Debemos prestar mucho mimo a nuestras elaboraciones. Aprendamos a disfrutar en la cocina, saboreemos nuestros platos, impregnémonos de los aromas de la cocina. Hay que disfrutar cocinando nuestra comida, que al fin y al cabo es nuestra medicina diaria y la mejor manera de mantener una buena salud para llevar una vida plena y feliz.

5. Elige alimentos ecológicos siempre que sea posible, así como alimentos frescos y de temporada.

Este libro no es una garantía de que no vas a padecer cáncer. No es una dieta milagro ni va a curar el cáncer. El cáncer es una enfermedad multifactorial relacionada con la alimentación, los estilos de vida y la genética. Siguiendo está alimentación reducirás el riesgo de padecerlo, y si además dejas de fumar y de beber, pierdes peso y practicas ejercicio de forma habitual, el riesgo disminuirá enormemente.

¿Te parece difícil?

A priori puede parecer complicado cambiar nuestra alimentación, pues muchos alimentos son poco conocidos y llevamos un ritmo de vida que no nos permite pararnos a cocinar. Es más fácil tirar de comida precocinada que perderse entre los fogones. De todos modos, voy a intentar que esta nueva alimentación saludable sea sencilla, rápida de elaborar y sabrosa. Todo un reto. Estoy segura de que juntos lo conseguiremos.

En esta sociedad donde es tan fácil recurrir a la comida preparada, es la industria alimentaria la que marca las pautas de nuestra alimentación. Es ella la que decide lo que debes comer presentándotelo de forma atractiva, con estupendos envoltorios y prometiéndote una comida sana que tras las etiquetas esconde azúcares, aditivos y grasas hidrogenadas, por citar sólo algunos de los tóxicos que consumimos a través de los alimentos.

Si entendemos la clara relación que hay entre lo que comemos y cómo enfermamos, si tomamos conciencia de lo importante que es el acto de comer y preparar nuestras comidas para mantener nuestra salud, podremos realizar la transición hacia este nuevo estilo de vida con decisión, tomando las riendas de nuestra alimentación y por ende de nuestra vida.

Conforme te vayas acostumbrando a los ingredientes y a las técnicas culinarias, verás cómo todo se vuelve sencillo y crearás tus propias recetas de manera natural. Te invito a compartir tus recetas con todos los lectores a través de mi blog www.misrecetasanticancer.com.

¿Por dónde empezar?

La principal premisa es ir introduciendo cambios poco a poco, con conciencia y mucho amor. No tenemos que convertirnos en «talibanes» y obsesionarnos, sobre todo si estamos sanos y lo que queremos es comer de forma saludable para prevenir enfermedades.

- Abandonaremos en primer lugar los alimentos precocinados, azucarados y refinados. Así como las grasas trans y las saturadas (carne grasa, aceites refinados, margarina).
- Reduciremos los lácteos, carnes rojas y embutidos.
- Introduciremos abundantes vegetales y frutas.
- Daremos prioridad a los cereales integrales y a las legumbres, en forma de guisos y potajes.
- Reduciremos al máximo las frituras y las barbacoas. Empezaremos a cocinar a fuego lento y al vapor.
- Sustituiremos la bollería y la pastelería industrial por platos dulces preparados en casa con harinas integrales, grasas saludables y sin utilizar azúcar refinado o blanquilla.
- Adiós a las colas y refrescos azucarados. Bienvenida el agua, las infusiones y los licuados o batidos hechos en casa.
- Adiós a *snacks*, patatas fritas y aperitivos salados. Cuando queramos picar algo, mejor un puñado de frutos secos, fruta fresca o seca o una zanahoria. Beber agua o infusiones también disminuye el deseo de picotear.

No tenemos que cambiar nuestras costumbres de forma radical, sólo amoldarnos a una nueva forma de cocinar. Cualquier receta puede adaptarse a la cocina anticáncer. Por ejemplo, una tortilla de patatas se prepara habitualmente con patatas fritas y mucho aceite, lo cual no es muy recomendable. ¿Qué podemos hacer para comer tortilla española, pero preparada de manera saludable? Compraremos huevos ecológicos, las patatas las cocinaremos al vapor o las herviremos, añadiremos vegetales como cebolla y pimiento, cuajaremos todos los ingredientes a fuego lento sin dejar que se quemen y, *voilá!*, tendremos una tortilla de patatas sana, sanísima, e igual de sabrosa.

Esta alimentación que os propongo es para toda la familia, para grandes y pequeños. Siguiendo una alimentación saludable desde la infancia podemos prevenir muchas enfermedades a corto y largo plazo. La obesidad infantil es un grave problema que podemos atajar con una alimentación adecuada. Sé que con los niños es difícil cambiar hábitos de la noche a la mañana, pero es primordial que aprendan a alimentarse bien desde pequeños. Con la alimentación se pueden prevenir enfermedades, pero es un estilo de alimentación que hay que mantener en el tiempo para notar sus beneficios. En las escuelas, la alimentación saludable debería ser una asignatura más del currículo. Si queremos que nuestro hijo coma de forma sana, también debemos dar ejemplo. No podemos obligarle a comer fruta si en casa no se come fruta, al igual que no podemos obligarle a leer libros si nosotros no lo hacemos de forma habitual. Los niños imitan a los adultos. Si ven que nosotros comemos abundantes vegetales, ellos comerán vegetales. Una forma de que los niños adoren comer vegetales es hacerles partícipes en la cocina y en la compra. Si nos acompañan al mercado a elegir los ingredientes y después cocinan con nosotros, vamos a compartir una actividad en familia que crea vínculos con ellos, que les permite participar en las actividades de los adultos y que, además, va a ser motivo de orgullo y satisfacción al poder dar a degustar al resto de la familia los platos elaborados con amor y cariño en la cocina. Organiza una tarde en casa para que elaboren galletas con sus amigos, también podéis hacer helados y polos en casa de infinitos sabores, podéis crear originales figuras con frutas o *loly pops* vegetales. Es cuestión de imaginación.

Tenemos que ir introduciendo cambios poco a poco, primero retirando la bollería industrial, el azúcar y las golosinas, que sustituiremos por repostería hecha en casa con alimentos integrales. El niño no tiene por qué sentirse raro por comer sano, puede disfrutar de un bizcocho que esté preparado en casa en lugar de con grasas trans, azúcar blanca y harina refinada. Estos ingredientes pueden sustituirse por aceite de oliva, azúcar de coco y harina integral de espelta. Todas las recetas pueden ser versionadas hasta convertirlas en saludables.

No te agobies. Poco a poco se hace el camino, lo importante es tener el deseo de empezar a comer sano y la motivación necesaria para hacer el cambio. ¿Empezamos?

LA LISTA DE LA COMPRA

Antes de empezar a cocinar vamos a llenar nuestra despensa con los principales ingredientes de la cocina anticáncer.

¡Que no falten estos alimentos en tu despensa y en la cesta semanal!

¡QUE NO FALTEN ESTOS ALIMENTOS EN TU DESPENSA Y EN LA CESTA SEMANAL!

FRUTAS	VERDURAS, HORTALIZAS	AROMÁTICAS Y ESPECIAS
Abundante fruta de temporada, principalmente: frutas de color rojo (fresas, cerezas, arándanos, moras, granada...) Manzana roja Limones y cítricos Melocotón, albaricoque Melón, sandía	Hojas verdes: lechuga, espinacas, acelgas, canónigos, berros, rúcula... Ajo morado Cebolla (mejor roja) Puerro Tomate crudo Zanahoria, calabaza Apio Crucíferas: brócoli, coliflor, col, nabo Aguacate Pimiento Pepino Calabacín Setas: shiitake, maitake, reishi, champiñones	Cúrcuma Pimienta negra en grano (para moler con molinillo) Jengibre crudo Semillas de mostaza Curry Garam masala Laurel Orégano Tomillo Romero Perejil Cilantro Albahaca Comino Canela Anís estrellado Cardamomo
GERMINADOS Brócoli, alfalfa, judía mungo... ------ Hierba de cebada y trigo		

LEGUMBRES	CEREALES	FRUTOS SECOS
Lentejas	Arroz integral	Almendras
Garbanzos	Mijo en grano	Nueces
Alubias	Quinoa	Pasas
Azukis	Trigo sarraceno	Avellanas
Lenteja roja	Avena en copos	Piñones
Judía mungo	Cebada	Anacardos
	Pasta integral	
	Harina integral espelta	
	Harina integral centeno	
SEMILLAS	**ALGAS**	**CONDIMENTOS**
Lino	Wakame	Aceite de oliva virgen
Girasol	Kombu	extra de primera
Calabaza	Espagueti de mar	presión en frío
Sésamo	Agar-agar en copos	Aceite de lino
Chía	Nori (para el sushi)	(ensaladas)
		Sal marina sin refinar
		Tamari (salsa de soja)
		Miso
		Vinagre de manzana
		Chucrut
INFUSIONES	**ENDULZANTES**	**OTROS**
Té verde	Estevia en hoja seca y/o	Huevos ecológicos
Estevia en hojas	fresca	Tempeh
	Estevia en gotas o polvo	Pescado azul
	Sirope de agave	Leche vegetal
	Miel ecológica	envasada (avena,
	Dátiles, uvas pasas, orejones	coco...)
	Azúcar de coco	Vino tinto ecológico
		Chocolate negro 85%
		Cacao en polvo sin
		azúcar

PLANIFICANDO EL MENÚ. QUÉ ALIMENTOS INCLUYO Y CUÁLES NO

La ciencia trabaja concienzudamente para intentar resolver esta pregunta: ¿qué alimentos ha de contener nuestro menú y en qué cantidades? A medida que progresa en el estudio de la nutrición humana, las recomendaciones van cambiando. Veamos algunos ejemplos.

La cantidad de proteínas a consumir recomendada ha ido descendiendo a lo largo del tiempo. Antes se estimaba que era necesario ingerir 1 g de proteínas por kilo de peso corporal y en la actualidad se considera que es suficiente con 0,8 g. Antes se recomendaba que el aporte de proteínas proviniese de la carne de forma prioritaria y hoy día se aconseja limitar el consumo de carne y dar prioridad a legumbres y pescado como fuente de proteínas. Las poblaciones más longevas y más saludables como la población japonesa consumen muy poca carne y mucha menos proteína de la recomendada por la OMS.

Hasta hace poco se creía que los polifenoles y demás fitoquímicos presentes en la fruta y los vegetales eran inútiles y se prefería que no hubiera demasiados en los alimentos. Actualmente, se ha demostrado que estas sustancias no tienen un valor nutricional, pero nos protegen frente a las enfermedades cardiovasculares y el cáncer, por eso hoy en día se hace tanto hincapié en que se consuma fruta y verdura. Todos conocemos el anuncio que recomienda tomar cinco piezas al día de fruta y verdura.

Durante años se ha considerado el pan blanco como más saludable que el integral, y el consumo de carne a diario como algo indispensable para nuestra salud.

Vamos a elaborar nuestra propia pirámide nutricional basándonos en las últimas investigaciones sobre cáncer y alimentación, y observando la alimentación de las poblaciones con menos índice de cáncer. Esto, teniendo siempre en cuenta que no vamos a ofrecer una alimentación «milagro», y que la ciencia aún no tiene claro cuál es la alimentación ideal para prevenir el cáncer en todos los casos.

Consume fruta y vegetales a diario

Te recomiendo incluir en tu alimentación al menos 500 g de fruta y vegetales al día. El estudio EPIC ha demostrado que consumir 200 g de fruta y verdura al día reduce en un 3 % el riesgo de padecer cáncer de cualquier tipo, y que cuanto mayor sea el consumo de estos alimentos, menos riesgo existe de padecer cáncer.

Dentro de esta recomendación debemos dar prioridad al consumo de vegetales frente a las frutas, por su mayor aporte nutricional, alto contenido en fitoquímicos y bajo contenido en azúcares.

Vegetales

Debe consumirse un mínimo de 300 g al día. Añádelos en todas las comidas y cenas y da prioridad a los vegetales anticáncer. Cuantos más y más variados, mejor.

- Deberíamos consumir a diario vegetales de hoja verde, al menos 100 g. Puedes tomarlos en forma de ensaladas, batidos verdes o zumos.
- Consume al menos tres veces por semana crucíferas, dando especial prioridad al brócoli.
- Consume dos ajos al día y media cebolla. Añádela en tus guisos, sopas y arroces.
- El tomate, la calabaza, el pimiento, la zanahoria y el calabacín deben consumirse con gran frecuencia en temporada.
- Limita el consumo de patatas sin piel, boniato, yuca y ñame por su alto IG.

Frutas

Toma como mínimo dos piezas de fruta al día, unos 200 g. Ve variando la fruta que consumas, pero escoge la que sea de temporada, a ser posible local. Debemos vivir en armonía con la naturaleza, nos hemos acostumbrado a poder comprar casi cualquier tipo de verdura o fruta que queramos y cuando queramos.

Frutas propias de Europa son: manzana roja, naranja, mandarina, limón, fresas, cerezas, granada, moras, arándanos, chirimoya, uva negra, melocotón, albaricoque, ciruela, sandía, melón.

Frutas de países tropicales son: acaí, noni, guayaba, mango, papaya y piña.

¡Elige alimentos frescos y de temporada! ¡A ser posible ecológicos!

Tus platos deben contener el color del arco iris.
Consume gran variedad de fruta y vegetales.

Consume grasas saludables a diario en forma de aceites, semillas, frutos secos y aguacate

Se recomienda el consumo de grasas saludables a diario teniendo en cuenta que nuestro objetivo es obtener un equilibrio omega 3/omega 6 de 1:1.

Las semillas de lino y de chía y el aceite de lino son la mejor fuente de omega 3, tómalos a diario. En el caso de las semillas de lino, se recomienda una cantidad de entre una y dos cucharadas diarias; de aceite de lino, una cucharada al día. Recuerda que el aceite debe ser ecológico de primera extracción en frío, debe estar envasado en una botella opaca y hay que guardarlo en el frigorífico como máximo un mes desde el momento en que lo abramos. Nunca lo uses para cocinar, consúmelo en crudo.

Se recomienda tomar nueces, avellanas, anacardos, almendras, semillas de girasol y de calabaza. Son fuente de omega 6 saludables y en menor cantidad de omega 3. La cantidad recomendada es de un puñado diario.

Consume semillas germinadas, son brotes de vida donde abundan las proteínas, las vitaminas y los fitoquímicos.

El AOVE nos aporta omega 9 y ácido oleico. Consume unas 4-6 cucharadas al día. El resto de aceites vegetales no son recomendables por su alto aporte en omega 6, salvo el aceite de germen de trigo, que puede usarse en crudo para ensaladas. Evita el aceite de girasol refinado y las margarinas para cocinar, contienen grasas perjudiciales.

El consumo frecuente de aguacate es recomendable por su alto contenido en ácido oleico. El aceite de coco y el de lino de buena calidad pueden ser otras grasas saludables.

Consume a diario especias y aromáticas anticáncer

La principal especia anticáncer que debes añadir en tu alimentación es la **cúrcuma**. Incluye mínimo una cucharadita de postre (5 g) al día mezclada con pimienta negra.

Otras especias y aromáticas que debemos incorporar en nuestras comidas: jengibre, clavo, chile, canela, cardamomo, comino, anís estrellado, perejil, orégano, albahaca, tomillo, romero, cilantro, etc.

Consume cereales y seudocereales integrales a diario

Daremos prioridad al arroz, la quinoa, la avena, la cebada y el trigo sarraceno.

El centeno, el kamut y la espelta son especialmente recomendables en repostería y para elaborar pan, pues son los más horneables. Lo ideal es consumir pan integral con masa madre.

Limita la ingesta de trigo y de maíz por su alto IG y excesiva manipulación de sus semillas.

Da prioridad al consumo de granos enteros. Con menor frecuencia consume pasta y pan. En contadas ocasiones toma bollería y repostería, siempre preparadas con harinas integrales y sin azúcar blanquilla.

Descarta los cereales y harinas refinadas, así como el seitán. Di adiós al pan blanco, a la pasta y al arroz blanco.

Ojo con el pan que nos venden muchas panaderías como integral, pues no suele ser más que pan preparado con harina blanca de trigo a la que se le ha añadido un poco de salvado. Esto no es pan integral, el pan integral está elaborado exclusivamente con harinas integrales.

Consume legumbres 3-5 veces por semana

Las legumbres son una excelente fuente de proteínas y fibra. Combínalas en una misma comida o a lo largo del día con cereales integrales para obtener un completo aporte de proteínas. Por ejemplo: potaje de lentejas con arroz o garbanzos con mijo.

Consume algas 3-5 veces por semana

Son ricas en calcio y hierro, así como en sustancias anticáncer. Añádelas a las ensaladas o en el caldo de cocción cuando cocines legumbres y arroces.

Consume pescado 2-3 veces por semana

Preferiremos el pescado azul al blanco. Consumiendo pescado azul estamos ingiriendo grasas saludables tipo omega 3, muy importantes en la prevención del cáncer. Además, nos aportan la vitamina B_{12} que no encontramos en el mundo vegetal.

Es preferible consumir pescado azul pequeño tipo boquerón, sardina, jurel y caballa por estar menos contaminado por metales pesados. Descarta el atún, el pez espada, el emperador y el salmón.

Puedes consumir pescado blanco, que no se ha relacionado con un incremento del riesgo de padecer cáncer. Es muy digestivo y va a ser un alimento apetecible durante el tratamiento de quimioterapia. Merluza, lenguado y bacalao (sin sal) son los más recomendables.

No tomes pescado de piscifactoría o acuicultura, pues se le alimenta con piensos ricos en omega 6 y se les añade harinas en su alimentación. Busca siempre la etiqueta que indique que el pescado es de pesca extractiva. La dorada y la lubina suelen proceder de piscifactoría, por lo que no te los recomiendo. El salmón también suele ser de piscifactoría, el salvaje es difícil de encontrar.

El marisco no es aconsejable; se ha relacionado su consumo con el cáncer de colon. El marisco puede acumular toxinas venenosas llamadas DSP (Diarrhetic Shellfish Poisonin), como el ácido ocadaico, que pueden ocasionar infecciones gastrointestinales (síndrome DSP) y, además, estimular el crecimiento de los tumores, en especial el cáncer de colon. Estas toxinas se acumulan principalmente en mejillones, ostras, almejas y vieras.

No tomes pescado frito, mejor crudo, al vapor u horneado a baja temperatura. Si tomas conservas de pescado procura comprarlas en tarros de cristal y preparadas con AOVE (en muchas etiquetas sólo indica aceite de oliva y éste puede ser de dudosa calidad).

El pescado se puede congelar. A sus grasas no les afecta el proceso de congelado.

Veamos cuáles son los pescados más contaminados por metales pesados y que, por tanto, debemos evitar[7].

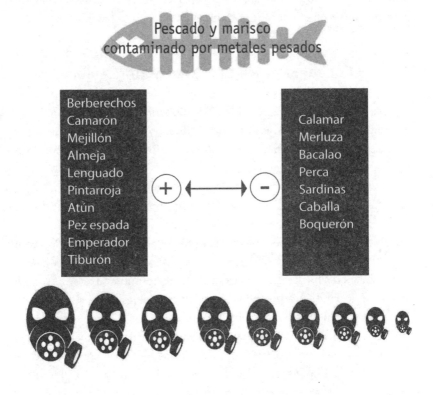

Consume setas 4-5 veces por semana

Las setas estimulan el sistema inmune y van a ayudar a mantener a las células tumorales a raya.

El shiitake, el maitake, el reishi y el champiñón del sol son las especies más estudiadas en la lucha contra el cáncer. Champiñones, boletus, níscalos (o rovellones), setas de cardo, gírgolas, etc., son todos recomendables.

---

7. Olmedo P, et al. Determination of toxic elements (mercury, cadmium, lead, tin and arsenic) in fish and shellfish samples. Risk assessment for the consumers. Environment International. 2013; 53 : 63-72.

Consume huevos 2-3 veces por semana

Los huevos no contienen propiedades anticáncer, pero nos van a aportar proteínas y vitamina B_{12}, E y D. Consume huevos ecológicos, busca en el código del huevo el número 0 al inicio para asegurarte de que son eco. Rechaza los que comiencen por 2 o 3, pues proceden de gallinas infelices que han vivido hacinadas, que se han alimentado de piensos ricos en omega 6 y no han recibido la luz del sol.

La mejor forma de consumirlos es cociéndolos o en forma de revuelto de verduras o tortilla de verduras o setas.

Reduce el consumo de carne. Opta por carnes magras máximo 1-2 veces por semana

Yo no tomo carne, pero para los que queráis seguir comiéndola reducid su consumo a una o dos veces por semana y dad prioridad a las carnes blancas, es decir, la de pollo, pavo y conejo. Intenta que sean de procedencia ecológica, pues la carne convencional es muy inflamatoria. Al consumir carne ecológica estás tomando omega 3, eliminando pesticidas, hormonas y antibióticos extras en tu dieta. Además, participas en un importante alejamiento del sufrimiento animal.

Elimina de la dieta la carne roja y procesada tipo embutido, salchichas, bacón y hamburguesas por su relación con el cáncer de colon.

Para los que me preguntáis por el jamón: si queréis consumirlo, hacedlo de vez en cuando y siempre de bellota y ecológico para evitar los nitratos y consumir grasas saludables.

Evita la carne frita o a la barbacoa. Mejor guisada, estofada o al vapor.

Consume bebidas saludables

- Nuestra principal bebida debe ser el **agua**. ¿Cantidad? La que el cuerpo te pida. Bebe agua cuando tengas sed. Si consumes abundantes vegetales y frutas, sopas, cremas, batidos y zumos caseros, e infusiones, tu cuerpo te va a pedir poca agua. Si, por el contrario, basas tu alimentación en carnes, cereales refinados, productos salados, etc., tu cuerpo te pedirá mucha agua, ya que estos alimentos carecen de ella.

- La segunda bebida que debes consumir es el **té verde** y las **infusiones**. Toma tres tazas de té verde al día.

- Sobre el **café**, hay estudios contradictorios. Unos dicen que puede aumentar el riesgo de padecer cáncer y otros que nos protege frente a él. Parece que la diferencia se encuentra en el proceso de cultivo, manipulación y preparación del café. El grano de café es rico en vitamina B_2 y una buena fuente de antioxidantes, como el ácido clorogénico, el ácido quínico, el cafestol, el kahweol y el N-metilpiridinio.

  El problema del café muchas veces es el acompañamiento: azúcar, leche condensada, nata, leche entera, whisky, etc.

  Puedes tomar una taza de café al día, pero ten en cuenta estas recomendaciones:
  - Rechaza el café torrefacto (el que sirven en cafeterías lo es habitualmente). No le añadas leche entera ni azúcar.
  - Elige café de tueste natural en grano con olor a café. Muélelo en casa con un molinillo, y si deseas añadirle algo más, mejor leche vegetal y estevia como endulzante. El café debería tener un olor y un sabor fresco, no rancio. Si el café no tiene un aroma agradable, lo más probable es que esté rancio o sea de mala calidad.
  - No utilices una cafetera con filtros, pues estos suelen estar tratados con blanqueantes. Usa mejor una cafetera de acero inoxidable o hierve el café con agua.
  - Elige café ecológico siempre que sea posible.
  - Es mejor el café café que el descafeinado. El descafeinado contiene menos antioxidantes.
  - También puedes consumirlo en forma de grano verde y hacer infusiones.

- Si lo deseas, puedes tomar **vino tinto**. La dosis adecuada es una copa al día en mujeres y dos en hombres. Para conseguir el aporte óptimo de resveratrol, es preferible consumir mucha uva negra en temporada, en lugar de vino.

- La **cerveza** puede consumirse en la misma cantidad que el vino. No nos va a aportar propiedades anticáncer, pero tampoco hay estudios que demuestren que sea perjudicial si su consumo es muy moderado. Personalmente, no tomaría otra bebida alcohólica que no fuese vino, pero sé que en ocasiones a los que seguimos esta alimentación saludable nos consideran «bichos raros» y no sabemos qué tomar cuando salimos con los amigos. Como hemos comentado antes, las mejores bebidas son el agua y el té verde. Cuando salgas fuera de casa, puedes tomar zumos naturales frescos, en España es fácil encontrar zumo de naranja en la mayor parte de los bares y restaurantes; si no, vino tinto y, en último lugar, cerveza.

- Olvídate de los zumos industriales, bebidas gaseosas y azucaradas, bebidas para deportistas, aguas aromatizadas y bebidas con alta graduación alcohólica (licores, whisky, ron, vodka, etc.).

¿Qué alimentos no incluimos?

No incluyo lácteos en nuestra dieta por haberse relacionado su consumo con el cáncer de próstata[8] y por existir, al parecer, cierta relación con el cáncer de ovario y endometrio. También se ha observado que las personas con intolerancia a la lactosa que consumen lácteos y derivados tienen más riesgo de padecer cáncer de ovario, pulmón y mama que aquellos que no los consumen. Se estima que el 65 % de la población mundial adulta es intolerante a la lactosa sin saberlo; en el caso de España, el 54 %.

La intolerancia a la lactosa puede cursar con síntomas inespecíficos a nivel digestivo, como náuseas, dolor abdominal, retortijones o espasmos, hinchazón y distensión abdominal, gases y flatulencias, diarrea, heces pastosas y flotantes, vómitos y enrojecimiento perianal; y, a nivel sistémico, pueden experimentarse síntomas como fatiga, cansancio, dolores en extremidades, problemas cutáneos, alteraciones de la concentración, nerviosismo, trastornos del sueño, etc.

Se ha comprobado que las personas con intolerancia a la lactosa que no consumen leche ni derivados tienen menos cáncer que aquellas que presen

---

8. Melnik BC, et al. The impact of cow,s milk-mediated mTORC1-signaling in the initiation and progression of prostate cancer. Nutrition & Metabolism 2012, 9:74.

tan esta intolerancia y siguen consumiendo lácteos[9]. Mucha gente padece síntomas de intolerancia a los lácteos, por ejemplo, gases o pesadez cuando toman un vaso de leche, pero como tienen tan inculcado que la leche es buena, siguen consumiéndolos. Escucha a tu cuerpo y tú mismo notarás si toleras bien los lácteos o no.

Aunque también hay que señalar que no todos los estudios apuntan a que la leche esté relacionada con el cáncer, de hecho existen investigaciones que informan de que el yogur puede protegernos del cáncer de colon. Si observas la naturaleza, podrás comprobar que ningún animal toma leche después del destete, salvo el humano. Las proteínas lácteas, según algunos estudios, tienen una fuerte relación con algunas patologías, como alergias respiratorias (asma), acné, mucosidades, algunas enfermedades autoinmunes y cáncer. La ingesta de proteínas lácteas aumenta los niveles de IGF-1. En ocasiones se recomienda consumir lácteos por su aporte de calcio, argumentando que es el único que se absorbe bien. El calcio de los lácteos se absorbe en un 32,1 %; en cambio, el calcio del brócoli se absorbe en un 61,3 %; el de la coliflor, en un 68,6 %; el de la col rizada, en un 49,3 %, y el del sésamo, en un 20,8 %, según los datos publicados por la Asociación Americana de Dietética. Otro argumento en contra del consumo de leche es la gran prevalencia de intolerancia a la lactosa, el azúcar de la leche, entre la población mundial. No estamos diseñados para tomar leche después del destete. Si deseas consumir lácteos ocasionalmente, es mejor que elijas productos fermentados, como yogur, kéfir o queso que procedan de cabra u oveja, dado que sus proteínas son más similares a las de la leche materna. Al igual que la carne, procura que sean de ganadería ecológica. Cómpralos sin saborizantes y sin edulcorar y, si lo deseas, añádeles tú un endulzante saludable.

- Elimina las harinas refinadas, el arroz, el pan blanco, el azúcar blanco, la pastelería y la bollería industrial de tu alimentación.
- Di *no* a los alimentos procesados y precocinados, así como a *snacks* y aperitivos salados.
- Evita la margarina, las grasas hidrogenadas y los aceites refinados.
- Elimina las carnes rojas y los embutidos. Limita el consumo de carnes blancas.

9. Ji, Sundquist J, Sundquist K. Lactose intolerance and risk of lung, breast and ovarian cancers: aetiological clues from a population-based study in Sweden. Br J Cancer. 2015 Jan 6;112(1):149-52.

¿Dieta vegana, piscivegetariana u omnívora? ¿Cuál es la naturaleza del ser humano?

La alimentación de los animales omnívoros (osos, jabalíes, chimpancés, etc.) se basa en leche materna durante la lactancia, vegetales, semillas, raíces, frutas y productos animales de forma ocasional (huevos, pescado o pequeñas criaturas). Estos animales no toman leche de otra madre que no sea la suya. El humano es el único animal que sigue tomando leche después del destete. ¿Has visto a algún león adulto chupando de la teta de una vaca? La alimentación de los omnívoros es principalmente vegetariana, con un consumo ocasional de proteína animal. Nuestras características físicas indican que así es como debería ser nuestra alimentación.

Nuestros dientes y nuestro intestino están diseñados para una alimentación omnívora. El intestino por su tamaño, forma y estructura presenta un aspecto intermedio entre carnívoros y herbívoros. Nuestros colmillos son pequeños, al contrario de los de los carnívoros, y tenemos abundantes molares, que son prácticamente iguales que los de otros omnívoros.

Hasta los tiempos documentados más remotos, la historia arqueológica indica claramente que los humanos mantenían una dieta omnívora que incluía la carne. Nuestros ascendientes fueron cazadores y recolectores desde el principio. Al comenzar la domesticación de las fuentes alimentarias, incluyeron tanto animales como plantas.

En nuestra dieta anticáncer vamos a intentar respetar y vivir en armonía con la naturaleza consumiendo los alimentos que nos ofrece la madre tierra de forma natural (recuerda que la pizza no crece en los árboles). Vamos a respetar nuestra naturaleza omnívora, y tal como hacen los omnívoros vamos a priorizar la alimentación vegetal y a otorgar un pequeño papel a la proteína animal, le daremos la importancia justa para asegurarnos un buen aporte de vitamina B_{12}. Con una dieta piscivegana estaríamos cubriendo nuestras necesidades nutricionales al 100 %, y tomando una auténtica dieta anticáncer, pues sólo basaríamos nuestra alimentación en los alimentos anticáncer. En la alimentación anticáncer, los huevos y la carne son opcionales y deben añadirse en pequeñas cantidades.

Como ya hemos dicho en este libro, las personas que más vegetales y frutas consumen son las que menos cáncer padecen. Por el contrario, el consumo de grasas y proteína animal en altas cantidades se ha asociado a un aumento del riesgo de padecer cáncer. Consumir más de 80 g de carne roja al día incrementa de forma significativa nuestro riesgo de padecer cáncer de colon. En el Estudio de China, el doctor Campbell demostró que las dietas hiperproteicas que implican un alto consumo de carne y lácteos predisponían a padecer cáncer.

En resumen, nuestra alimentación debe ser predominantemente vegetal con consumo de cantidades limitadas de pescado y huevo y muy, muy poca o nula carne.

La alimentación del europeo medio es rica en azúcar, carne, grasas saturadas y grasas trans, así como en alimentos refinados y procesados. Los vegetales brillan por su ausencia.

En la alimentación anticáncer vamos a reducir el consumo de carne y charcutería, el de materias grasas, productos lácteos y alimentos azucarados y refinados. Vamos a multiplicar e incluso cuadriplicar el consumo de vegetales, frutas, legumbres y cereales integrales. Vamos a dar prioridad a las proteínas vegetales frente a las de origen animal, a reducir el aporte de hidratos de carbono de absorción rápida y a sustituirlos por los de absorción lenta, vamos a aumentar el consumo de fibra y a reducir el aporte de grasa animal.

¿Tenemos que ser vegetarianos para seguir una alimentación anticáncer?

No. No es obligatorio abandonar el consumo de carne y pescado, pero sí debemos limitar la carne. Como ya hemos visto, comemos demasiada carne y esto es poco beneficioso para nuestra salud. La dieta vegetariana es muy saludable y, de hecho, se ha demostrado que los vegetarianos viven más y sufren menos enfermedades crónicas. Pero, ojo, no todos los vegetarianos siguen una dieta sana y equilibrada. Puedes no comer proteína animal, lo cual está bien, pero si basas tu dieta en el consumo de pan blanco, pasta, galletas, pizza y patatas fritas, te sentirás cansado, aumentarás de peso y enfermarás. Un omnívoro con una dieta variada puede alimentarse mejor que un vegetariano devorador de pan blanco y bollería.

Lo importante no es ser o no vegetariano, sino comer de forma saludable, añadiendo a tu alimentación los alimentos anticáncer y eliminando en la medida de lo posible los alimentos poco saludables.

Comer una dieta vegetariana se ha asociado con un menor riesgo de cáncer colorrectal en comparación con los no vegetarianos[10]. La alimentación está muy relacionada con este cáncer. La carne roja está vinculada a un mayor riesgo y los alimentos ricos en fibra dietética se han asociado a un menor riesgo. En un estudio con 77.659 participantes se detectaron 380 casos de cáncer de colon y 110 casos de cáncer de recto, y se estudió la alimentación de los participantes en relación con este tipo de cáncer. En comparación con los no vegetarianos, los vegetarianos presentaban un 22 % menos de riesgo de padecer todos los cánceres colorrectales, un 19 % menos de riesgo de cáncer de colon y un 29 % menos de riesgo de cáncer rectal.

Y si nos centramos en el tipo de alimentación vegetariana concreta, los veganos, con respecto a los no vegetarianos, tenían un 16 % menos de riesgo de cáncer colorrectal, un 18 % menos los ovolactovegetarianos, un 43 % menos los piscivegetarianos (comen pescado) y un 8 % menos los semivegetarianos (comen carne y pescado, pero poca cantidad). Por tanto, parece que **lo ideal** es la **alimentación piscivegetariana**, que es la que os proponemos aquí.

Reducción del riesgo de cáncer de colon según la alimentación

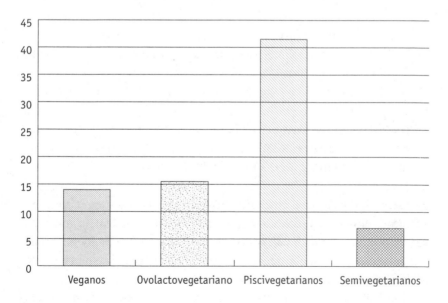

10. Orlich MJ, et al. Vegetarian Dietary Patterns and the Risk of Colorectal Cancers. JAMA Internal Medicine, 2015. doi: 10.1001/jamainternmed.2015.59.

Recomendaciones para una dieta vegana: la vitamina B_{12} y las proteínas

Para quienes por motivos de salud o ética optéis por una dieta vegana, debéis tener en cuenta una sola recomendación: obtener un adecuado aporte de vitamina B_{12}.

La dieta vegana se basa en el consumo exclusivo de alimentos de origen vegetal, eliminando pescado, carne, huevos y lácteos.

Como los fitoquímicos se encuentran en el mundo vegetal exclusivamente, esta dieta va a ser la que más sustancias con propiedades anticáncer nos aporte. El problema de esta alimentación viene derivado del posible déficit de B_{12} que nos puede suponer seguirla durante mucho tiempo. En veganos se recomienda tomar un suplemento de B_{12}, sobre todo en el caso de niños, embarazadas y personas enfermas.

Para obtener el beneficio pleno de una dieta vegana, quienes la sigan deben cumplir con uno de los siguientes puntos:

- Consumir alimentos enriquecidos dos o tres veces al día para obtener al menos tres microgramos (mcg o µg) de B_{12} diarios, o bien
- tomar un suplemento de B_{12} diario que proporcione al menos 10 microgramos, o bien
- tomar un suplemento de B_{12} semanal que proporcione al menos 2.000 microgramos.

¿Podemos estar bien nutridos con proteínas vegetales? ¿Necesitamos combinar las proteínas vegetales entre sí o con otros alimentos?

El cuerpo humano puede obtener todos los aminoácidos esenciales de la variedad natural de proteínas vegetales ingeridas cada día sin tener que tomar grandes cantidades de proteínas. Los alimentos vegetales tienen pocas proteínas, pero las que tienen son de verdadera calidad, aunque su valor biológico no sea tan alto como la proteína animal.

Para que las proteínas puedan cumplir sus funciones y formar nuevas proteínas, debemos ingerirlas acompañadas de fibra, agua y potasio. Esta condición se cumple en las proteínas vegetales, pero no en las animales. Los alimentos animales carecen de fibra, tienen un exceso de sodio y un déficit de potasio y agua.

Las proteínas animales son de difícil digestión, y su metabolización y asimilación crea muchos residuos (urea, creatinina y ácido úrico) que nuestros riñones tienen que eliminar realizando un sobreesfuerzo. Además, habitualmente la carne se consume frita o asada en barbacoa, lo que hace que se generen más productos tóxicos durante su digestión. Se ha asociado un alto consumo de proteínas cárnicas elaboradas con un aumento de cáncer de páncreas, colon y mama, entre otros.

El hecho de que no todas las proteínas vegetales contengan los ocho aminoácidos esenciales en proporciones ideales no significa que, si somos veganos, en una misma comida tengamos que combinar proteínas para comer todos los aminoácidos esenciales. Llevando una alimentación variada a lo largo del día, obtendremos los aminoácidos esenciales necesarios para sintetizar proteínas.

Es raro que una persona se alimente exclusivamente de un solo alimento. No acostumbramos a desayunar, comer y cenar lentejas. Si lo hiciéramos, tendríamos un déficit de metionina. Lo habitual es que nuestra dieta sea variada, pero si sólo comiéramos lentejas a lo largo del día y las comiéramos con verduras y algas, ya tendríamos cubiertas todas las necesidades de proteínas. Si comiésemos carne sin grasa en el desayuno, almuerzo y cena, no tendríamos déficit de proteínas, pero seguro que sentiríamos cansancio y fatiga y saturaríamos hígado y riñones. Y si, además, esta carne fuese grasa, tendríamos déficit de aminoácidos esenciales.

Si miramos hacia nuestra cultura, la cocina tradicional de nuestras abuelas ha sabido complementar muy bien las proteínas vegetales sin estar pendientes de cuál era o no el aminoácido limitante. La cocina mediterránea tiene una representación estupenda de buena combinación proteica en los potajes de verduras y legumbres. Los potajes de la dieta mediterránea se cocinan utilizando una gran variedad de verduras, una legumbre y un puñadito de arroz. Aquí tenemos una perfecta combinación de proteínas en un solo plato. Pero, como os he dicho, no tenemos que estar pendientes de combinar proteínas en un solo plato, ya las obtendremos a lo largo del día.

La proteína vegetal puede satisfacer los requerimientos proteicos siempre que se consuma una variedad de alimentos vegetales y se cubran las necesidades calóricas. La Asociación Americana de Dietética afirma que las proteínas vegetales pueden aportar por ellas mismas las cantidades adecuadas de aminoácidos esenciales y no esenciales, no siendo necesario consumir proteínas complementarias en la misma comida. Habitualmente, no comemos un solo alimento a lo largo del día, sino que consumimos varios alimentos que, por tanto, contienen diferentes proteínas. Con esto es suficiente para conseguir un aporte completo de aminoácidos y poder formar nuevas proteínas.

La quinoa es una proteína vegetal ideal, contiene todos los aminoácidos esenciales y, además, en proporciones equilibradas similares a la carne, y contiene un 15 % de proteínas. De hecho, en la NASA, la quinoa se usa para hacer fórmulas de comida concentrada para los astronautas. Posee además hidratos de carbono y su IG es bajo, lo que la convierte en un alimento ideal.

También contienen todos los aminoácidos esenciales en buenas proporciones los pistachos, la soja, los garbanzos, la levadura de cerveza, la remolacha y la espirulina.

La alimentación vegana puede ser completa y saludable teniendo en cuenta estas pequeñas recomendaciones.

¿Cuál es la alimentación ideal? Mi opinión. Apostemos por una alimentación altamente vegetal

Si no entramos en motivos éticos, la alimentación ideal sería la **piscivegana**, una alimentación en la que se consumen vegetales en abundancia añadiendo pescado, pero no otras proteínas animales. Con esta alimentación tendríamos cubierto el aporte de B_{12}, constituiría una alimentación basada en los alimentos anticáncer y muy muy rica en fitoquímicos, fibra y vitaminas, así como pobre en radicales libres y tóxicos.

En este libro encontrarás básicamente recetas veganas a las que añadiremos algunas recetas con pescado tanto azul como blanco.

En mi caso, sigo una alimentación vegana al 90 %, pero dos o tres veces al mes consumo pescado y en ocasiones queso de cabra fresco (lo reconozco, no he podido superar la adicción al queso que produce la caseomorfina).

¿Es la alimentación anticáncer deficitaria en minerales o vitaminas?

Vamos a clasificar la alimentación anticáncer ideal como piscivegana (pero te recuerdo que, si lo deseas, puedes añadir carne y huevo en pequeñas cantidades). Habrá quien piense que si reducimos el consumo de carne y lácteos vamos a tener un insuficiente aporte de hierro y calcio. Pero no tengáis miedo, si vuestra dieta es variada, vais a tomar tanto hierro y calcio como cualquier devorador de carne y lácteos.

El calcio

Si tomamos alimentos ricos en calcio de origen vegetal, el aporte de este mineral será superior al que pueda obtener cualquier persona que consuma abundantes lácteos, pues el calcio de origen vegetal es más biodisponible que el de la leche. El pescado azul pequeño, si tomamos sus espinas, también es una buena fuente de calcio.

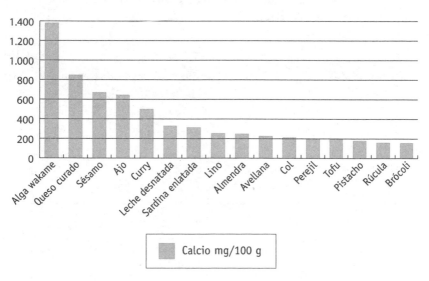

Alimentos ricos en calcio

Fuente: Base de datos española de composición de alimentos. http://www.bedca.net.

Las especias son especialmente ricas en calcio, añádelas a tus platos a diario.

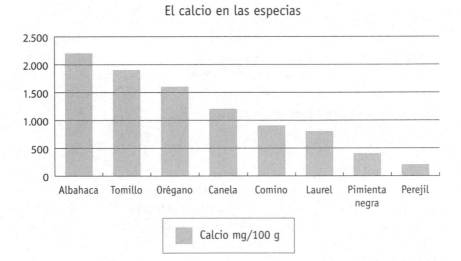

El calcio en las especias

¿Cómo cubrir las necesidades diarias de calcio si no tomamos leche?

Tenemos la falsa creencia de que si no tomamos leche sufriremos osteoporosis y una deficiencia de calcio. Vamos a ver si esto es verdad y cuáles son nuestras necesidades diarias de calcio.

Necesidades diarias de calcio Edad	Dosis diaria de referencia (DDR) mg/día
0 a 12 meses	525
1 a 3 años	350
4 a 6 años	450
7 a 10 años	550
11 a 18 años, hombre	1.000
11 a 18 años, mujer	800
19 + años	700-800
Mujeres lactantes	1.250

Estas recomendaciones están pensadas para un tipo de dieta que tiene en los lácteos su principal fuente de calcio, y teniendo en cuenta que el calcio de los productos lácteos tiene una absorción de alrededor del 30-32 %. En países donde la principal fuente de calcio no son los lácteos, las recomendaciones son, por lo general, inferiores. Por ejemplo, en Japón, la DDR es de 600 mg, incluso en mayores de 70 años.

Para alcanzar estos requisitos han de tenerse en cuenta diferentes factores, tales como el nivel de absorción del calcio, los niveles de vitamina D en sangre, el estrés y la práctica de ejercicio físico.

NIVEL DE ABSORCIÓN DE CALCIO EN ALIMENTOS DE ORIGEN VEGETAL

Hortalizas de hoja verde oscura	50-70 %
Leche	32 %
Almendras	21 %
Legumbres	17 %
Espinacas cocidas	5 %

FUENTES DE CALCIO Y CANTIDAD ABSORBIDA

ALIMENTO	Contenido en calcio por 100 g (mg)	Fracción absorbible	Cantidad de calcio absorbida (mg)
Leche de vaca	125	32,1 %	40,1
Leche de soja fortificada	125	32,1 %	40,1
Alubias blancas	102,7	17 %	17,4
Brócoli	49,2	52,6 %	25,8
Col rizada	72,3	58,8 %	42,5
Tofu hecho con sales de calcio	204,7	31 %	63,4

Bok choy (col china)	92,9	53,8%	49,9
Zumo de naranja	125	50%	62,5
Almendras	285,7	21,2%	60,5
Semillas de sésamo	132,1	20,8%	27,4
Coliflor	27,4	68,6%	18,7
Repollo, berza	33,3	64,9%	21,6
Sardina fresca	153	29,4%	34,7

Fuente: http://ajcn.nutrition.org/content/59/5/1238S.full.pdf.

¿Cómo cubrir las necesidades de calcio?

300 mg de calcio	200 mg de calcio	100 mg de calcio	75 mg de calcio	50 mg de calcio
1 vaso de zumo de naranja	½ taza de berza, acelgas o espinacas	½ taza de col rizada, brócoli, hojas de nabo	½ taza de tempeh	½ taza de legumbres
1 vaso de bebida vegetal rica en calcio	½ taza de tofu		2 cucharadas de tahín o crema de almendras	1 naranja
			200 g de sardinas	2 cucharadas de almendras

Para cubrir las necesidades, incluye en tu alimentación vegetales de hoja verde, frutos secos y semillas, y si no estás en tratamiento de mama, tofu y tempeh. Recuerda añadir algas y aromáticas en tus guisos. Si tomas pescado azul pequeño, tendrás un extra de calcio.

El hierro

Las fuentes de hierro vegetal también son muy abundantes, pues los vegetales son ricos en hierro, en especial las hojas verdes. El hierro procedente de la carne se absorbe más que el de origen vegetal, pero la absorción de hierro procedente de los vegetales aumenta en presencia de vitamina C o de algún alimento fermentado.

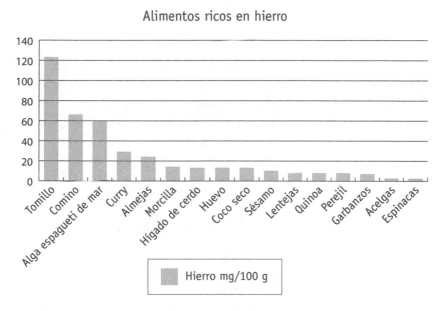

Fuente: Base de datos española de composición de alimentos. http://www.bedca.net.

La **alimentación anticáncer** es muy rica en **fibra**, **omega 3**, **magnesio**, **vitaminas C, E y folatos**, nutrientes todos muy importantes en la lucha contra el cáncer. Es también especialmente rica en **fitoquímicos**, sustancias imprescindibles en la prevención del cáncer; sin embargo, la alimentación convencional es pobre en estos compuestos.

EL PLATO ANTICÁNCER: PLANIFICACIÓN DE DESAYUNOS, ALMUERZOS Y CENAS

El típico plato de nuestra dieta actual suele estar compuesto por una gran pieza de carne o pescado y una pequeña porción de verduras o patatas como guarnición o acompañamiento. En nuestra alimentación anticáncer vamos a cambiar las tornas: predominará el vegetal sobre el resto de alimentos. Conformaremos nuestro plato con una gran ración de vegetales, que acompañaremos con cereales integrales y/o legumbres. De forma opcional, podemos acompañar con una pequeña porción de pescado, carne o huevo. La proteína animal nunca equivaldrá a más de un tercio del plato.

Plato habitual en la alimentación occidental

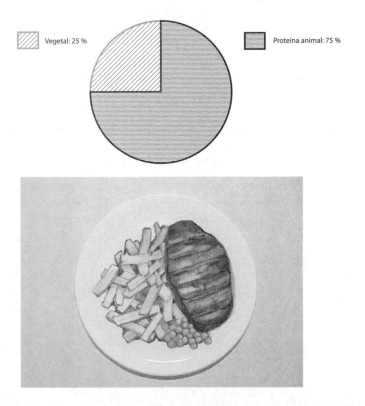

Vegetal: 25 % Proteína animal: 75 %

El plato anticáncer

Proteína animal: 25 %   Vegetal, legumbre, cereal: 75 %

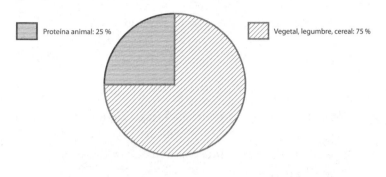

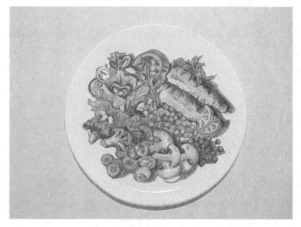

¿Qué almuerzo?

Nuestros almuerzos deben empezar con algo crudo, sobre todo en verano, y después un plato cocinado o al vapor o a baja temperatura donde los vegetales sean los protagonistas. Debemos variar los vegetales elegidos para confeccionar nuestras recetas, recuerda que cuanto más variada y colorida sea nuestra alimentación, más fitoquímicos contendrá. A medio día mejor introducir el cereal integral. Procura añadir un alimento fermentado tipo chucrut o aceitunas, esto ayudará a hacer la digestión.

Ensalada, gazpacho, zumo o batido verde*

o

Un plato de caldo, sopa o crema de verduras en invierno

+

Plato cocinado donde las verduras sean las protagonistas

Si eres vegetariano: 50-60 % de vegetales, 30-40 % de cereal integral y/o legumbre, 10 % de semillas, algas y frutos secos

Si eres omnívoro: 20 % de proteína animal, 70 % de vegetales, 10 % de semillas, algas y frutos secos

*Si tienes molestias digestivas sáltate el plato crudo y comienza con la sopa o crema.

¿Qué ceno?

La cena podría consistir en:

Crema o sopa de verduras: reconfortan, relajan, dan dulzor y ayudan a dormir mejor. Le puedes añadir semillas de sésamo, lino, calabaza, etc.

+

Un plato de verdura al vapor, salteada o hervida brevemente acompañada por un poco de proteína, puede ser pescado, huevo o legumbres.

¿Qué desayuno?

En la alimentación anticáncer vamos a empezar el día con un buen desayuno cargado de sustancias beneficiosas para nuestro organismo. Elegiremos un desayuno que nos cargue de energía y vitalidad, pues esta comida es la más importante del día. Recuerda el refrán que dice: «Desayuna como un rey, almuerza como un príncipe y cena como un mendigo».

El desayuno habitual suele estar compuesto por café con leche y bollería o tostada de pan blanco o de molde con mantequilla y mermelada, o bien cereales refinados y azucarados con leche. Este tipo de desayuno es rico en azúcares, grasas trans y contiene un alto IG. Vamos a cambiar este desayuno por opciones más saludables:

- Fruta fresca abundante: 3-4 piezas o zumo verde con fruta.
- Batido verde.
- Zumo depurativo o limonada.
- Desayuno anticáncer (ver receta).
- Muesli de cereales o granola.
- Crema de cereales integrales.
- Yogur vegetal o de cabra con fruta.
- Tostada integral de espelta o centeno (mejor pan con levadura madre) con AOVE y tomate o paté vegetal.

Desayuno tradicional	Cambiamos por...
Café con leche y bollería	Té verde y fruta fresca
Zumo industrial	Zumo verde o batido verde o limonada
Cereales refinados y azucarados	Desayuno anticáncer: muesli, granola o crema de cereales
Tostada de pan blanco y mantequilla o paté/foie	Tostada integral de espelta o centeno con aceite y tomate o paté vegetal o crema de cacao
Yogur aromatizado y azucarado	Yogur natural de cabra o vegetal con fruta

En mi libro *Mis recetas de cocina anticáncer* y en el blog tienes recetas para elaborar estos deliciosos y nutritivos desayunos.

Sería ideal empezar el día con un batido, zumo verde o limonada y a continuación tomar el desayuno anticáncer. De esta forma empezaríamos el día cargados de clorofila y omega 3 y se estaría creando un terreno adverso para el desarrollo del cáncer.

Si durante el desayuno tomamos cereales, la CG con la que empecemos el día será moderada. Para rebajarla añade semillas de lino, frutos rojos o canela.

Recetas para desayunos

Desayuno anticáncer

Ingredientes (para 1 persona)
2 cucharadas de semillas de lino, 1 cucharada de semillas de sésamo, girasol o calabaza, 50 g de copos de avena, 1 manzana roja, 1 puñado de nueces, 2 orejones de albaricoque, 1 cucharada de aceite de lino, ½ cucharadita de canela, leche vegetal de avena o almendra.

Preparación
1. Muele las semillas. Trocea la manzana y los albaricoques.
2. En un cazo calienta a fuego lento durante 5 minutos los copos de avena con la leche vegetal al gusto y los albaricoques. Se trata solo de templar, no deben hervir. A mí me gustan calentitos los copos y los albaricoques, pues aumenta su dulzor, son más digestibles y reconfortan más. Pero si te gustan fríos, estupendo.
3. Añade todos los ingredientes en un bol, salvo el aceite, y tritura. Por último, agrega el aceite de lino y emulsiona bien. Rectifica la cantidad de leche vegetal, ésta dependerá de la consistencia que te guste encontrar en tu crema.

Crema de cereales para el desayuno

Cocina, hirviéndolo, una parte del cereal elegido por seis de agua durante 1½ horas. Puedes añadir leche vegetal si lo quieres dulce, o cocinar con verduras y cúrcuma si lo deseas salado.

Los **zumos y batidos de frutas y vegetales** son otra opción. Por su importancia les dedicaremos un capítulo.

Tentempiés y meriendas

El té verde puede interferir en la absorción del hierro, por lo que sería conveniente tomarlo fuera de las comidas, separado de éstas al menos una hora. Es el tentempié ideal para las mañanas. La infusión de té verde puede potenciarse añadiendo hojas de estevia y aromatizándolo con canela, manzana, clavo, cardamomo, cúrcuma o anís estrellado. Veremos en el apartado de recetas cómo preparar una infusión anticáncer de forma que podamos extraer el máximo número de catequinas posibles procedentes del té verde.

Además de té, podemos tomar fruta fresca y un puñado de frutos secos. También podemos tomar un tentempié a base de granola y, por qué no, una tarta de frutos secos y semillas, unas brochetas de fruta y chocolate o unas bolitas de coco y naranja como las que encontrarás en el blog.

¿Y los dulces? ¿Cuándo?

De vez en cuando puedes darte un capricho. En esta alimentación no pretendemos ser «talibanes» y privarte de esos pequeños caprichos dulces que nos hacen liberar endorfinas y sentir un inmenso placer degustándolos. Pero no vamos a darnos caprichos basados en azúcar y harinas refinadas que no producen más que un placer transitorio, te aportan calorías vacías y crean adicción. Nosotros vamos a preparar platos dulces y postres saludables eliminando alimentos perjudiciales y cambiándolos por endulzantes naturales, fruta, semillas, harinas integrales y grasas saludables.

Podemos disfrutar de unas gominolas de fruta, de unos refrescantes polos o helados, de unos *cupcakes* de chocolate o de un bizcocho de cacao, pero hechos con ingredientes saludables.

Sin embargo, tendremos siempre en cuenta que éstos son pequeños caprichos, que el plato fuerte de nuestra alimentación deben ser los vegetales cocinados de forma saludable. Y que es preferible tomar fruta fresca a un bizcocho, por mucha harina integral y endulzante natural que contenga.

En esta alimentación no queremos privarte de nada, sólo vamos a elaborar versiones más saludables de los platos convencionales.

¿Qué como fuera de casa?

Cuando comemos fuera de casa, se nos presenta un gran dilema, pues al sentarte a comer, en la mayoría de los restaurantes la carta suele estar cargada de frituras y platos de carne o elaborados con harinas refinadas, tipo pasta o pizza, mientras que los vegetales suelen ser escasos.

Cuando comas fuera de casa, busca previamente información sobre los restaurantes disponibles en la ciudad donde vayas a comer. Suele ser una buena opción visitar restaurantes vegetarianos, aunque tu alimentación no sea 100 % vegetariana. Los cocineros de estos restaurantes suelen estar concienciados y apuestan por una alimentación saludable, por lo que en la carta suele haber una amplia lista productos naturales y se suelen utilizar métodos de cocción suaves. Los fritos y refinados tienen poca presencia en estas cartas; tampoco se encuentran verduras a la brasa entre sus sugerencias. Ya hay varios restaurantes en España que ofrecen alimentos ecológicos y una amplia gama de zumos, batidos y platos crudos.

Si acudes a comer a un restaurante convencional, decántate por las ensaladas, pide que sólo contengan productos frescos (lechuga, tomate, pepino, pimiento, zanahoria rallada) y que excluyan alimentos enlatados (maíz cocido, zanahoria envasada, atún en lata…). Los aliños convencionales suelen contener azúcar, grasas y nata, alíñala simplemente con aceite de oliva, vinagre y limón. También puedes elegir una crema de verduras o un guisado de legumbres como entrante. Como plato principal, opta por el arroz con verduras o la pasta con tomate y verdura (mejor integral). Si te decantas por un plato de carne o pescado, que no sea frito, rebozado o a la brasa o la barbacoa. Mejor al horno, a la plancha o estofado. Pide que la guarnición sea una abundante ración de verduras, en vez de las tradicionales patatas fritas. No acompañes la carne ni el pescado con salsa, éstas suelen estar cargadas de grasas y aditivos. Si les explicas cuáles son tus alimentos favoritos, la mayoría de los cocineros accederán a prepararte un plato saludable, aunque parezcas «un rarito» que prefiere tomar lechuga a un chuletón ensangrentado con humeantes gotas de grasa. Yo suelo pedir que me preparen un salteado de verduras y setas.

Para mí, la mejor opción cuando vamos a comer fuera de casa es llevarme mi propia comida preparada y así evitar problemas. En un recipiente de cristal lleva tu comida y prepara platos que no necesiten ser recalentados. El cuscús de verduras, las ensaladas de legumbres, arroz o pasta integral acompañadas de pescado azul o huevo cocido son una buena opción. También puedes llevar contigo gazpachos y batidos verdes en botellas de cristal.

La cocina anticáncer no sólo sirve para prevenir el cáncer, sino para cualquier enfermedad, pero especialmente aquellas más prevalentes en nuestra sociedad, como la diabetes, el síndrome metabólico, la obesidad, el sobrepeso, la hipercolesterolemia, el llamado hígado graso, las enfermedades inflamatorias como la artritis, la enfermedad inflamatoria intestinal, la gingivitis, etc.; y también para las candidiasis, los sofocos de la menopausia o la infertilidad, entre otros trastornos. Es simplemente una alimentación saludable. No se trata de una dieta ni de un régimen a seguir durante unos meses, es un estilo de vida que pretendemos mantener y que nos ayudará a gozar de buena salud y a conseguir el peso ideal sin contar calorías ni hacer esfuerzos excesivos.

BATIDOS Y ZUMOS VERDES:
FUENTE DE CLOROFILA, FUENTE DE VIDA

Gracias al proceso de fotosíntesis, las plantas transforman la luz del sol en el mejor alimento que podemos consumir: la clorofila. La clorofila permite a las plantas crecer y brotar llenas de vida, es vida en estado puro, es luz solar licuada y puede ayudar en la prevención y tratamiento de muchas enfermedades, entre ellas el cáncer. La clorofila es el mejor nutriente que nos ofrece la naturaleza y podemos consumirlo en altas concentraciones a través de los vegetales de hoja verde.

Gracias a la clorofila la planta transforma la energía del sol en nutrientes: calcio, fósforo, zinc, yodo, magnesio, hierro, cobre, vitaminas C, A, B y K, omega 3, etc. La clorofila es un gran antioxidante, estimula el desarrollo de la flora intestinal «buena», aumenta la oxigenación sanguínea, estimula el sistema inmune, previene el estreñimiento al aumentar la motilidad intestinal, tiene efecto bactericida y viricida, es antiinflamatoria y sedante del sistema nervioso, y elimina los dañinos radicales libres gracias a su efecto antioxidante. Durante el cáncer es importante consumir mucha clorofila para así oxigenar la sangre y estimular el sistema inmune. Para ello nada mejor que tomar zumos y batidos verdes preparados con todas las hojas verdes que encuentres: lechuga, escarola, perejil, espinacas, acelgas, diente de león, berros, canónigos, rúcula, hojas de remolacha, zanahoria, rábanos, etc. Sí, has leído bien, las hojas de las zanahorias y demás vegetales nunca deben tirarse, úsalas para preparar ricos zumos y batidos. Siempre que puedas compra hojas verdes de agricultura ecológica.

Conforme la planta madura, pierde su color verde y los niveles de clorofila disminuyen, por lo que debemos dar preferencia a las verduras frescas y de color verde intenso.

A la hora de elegir una lechuga, es mejor optar por las variedades hoja de roble o maravilla que por la iceberg, pues las primeras son más verdes.

Podemos tomar hojas verdes en ensaladas, zumos y batidos, pero quizá la mejor opción sea la de los batidos, pues con ellos es más fácil romper las paredes celulares y obtener el máximo número de nutrientes (incluso aminoácidos). Con las ensaladas tendríamos que masticar concienzudamente para obtener el mismo beneficio.

Batidos verdes

¿Qué son los batidos verdes?

Muchos no habréis oído hablar hasta hoy de los batidos verdes. Pues bien, te presento una sencilla receta que puede cambiar tu vida: los batidos verdes. Consisten en batir hojas verdes, con fruta y agua. Algo muy sencillo que aportará múltiples beneficios a tu organismo.

¿Qué nos aportan?

Los batidos verdes son una importante fuente de:

- Clorofila.
- Omega 3.
- Vitaminas A, C y K.
- Minerales: hierro, calcio, yodo, magnesio, zinc, selenio, etc.
- Fibra insoluble.

Los omega 3 aportan flexibilidad a nuestras células y permiten un correcto funcionamiento de nuestro corazón y de nuestro cerebro. Tienen un efecto antiinflamatorio, lo que dificulta el crecimiento de las células cancerígenas; estimulan el sistema inmune y fluidifican la sangre. Además, nos proporcionan vitalidad y energía. Las mejores fuentes de omega 3 son las semillas de lino y chía, las hojas verdes, las algas y el pescado azul. De entre todas las hojas verdes, destacan las espinacas, las lechugas más verdes, la rúcula y la verdolaga.

La vitamina A es antioxidante y ayuda a eliminar los radicales libres, tan importantes en el origen del cáncer. Protege la piel y las mucosas, por lo que también disminuye el riesgo de aparición de cáncer de boca, estómago, colon y cuello uterino.

La vitamina C es un buen antioxidante y actúa bloqueando la acción de los radicales libres; interviene en la síntesis de colágeno, y en la producción de hormonas, estimula el sistema inmune y aumenta la absorción de hierro a nivel intestinal.

Durante la quimioterapia se destruye la flora intestinal y nuestro organismo no es capaz de sintetizar vitamina K, pues de esta función se encargan de forma natural las bacterias de nuestro intestino. La vitamina K es necesaria para los procesos de coagulación y previene algunos cánceres como el de piel e hígado. Al tomar batidos verdes ingerimos esta vitamina, que estaría en déficit durante el tratamiento con citostáticos.

La fibra insoluble nos permite absorber gran parte de los tóxicos presentes en nuestro aparato digestivo. Actúa como una esponja que aspira los tóxicos procedentes de una mala alimentación, como restos de pesticidas, metales pesados, benzopirenos, aditivos, colorantes y muchos de los productos de desecho que genera nuestro cuerpo. Recuerda que nuestro cuerpo está en constante cambio y renovamos nuestras células con frecuencia. Esta renovación celular produce mucha «basura» que va a parar a nuestros intestinos. Si tomamos abundante fibra insoluble, presente en las hojas verdes, en la piel de la fruta, en las semillas, los frutos secos y los cereales integrales, podremos eliminar gran parte de esta basura. Si no tomamos fibra, nuestro organismo intentará eliminar estos restos a través de la piel, y ésta se tornará áspera, presentará acné y sudaremos más. Hipócrates ya decía que teníamos que tener un intestino limpio y libre de tóxicos para evitar la enfermedad. La mejor forma de tener a punto nuestras cañerías es tomando abundante fibra en forma de batidos verdes.

¿Qué ingredientes necesito para preparar un batido verde?

Necesitarás hojas verdes, fruta y agua.

- Hojas verdes: perejil, cilantro, hierbabuena, menta, col, diente de león, lechuga, escarola, espinacas, acelgas, berros, endibias, rúcula, apio, cardo mariano, ortiga, verdolaga, eneldo, hojas de puerro, de zanahoria, de remolacha, de rábano, de nabo, etc.

- Fruta: manzana, pera, arándanos, moras, fresas, sandía, melón, melocotón, mango, plátano, etc.

- Añadiremos agua al gusto, en más o menos cantidad según el espesor deseado. El agua la podemos sustituir por zumo de cítricos (pomelo, limón, naranja o mandarina) o agua de coco, leche vegetal o zumos de frutas.

- Puedes añadir semillas molidas o aceite de lino para aportar ácidos grasos saludables, o fruta seca para endulzar.

Ojo: no añadas hortalizas de almidón como patatas, zanahoria, brócoli, berenjena, calabaza o remolacha. Lo que sí puedes agregar son sus hojas: cuando compres zanahorias no tires las hojas verdes, utilízalas para tus batidos (en pequeña cantidad, ya que aportan mucho sabor). No uses las partes verdes de las solanáceas (tomate, patata, pimiento, berenjena).

Consejos
- Si no estás acostumbrado al sabor de la clorofila, te aconsejo que empieces preparando los batidos con abundante fruta, para luego ir aumentando progresivamente la cantidad de hojas verdes.
- No utilices múltiples frutas y hojas verdes para un mismo batido. Prepara recetas sencillas, tu aparato digestivo las digerirá mejor.
- Varía las hojas verdes que uses por el contenido en alcaloides y oxalatos de éstas. Las hojas verdes contienen alcaloides en ínfimas cantidades y estas pequeñas cantidades son muy útiles para estimular el sistema inmune, pero si sólo consumimos un tipo de alcaloide durante mucho tiempo, éste se acumulará en cantidades que pueden resultar tóxicas. Las frutas apenas contienen alcaloides, por lo que no es necesario que varíes, sólo si quieres experimentar con distintos sabores.
- Prueba diferentes recetas hasta que obtengas batidos que realmente te gusten. Es muy importante que consumas batidos verdes, de modo que lo ideal es que encuentres los que sean más de tu agrado.
- Siempre que puedas, elige alimentos ecológicos libres de pesticidas. Si usas alimentos ecológicos, puedes consumirlos sin pelar y así aprovecharás al máximo los nutrientes presentes en la piel de la fruta.
- Bebe el batido lentamente mezclándolo con saliva para absorberlo mejor.

¿Qué necesito para preparar un buen batido?

Una batidora potente

Con una batidora potente podrás romper las paredes celulares y también la celulosa (no se rompe adecuadamente con la masticación), y aprovechar así al máximo los nutrientes presentes en los vegetales. Existen batidoras especiales para preparar estos batidos, como la Vitamix®, que son muy potentes y permiten obtener batidos de consistencia suave y fácil de digerir. Con este tipo de batidoras el calentamiento es mínimo (ninguno si se emplea agua o zumo enfriados en la nevera), gracias a que trituran en muy poco tiempo y sus cuchillas tienen un diseño especial. De este modo se aprovechan al máximo los nutrientes.

Podéis comprobar que la textura con una batidora de este tipo es muy diferente a la que se consigue con una batidora normal. El batido queda totalmente emulsionado y suave (a pesar de utilizar vegetales muy fibrosos) y el sabor mejora. Pero si dispones de una batidora normal no te preocupes. Lo importante es acostumbrarte a tomar este tipo de batidos.

¿Cuánto tiempo tengo que batir?

Si tienes una batidora potente tipo Vitamix®, con triturar entre 30 segundos y 1 minuto es suficiente. Si la batidora es convencional, tendrás que trocear los ingredientes finitos y batir unos minutos hasta obtener una textura cremosa y sin grumos.

¿Cuántos batidos debo tomar al día?

Cuantos más mejor ;-) No hay límite. Si tomas un litro al día, tu cuerpo te lo agradecerá y enseguida notarás sus efectos beneficiosos.

Recetas

Cada uno debe probar con las frutas y hojas que más le gusten. Yo os cuento cuáles son mis preferidas.

Batido verde dulce

- 2 peras
- 1 manojo de espinacas
- 1 vaso de agua

Superbatido verde

- Hojas verdes variadas: lechuga, rúcula, escarola y perejil
- Cúrcuma (si la encuentras fresca, mejor; si no, en polvo)
- Pimienta molida
- 2 cucharadas de aceite de lino
- 500 ml de agua
- 2 dátiles
- 2 manzanas rojas

Batido verde de mandarinas

- 2 mandarinas
- 1 manojo de acelgas
- ½ taza de col rizada
- 1 plátano
- 1 vaso de agua

Combinaciones de batidos verdes

- Fresas con lechuga
- Pera con espinacas
- Uvas con canónigos
- Fresa, naranja y lechuga
- Fresa, cereza y hojas verdes de remolacha
- Kiwi, pera y espinacas
- Manzana, pera, acelgas y perejil
- Mango, naranja, lechuga y hojas de rabanitos
- Melocotón, nectarina, lechuga y berza
- Papaya, fresas y cilantro
- Piña con pepino y lechuga

Zumos verdes

¿Qué son?

Son el resultado de licuar distintos vegetales y frutas con ayuda de un extractor de zumos o licuadora. Son un concentrado de vitaminas, minerales y fitoquímicos. Su absorción es rápida.

¿Qué diferencia hay con los batidos verdes?

Al contrario que los batidos verdes, no precisan la utilización de agua para su elaboración. Se preparan con todo tipo de vegetales, no sólo con hojas verdes. Contienen menos fibra que los batidos verdes. Para un vaso de zumo se necesita más fruta y verdura que para un vaso de batido, por lo tanto, en los zumos hay menos fibra, pero más nutrientes, como pueden ser clorofila o vitaminas.

Si preparamos un zumo y un batido con los mismos ingredientes, éstas son las diferencias:

- **Cantidad obtenida:** la mitad de zumo que de batido.
- **Sabor:** el zumo tiene un sabor más intenso y concentrado; si comparas el batido tras tomar el zumo, te parece insípido.
- **Color:** el zumo tiene un color más intenso.
- **Textura:** el zumo es más líquido y tiene parte de pulpa. El batido es más espeso y homogéneo.
- **Tiempo:** una vez dispuestos los ingredientes, el tiempo de preparación es prácticamente el mismo.

¿Qué ingredientes necesito?

Vegetales y fruta. Podemos añadir raíces como el jengibre y la cúrcuma para aumentar el poder anticáncer del zumo.

Consejos

- Añade abundantes vegetales al zumo, pues cuando licuas una fruta, su IG se eleva. Es importante que predominen los vegetales sobre la fruta. Si el zumo es sólo de frutas, el IG será más alto de lo deseado.
- Bebe de forma pausada, si te los tomas demasiado deprisa («glup, glup, glup»), la glucemia se elevará rápidamente, sobre todo si contiene mucha fruta.

¿Con qué los preparo?

Podemos usar un extractor de zumos o una licuadora.

Los extractores tienen la apariencia de una licuadora tradicional, pero su mecanismo y resultados son totalmente diferentes:

LICUADORA	EXTRACTOR
Funciona con cuchillas, cortando	Funciona con rodillo, prensando
Funciona a gran velocidad y altas revoluciones	Funciona a bajas revoluciones y poca velocidad (no por ello el zumo sale despacio, ya que el rodillo prensador y el filtro son grandes)
Oxidación del zumo, cambios de color	No hay oxidación del zumo. Se mantiene más tiempo fresco
Separación de fase sólida y líquida del zumo	No hay separación de fases
Cambio en el sabor	No hay cambios de sabor
Calentamiento que destruye vitaminas y enzimas termolábiles	No hay destrucción de nutrientes
	Mejor aprovechamiento de la pulpa
	Limpieza más sencilla

Receta de zumo anticáncer

- 2 arbolitos de brócoli
- 1 rama de apio
- 2 manzanas rojas
- 1 racimo de uva negra
- 1 trocito de jengibre
- 1 trocito de cúrcuma

¿Batido o zumo verde?

Ambos son excelentes opciones para incorporar en nuestro día a día, y yo os aconsejo alternarlos.

Batidos de frutas. Una opción saludable para consumir fruta

Se preparan batiendo fruta con agua, agua de coco o leche vegetal. Podemos añadir endulzantes naturales como dátiles, pasas, estevia o agave. Y si queremos incluir un extra de energía y nutrientes, podemos optar por añadir copos de avena, aguacate y semillas. Los frutos rojos son ideales para nuestros batidos por su sabor, bajo índice glucémico y propiedades anticáncer.

Los batidos debemos beberlos sorbo a sorbo para no elevar los niveles de azúcar en sangre de forma rápida.

Un superbatido de fruta lleno de nutrientes y, por tanto, ideal para estados de caquexia e inapetencia podría ser el resultado de batir: 200 ml de leche de avena + 2 cucharadas de copos de avena + 100 g de frutas del bosque al gusto + 3 orejones secos o sirope de agave para endulzar + 1 plátano + 1 cucharada de semillas de lino molidas.

Podemos usar fruta congelada o hielo y preparar ricos y refrescantes granizados y *smoothies*. Prueba a preparar piña colada batiendo 400 g de piña pelada + 50 ml de leche de coco + 10 cubitos de hielo + 1 trocito de jengibre + endulzante al gusto.

Zumos de frutas. Ideales para endulzar

También podemos preparar ricos zumos de frutas en casa, una excelente alternativa a los zumos industriales, los cuales vienen cargados de azúcar y son pobres en nutrientes. Los preparados en casa nos aportarán muchos fitoquímicos.

Los zumos de manzana y uva preparados en casa son buenos endulzantes, mientras que los zumos de cítricos nos aportan importantes fitoquímicos y antioxidantes.

El IG de los zumos es más alto que el de la fruta fresca, por lo que debes consumirlos con moderación y beberlos poco a poco, no hagas «glup, glup, glup».

Para disminuir su CG, añade canela, semillas de lino o estevia.

LA ALIMENTACIÓN DURANTE EL CÁNCER

Hasta ahora todo lo que hemos hablado gira en torno a la prevención del cáncer. Podemos concluir que la alimentación anticáncer es una alimentación omnívora, pero con predominio vegetal, donde se eliminan los cereales refinados y los alimentos elaborados con azúcar blanquilla, así como los alimentos precocinados e industrializados. Es una alimentación donde se da preferencia al alimento fresco y elaborado en casa y en la que abundan los vegetales, las frutas, las legumbres y las semillas. Se trata de una alimentación flexible, en la que tienen cabida casi todos los alimentos naturales en mayor o menor cantidad, según sus propiedades.

Es una alimentación que intenta ayudar al enfermo de cáncer. Durante la enfermedad oncológica se producen dos tipos de deterioros: uno debido a la propia enfermedad y otro debido a los tratamientos. Con la alimentación vamos a tratar de mejorar estas dos variables para intentar mejorar asimismo la calidad de vida y la supervivencia.

¿Cura la alimentación el cáncer? ¿Es igual la alimentación durante el cáncer que durante la prevención?

La alimentación no cura el cáncer, o al menos de momento no hay estudios que así lo demuestren, aunque hay indicios sobre su utilidad durante el tratamiento oficial del cáncer. Hasta el momento, no hay ensayos clínicos en los que a un grupo de pacientes se les someta a tratamiento convencional con quimio, radio y cirugía y a otro grupo sólo se le prescriban pautas de alimentación. Ésta sería la forma ideal de ver si la alimentación puede ser o no un tratamiento. En la actualidad hay estudios que nos hablan de cómo la alimentación puede prevenir la aparición del cáncer y de cómo puede mejorar la calidad de vida de los enfermos y prevenir la recidiva, siendo por tanto un complemento ideal durante el tratamiento convencional. Si la alimentación es capaz de prevenir el cáncer, ¿cómo no va a ser positiva durante la enfermedad? Lo es y mucho. La alimentación no tiene efectos secundarios y su repercusión puede ser muy positiva para mejorar tu salud, tu calidad de vida y tolerar mejor la quimioterapia, por tanto, merece la pena intentarlo. Cada persona es diferente, vive un proceso que es único y por tanto el efecto de la alimentación sobre el desarrollo de la enfermedad no es igual para todos, pero nunca va a ser negativa.

Si con lógica observamos esos estudios y vemos que hay alimentos con importantes propiedades anticáncer, lo que vamos a hacer durante la enfermedad es intensificar la presencia de esos alimentos anticáncer en nuestra alimentación y reducir los que no nos aportan beneficios, aunque tampoco son perjudiciales. Durante el cáncer vamos a dar prioridad absoluta a los vegetales siempre que nuestro estado de salud nos lo permita (en pacientes con cirugía de colon puede ser difícil ingerir grandes cantidades de vegetales). Evita al máximo los alimentos perjudiciales, así como los aditivos y técnicas culinarias poco saludables.

La alimentación es una parte esencial del tratamiento durante el cáncer. Si nos alimentamos bien durante el tratamiento, estaremos fuertes y nutriremos nuestro cuerpo con los alimentos que necesita para afrontar la enfermedad.

En España, ¿creemos que la alimentación influye en el tratamiento y evolución del cáncer?

En nuestra sociedad hay opiniones encontradas sobre este tema. Hay quien aboga por cuidar la alimentación durante la enfermedad para complementar el tratamiento médico; hay quien se muestra escéptico, de ahí la afirmación de muchos oncólogos de «come lo que quieras porque no influye», y hay quien piensa que incluso puede ser contraproducente cambiar la alimentación.

Pues bien, esto son sólo opiniones, pero desde un punto de vista científico ¿se está apostando por investigar si existe una relación entre la alimentación y el cáncer?

Pues bien, en España hay un organismo que se dedica a investigar si existe o no esta relación y si la alimentación puede ser un tratamiento más. Este organismo es el Instituto Madrileño de Estudios Avanzados (IMDEA Alimentación) y tiene varios proyectos destinados a este fin. El IMDEA Alimentación cuenta actualmente con treinta y dos investigadores procedentes de los mejores institutos y universidades de su ámbito como la Universidad de Nueva York, la Universidad de Yale o la Universidad Pierre y Marie Curie de París.

- **Proyecto Nutritech:** es un proyecto de genómica nutricional que investiga la influencia que puede tener la alimentación sobre nuestros genes. En este proyecto colaboran veintitrés socios europeos y de Estados Unidos.

- **Proyecto Forcancer:** el objetivo de este proyecto es diseñar productos alimenticios, para la nutrición personalizada de personas con cáncer gastrointestinal, con alimentos que reduzcan la velocidad de progresión del tumor y mejoren el estado general del paciente. Por ejemplo, han demostrado que el extracto de romero puede ser útil para frenar el crecimiento del cáncer de colon[11], páncreas e hígado[12]. Han demostrado asimismo que este extracto inhibe la proliferación, induce la muerte celular y potencia el efecto de la quimioterapia, tanto en líneas de células tumorales de colon sensibles como resistentes.

Tienen en marcha un estudio para evaluar la actividad y el mecanismo de acción de los compuestos bioactivos presentes en los alimentos (fitoquímicos) como posibles suplementos eficaces en la prevención y/o tratamiento del cáncer. Estudian si estos compuestos bioactivos pueden tener un uso terapéutico en el cáncer, ya sean solos o en combinación con la quimioterapia existente.

También llevan a cabo investigaciones para mejorar la calidad de vida de pacientes con cáncer de mama a través de la alimentación o mejorar la supervivencia de mujeres con cáncer de mama que padecen síndrome metabólico. Han demostrado asimismo que el romero puede ser útil para detener la progresión del cáncer de mama[13].

Después de este simple ejemplo de la investigación en nuestro país, alguien puede reflexionar sobre la influencia de la alimentación en el cán-

---

11. González-Vallinas M, Molina S, Vicente G, Zarza V, Martín-Hernández R, García-Risco MR, Fornari T, Reglero G, Ramírez de Molina A. Expression of MicroRNA-15b and the Glycosyltransferase GCNT3 Correlates with Antitumor Efficacy of Rosemary Diterpenes in Colon and Pancreatic Cancer. PLoS One. 2014 Jun 03; 9(6).

12. Vicente G, Molina S, González-Vallinas M, García-Risco MR, Fornari T, Reglero G, Ramírez de Molina A. Supercritical rosemary extracts, their antioxidant activity and effect on hepatic tumor progression. The Journal of Supercritical fluids, 2013, 79: 101-108.

13. González-Vallinas M, Molina S, Vicente G, Sánchez-Martínez R, Vargas T, García-Risco MR, Fornari T, Reglero G, Ramírez de Molina A. Modulation of estrogen and epidermal growth factor receptors by rosemary extract in breast cancer cells. Electrophoresis. 2014Epub Feb 25. Volumen: 35 Número: 11 Número especial: SI. Páginas: 1719-1727.

cer, y sobre el hecho de que no se puede comer lo que se quiera si estamos enfermos y nuestro objetivo es sanar.

Lo ideal sería que si nos diagnostican cáncer pudiésemos contar con el asesoramiento personalizado de un médico o nutricionista con sólidos conocimientos sobre cáncer y alimentación. En este libro quiero ofrecerte una guía general de alimentación saludable que puede ser adaptada según las necesidades individuales. Y como ya hemos dicho en varias ocasiones, no estamos hablando de una cura milagro, ni de que seguir estas recomendaciones implica dejar los tratamientos médicos oficiales. Esta guía es un complemento, algo que suma para intentar aportarte mayor calidad de vida y nutrir tu cuerpo de forma adecuada para favorecer la sanación.

En los próximos capítulos nos centraremos en la planificación del menú cuando nos han diagnosticado la enfermedad y en aliviar los efectos secundarios asociados a los tratamientos médicos convencionales.

La alimentación para el enfermo de cáncer

«Que tu alimento sea tu medicina y que tu medicina sea tu alimento», reza una antigua cita de Hipócrates de Cos, uno de los primeros médicos más conocidos de la historia de la medicina y padre de la medicina preventiva. Ya este afamado médico nos hablaba de que la alimentación es algo más que saciar nuestra hambre. Si es saludable, es una auténtica medicina que tomamos más de tres veces al día durante toda nuestra vida, pero si, por el contrario, es una alimentación incorrecta, puede minar nuestra salud y conducirnos hacia la enfermedad.

Del mismo modo que los enfermos diabéticos, hipertensos o con enfermedades cardiovasculares deben evitar ciertos alimentos en su dieta y potenciar el consumo de otros, los enfermos con cáncer también deben evitar ciertos alimentos y potenciar otros. Existe suficiente evidencia científica para afirmar que la alimentación influye en el desarrollo del cáncer[14] y puede ayudar a tolerar mejor los tratamientos y a hacerlos más efectivos[15].

---

14. Lin PH, Aronson W, Freedland SJ. Nutrition, dietary interventions and prostate cancer: the latest evidence. BMC Med. 2015 Jan 8;13(1):3.

15. Aragón F, Perdigón G, De Moreno de LeBlanc A. Modification in the diet can induce beneficial effects against breast cancer. World J Clin Oncol. 2014 Aug 10;5(3):455-64.

La supervivencia de los enfermos de cáncer que reciben apoyo y asesoramiento sobre alimentación es mayor que en aquellos que no la reciben[16].

En el cáncer de mama, próstata y colon, los más frecuentes en nuestra sociedad, se ha demostrado que la alimentación correcta puede influir en la evolución y supervivencia[17].

¿Cuáles son los objetivos de la alimentación durante el cáncer?

1. Disminuir los efectos secundarios derivados del tratamiento oficial.
2. Mejorar la calidad de vida de los enfermos y la supervivencia.
3. Estimular el sistema inmune.
4. Mejorar la eficacia del tratamiento médico convencional.

¿Cuáles son las recomendaciones generales?

Las recomendaciones son similares a las indicadas para el superviviente de cáncer: alimentación predominantemente vegetal con limitación de carnes y lácteos. Limitar o, mejor aún, eliminar azúcares refinados, harinas refinadas, aceites hidrogenados y alimentos procesados.

En este libro nos centraremos en la alimentación dirigida a reducir los efectos secundarios, estimular el sistema inmune y reducir la inflamación, con el objetivo de ponérselo más difícil al tumor para progresar. Pero quiero hacer hincapié en que la alimentación que aquí te propongo no es una cura milagrosa ni pretende que abandones tu tratamiento de quimio o radioterapia. La alimentación es un complemento necesario, pero siempre ten en cuenta que es un complemento.

Los cambios en la dieta pueden llegar a ser muchos, dependiendo de cómo fuera tu alimentación previa al diagnóstico. Por ello, es recomendable hacerlos progresivamente, no todos a la vez. El nuevo estilo de alimentación

---

16. Qiu M, et al. Nutrition support can bring survival benefit to high nutrition risk gastric cancer patients who received chemotherapy. Support Care Cancer. 2014 Dec 11.

17. Davies NJ, Batehup L, Thomas R. The role of diet and physical activity in breast, colorectal, and prostate cancer survivorship: a review of the literature. Br J Cancer. 2011 Nov 8; 105(Suppl 1): S52–S73.

debería acompañarte durante el resto de tu vida, por lo que es importante que el cambio lo hagas con agrado y disfrutes de esta nueva forma de alimentarte. Es importante que estés motivado para cambiar, y para eso hay que estar bien informado. Si quieres ampliar la información sobre cáncer y alimentación, consulta la bibliografía recomendada al final del libro.

Si padeces cáncer, intenta aprovechar al máximo los recursos que te ofrece la naturaleza para ayudar a tu cuerpo a sanar:

- Consume muchos alimentos crudos a diario, da especial importancia a los zumos y batidos verdes, a las ensaladas, a la fruta fresca y a los platos crudiveganos. Siempre y cuando los toleres bien.
- Reduce la carne, los lácteos y los cereales de tu alimentación diaria.
- Descarta por completo alcohol, tabaco, azúcares, refinados, fritos, barbacoas, salazones y ahumados.
- Si puedes consume alimentos de procedencia ecológica.

Quiero recordarte que la información que aquí expongo no es un tratamiento y no va en contra del tratamiento convencional. De hecho yo misma complementé la quimioterapia con la alimentación anticáncer.

Puedes buscar asesoramiento en algún médico o nutricionista especializado en alimentación anticáncer.

La alimentación para el superviviente de cáncer

Es importante nutrirnos bien durante la enfermedad, pero sigue siendo igual de importante seguir comiendo saludable tras la enfermedad para recuperarnos del tratamiento y disminuir las posibilidades de sufrir una recidiva.

No vale comer sano durante la quimio y volver a las andadas una vez terminado el tratamiento. En ocasiones, el enfermo, motivado por el deseo de sanar, cambia su alimentación, pero, una vez terminado el tratamiento, vuelve a viejos hábitos en los que el azúcar, las grasas trans y los fritos son de nuevo los reyes en la mesa. Esto es un craso error que puede aumentar la tasa de recidiva y disminuir la supervivencia. Este estilo de alimentación que te hemos propuesto es un hábito para mantener el resto de nuestra vida junto a la práctica de ejercicio físico.

Se ha demostrado que una adecuada alimentación va a ayudar a la recuperación del superviviente de cáncer, así como a perder peso y a mejorar la calidad de vida y la supervivencia a largo plazo. Se ha demostrado que la dieta y el ejercicio pueden influir positivamente en biomarcadores asociados con la progresión de la enfermedad y la supervivencia global (por ejemplo, niveles de insulina, daño oxidativo sobre el ADN, las tasas de proliferación del tumor, etc.)[18].

La persona que ha padecido un cáncer es más proclive a sufrir segundos tumores, diabetes, osteoporosis, cataratas, enfermedades cardiovasculares, etc. Por eso, es primordial seguir cuidándose tras la enfermedad[19].

¿Cuáles son las recomendaciones para el superviviente de cáncer?

Existe un consenso entre diferentes instituciones como la IARC y la Sociedad Americana para el Cáncer, que recomiendan[20]:

- Realizar ejercicio físico moderado de manera regular: 5 veces por semana, mínimo 30 minutos. Por ejemplo, caminar a paso ligero.
- Evitar la obesidad y mantenerse delgado.
- Comer de forma saludable:
    - Prioridad en el consumo de vegetales. Consumir 400 g de vegetales sin almidón y fruta al día.
    - Evitar carnes rojas, embutidos, salazones y ahumados.
    - Evitar productos refinados como harinas refinadas, azúcar blanquilla y aceites de semillas refinados.
    - Evitar los refrescos con azúcar: colas, bebidas para deportistas, zumos industriales, gaseosas, etc.
    - Consumir cereales integrales y legumbres.
    - Disminuir el consumo de sal.

18. Pekmezi DW, Demark-Wahnefried W. Updated Evidence in Support of Diet and Exercise Interventions in Cancer Survivors. Acta Oncol. 2011 Feb; 50 (2): 167-178.

19. Demark-Wahnefried W, Jones LW. Promoting a healthy lifestyle among cancer survivors. Hematology-Oncology Clinics of North America. 2008;22(2):319–342.

20. WCRF/AICR. Food, Nutrition and the Prevention of Cancer: a Global Perspective Expert Report. 2007.

Planificación del menú de la persona con cáncer

Si estás en tratamiento para el cáncer, ya sea recibiendo quimioterapia o radio o cualquier otro procedimiento médico, es importante que cuides al máximo tu alimentación para incrementar los beneficios del tratamiento y disminuir los efectos secundarios del mismo.

La prevalencia de malnutrición puede ser un problema durante la enfermedad que impida aplicar el tratamiento prescrito y disminuya la supervivencia del enfermo. Su prevalencia oscila entre el 15 y el 40 % en el momento del diagnóstico de cáncer y aumenta hasta un 80 % en los casos de enfermedad avanzada[21]. Por eso, es importante nutrirse bien para obtener el mayor de los éxitos. Sería imprescindible que todos los enfermos con cáncer fuesen evaluados por un especialista en el ámbito de la nutrición que pudiese valorar si hay o no malnutrición.

Los factores dietéticos son responsables del 30 % de los fallecimientos por cáncer.

Si hay desnutrición se dificulta la administración del tratamiento oficial, disminuye la calidad del vida del enfermo, se favorecen las complicaciones y aumenta la morbimortalidad. Por eso, es muy importante prestar atención al tema de la alimentación del enfermo durante el tratamiento. En general pocos médicos prestan atención a este aspecto, a pesar de que es una de las preocupaciones principales de enfermos y familiares[22].

La malnutrición se asocia a una menor respuesta a la quimioterapia y una menor tolerancia al tratamiento administrado. Por eso es imprescindible nutrirse bien y de forma saludable para que el tratamiento sea exitoso.

La malnutrición depende de muchos factores, puede deberse al propio tumor, a los efectos secundarios de la mediación, al estado deprimido de la persona enferma, etc.

En este capítulo nos centraremos en recomendaciones generales que nos van a ayudar a nutrirnos bien, pero también veremos, según situaciones concretas, qué podemos hacer a través de la alimentación para beneficiar a nuestro cuerpo.

21. August DA, Huhmann MB. A.S.P.E.N. clinical guidelines: nutrition support therapy during adult anticancer treatment and in hematopoietic cell transplantation. 2009;33(5):472-500.

22. Moreno Nogueria JA. Prevalencia de la malnutrición en pacientes con cáncer: estudio NUPAC. Nutrición clínica y dietética hospitalaria. 2004;24(1):17-8.

Antes de la cirugía y en los días posteriores

En ocasiones, la cirugía tiende a deshidratarnos, ya sea por el tipo de intervención practicada, por el estrés derivado de la misma, por la presencia de náuseas y vómitos, por la falta de apetito o simplemente porque nos recomienden no ingerir líquidos ni sólidos durante las doce horas previas a la cirugía. De modo que nos vamos a centrar, en las semanas previas a la intervención y en los días posteriores, en conseguir una correcta hidratación a través de la ingesta de abundantes caldos, cremas, zumos, batidos y *smoothies*, a los que vamos a añadir proteína en polvo para ayudar a reparar los tejidos. Al estar bien hidratados eliminaremos más rápidamente la anestesia de nuestro cuerpo.

Además, estar bien hidratados no sólo es importante durante la cirugía, sino también durante la quimio, pues nos va a ayudar a limitar las náuseas y los vómitos.

Durante la radioterapia

La radioterapia suele causar fatiga y lesiones en la piel irradiada. Para ayudar a paliar estas molestias, te recomiendo una alimentación rica en antioxidantes: vegetales, frutas y especias en abundancia.

Evita, tras la sesión de radioterapia, tomar algas o miso, porque pueden disminuir la efectividad del tratamiento .

Después de la realización de pruebas de imagen y tras finalizar la radioterapia

Las radiaciones ionizantes como las emitidas en una radiografía, mamografía o TAC pueden causar daños en el ADN celular a través de un mecanismo llamado estrés oxidativo. Para limitar el efecto negativo de estas radiaciones, se aconseja consumir abundantes algas y miso después de la prueba. Tras el accidente nuclear de Fukushima y el de Chernóbil, ésta fue la recomendación que hicieron los gobiernos a los habitantes de la zona.

Alimentos recomendados

- Alimentos ricos en pectina: manzanas, cítricos, frutos rojos.
- Algas, tanto en forma comestible (wakame, nori, kombu) como en forma de suplemento: chlorella, espirulina y klamat. Las algas son ricas en clorofila, yodo y alginato sódico, que nos ayudan a evitar la absorción de la radiación.
- Miso y setas, sobre todo el reishi.

Durante la quimioterapia

Comer durante la quimio resulta a veces una ardua tarea debido a los efectos secundarios que provoca, como las náuseas, la pérdida de apetito, las úlceras en la boca, etc. Más adelante te voy a presentar trucos para paliar estos efectos negativos y para ayudarte a estar bien nutrido.

¿Qué comer los días previos a la quimio?

Aquí es importante que comamos bien, pues eso nos va a ayudar a afrontar mejor el tratamiento.

Las aversiones a ciertos alimentos son frecuentes tras la sesión de quimio. Evita tomar tus alimentos favoritos los dos días antes para evitar esta aversión.

Evita los fritos, barbacoas y las grasas animales los días previos. Tu estómago te lo agradecerá.

¿Qué comer el día de la quimio y los días posteriores?

Durante estos días es posible que no tengas ganas de comer o que tengas náuseas. La quimioterapia destruye las células de división rápida del tracto gastrointestinal, y ésta es una de las causas de la pérdida de apetito, las náuseas, los vómitos, la boca seca, la llagas en la boca, etc.

Lo que vamos a hacer para que estés bien nutrido a pesar de estar inapetente es realizar entre seis y siete comidas a lo largo del día, aunque sea poca cantidad. Come con frecuencia, aunque sea un poquito: una pieza de fruta, un puñado de frutos secos, un vaso de zumo fresco.

- Si tienes muy pocas ganas de comer esfuérzate por beber líquidos, los cuales complementaremos con semillas o frutos secos molidos para que sean más nutritivos. Es esencial que estés bien hidratado: agua, zumos, infusiones, batidos: de 8 a 10 vasos al día.
  Ejemplos: caldo remineralizante, batidos y zumos con proteína en polvo, infusiones al estilo anticáncer, cremas de verduras y legumbres, etc. Las cremas de frutos secos o legumbres también son fáciles de ingerir y muy nutritivas.

- Es recomendable que durante estos días comas pocas grasas «de las malas», es decir: embutidos, carnes grasas, natas y salsas. Evita fritos, barbacoas y parrillas.

- Si tienes apetito trata de incorporar los alimentos anticáncer en tus comidas para obtener el máximo de vitaminas, minerales y fitoquímicos. Deben ser recetas fáciles de digerir.
  Ejemplos: Cremas y sopas con vegetales y especias anticáncer, platos con arroz o quinoa acompañados de vegetales, patés de legumbres, pescado, huevo, postres sin culpa, etc.

- No olvides cuidar bien tu boca. Lee atentamente el apartado sobre cómo paliar los efectos secundarios del tratamiento.

¿Qué comer una semana tras la quimio?

Es posible que aparezcan llagas en la boca en estos días, para paliarlas consulta el apartado sobre cómo tratar los efectos secundarios. Pero, poco a poco, una semana tras la sesión de quimio irás recuperando las ganas de comer, el sabor de los alimentos volverá a ser el habitual. Aprovecha para añadir todos los alimentos anticáncer en tu dieta y no te olvides de los batidos, zumos, infusiones, etc.

Ejemplo de menú anticáncer:

Desayuno
Licuado vegetal o batido verde
+
Desayuno anticáncer

Media mañana
Té verde o infusión + puñado de frutos secos + fruta + chocolate negro

Almuerzo
Ensalada de hojas verdes, aguacate, frutos secos, semillas, zanahoria con vinagreta de AOVE, zumo de limón, vinagre de manzana, cúrcuma y pimienta. Si tienes frío, toma caldo o crema de verduras
+
Potaje de legumbres y verduras o cereal integral con verduras

Merienda
Té verde o infusión + fruta + frutos secos o *smoothie*/batido/licuado

Cena
Vaso de caldo
+
Pescado con verduras al vapor

Intenta cenar pronto, masticar mucho
y comer sentado y relajado. Mejor comer en compañía.

LAS RECETAS CLAVE

Ya hemos visto las pautas generales para crear un menú saludable. En este capítulo lo que vamos a hacer es proponer recetas base que tú puedes ir modificando según los ingredientes de los que dispongas.

1. Sopas y cremas

Caldo remineralizante

Este caldo es ideal para fortalecer tu sistema inmune. Te recomiendo que lo tomes con frecuencia, en especial en esos días en los que tienes poco apetito. Puedes tomarlo solo o acompañarlo con huevo cocido, arroz integral o usarlo como base para tus guisos.

Ingredientes

2 litros de agua mineral, 4 zanahorias, 1 cebolla, 1 puerro, 1 rama de apio, 2 patatas con piel, 4 dientes de ajo, 4 setas, 1 nabo, 1 trozo de alga kombu de 5 cm, 4 ramitas de perejil, 1 cucharadita de cúrcuma, 6 granos de pimienta negra, 2 hojas de laurel, 1 cucharadita de sal sin refinar, 2 cucharadas de AOVE.

Preparación
1. Lava bien todos los vegetales, incluida el alga kombu. Trocea las verduras en trozos grandes.
2. En una olla grande vierte el agua y llévala a ebullición. Pon todas las verduras y especias y baja el fuego. Cocina a fuego lento durante dos horas. Si durante la cocción ves que se queda sin agua, añade más, pero añade siempre agua caliente. Al final de la cocción rectifica de sal y agrega dos cucharadas de AOVE. Mezcla bien y deja reposar.

3. Con ayuda de un colador cuela el caldo y guarda en un recipiente de cristal. Si lo vas a congelar, espera a que se enfríe. Puedes guardarlo en la nevera de dos a tres días.

Podemos agregar a este caldo carcasa de pollo ecológico o cuartos traseros. Añádelo junto a la verdura al inicio de la cocción.

Toma 2-3 tazas al día durante la quimio, especialmente cuando tengas poco apetito.

Sopa de miso

Ingredientes (para 4 personas)

¼ de col cortada a juliana muy fina, 2 zanahorias ralladas, 10-20 g de daikon o nabo, 1 puerro cortado a rodajas muy finas, 1 cebolla cortada a láminas muy finas, 1 calabacín cortado a bastoncitos, 4 o 5 shiitakes cortados a pedacitos, 250 g de fideos integrales (mejor sin gluten), el tamaño de un garbanzo por persona de miso sin gluten, 1 cucharadita de copos de alga nori, 1 pedacito de alga wakame cortado a trocitos, un poco de AOVE.

Preparación

1. En primer lugar, pondremos en remojo las setas shiitake en agua bien caliente a fin de que estén blandas y poder cortarlas en pedacitos con el resto de las verduras.
2. A continuación, pondremos dos litros de agua a calentar, y mientras, lavaremos y cortaremos todas las verduras. Justo cuando el agua esté al punto de ebullición, volcaremos todas las verduras, las algas troceadas y los shiitakes. Lo dejaremos hervir todo unos 10 minutos aproximadamente, agregaremos los fideos y dejaremos hervir unos 5 minutos más.
3. Dejamos reposar con el fuego ya apagado unos 3 minutos. Finalmente, degustaremos la sopa caliente en cuencos, condimentada con una cucharadita de miso por persona y un chorrito de AOVE.

Cremas de verduras

La base para las cremas de verduras siempre va a ser la misma: cebolla, ajo, AOVE y especias, a lo que añadiremos las verduras deseadas. Si agregamos lentejas rojas, vamos a incrementar el valor nutricional del plato. Las lentejas rojas son muy fáciles de digerir, por lo que son ideales cuando hay molestias digestivas. Al servir, añade semillas molidas.

Veamos un ejemplo:

Crema de tomate y lentejas rojas

Ingredientes

2 cucharadas de AOVE, 1 cucharadita de comino, 1 cucharadita de cúrcuma, 1 trozo de jengibre, 1 pizca de pimienta negra, 1 cebolla, 2 dientes de ajo, 4 tomates grandes, rojos y maduros, 1 litro de caldo remineralizante, 1 taza de lentejas rojas, 1 cucharada de zumo de limón, ½ cucharada de miel o sirope de agave o arce, perejil, 1 cucharada de semillas de lino.

Preparación

1. En una olla, calienta el aceite y sofríe la cebolla y los ajos troceados. Cuando se ablanden, añade las especias y remueve bien. Cocina 2 minutos.
2. Añade los tomates troceados y la miel y cocina 10 minutos a fuego medio.
3. Agrega el caldo y las lentejas. Sube el fuego para que hierva el agua y después baja a fuego medio. Cocina 15 minutos.
4. Deja templar, agrega unas ramitas de perejil, el zumo de limón y tritura. Al servir espolvorea las semillas de lino.

2. Ensaladas

Ensalada al estilo anticáncer

La ensalada anticáncer será variada y muy completa, pudiendo ser en ocasiones un plato único.

Como grasas saludables, añade aguacate y algún fruto seco crudo (nueces, almendras, etc.). Como vegetales, pon alguno de hoja verde: lechuga, endibias, canónigos, escarola, rúcula, etc. El pepino y el apio también van muy bien en las ensaladas.

Para la vinagreta: AOVE, zumo de limón, semillas de lino y vinagre de manzana con cúrcuma y pimienta. Puedes añadirle zumo de granada y tendrá un toque especial. También puedes poner miel y mostaza.

Puedes añadirle proteínas incluyendo garbanzos, lentejas o quinoa cocida.

3. Bebidas e infusiones

Té chai

Esta infusión especiada es rica en polifenoles y nos va a ayudar a controlar las náuseas asociadas a la quimioterapia.

Ingredientes

500 ml de agua mineral o filtrada, 1 cucharada de té verde o blanco en hoja, 4 vainas de cardamomo, 2 clavos, 1 palo de canela, 1 trozo de jengibre de 5 cm pelado y troceado, las semillas de un trozo de vainilla de 5 cm, 2 dátiles, 1 vaso de leche vegetal.

Preparación

1. En un cazo, pon el agua a hervir y añade las especias y los dátiles. Hierve 10 minutos. Deja templar y agrega el té verde y la leche. Calienta 2 minutos sin que llegue a hervir.
2. Deja reposar 8 minutos y sirve.

Limonada de té verde y jengibre

Ingredientes

1 litro de agua, 1 trozo de jengibre de 5 cm pelado y troceado, 2 cucharadi-tas de té verde, 1 cucharada de zumo de limón, 1 cucharada de sirope de agave o miel.

Preparación

1. Pon el agua a hervir en un cazo y añade el jengibre. Cuece a fuego medio 10 minutos. Aparta del fuego y vierte el té verde. Deja reposar 8 minutos.
2. Cuela la infusión, agrega el zumo de limón y el agave. Deja enfriar. Puedes servir con hielo.

Té verde con cúrcuma y limón

Ingredientes

1 cucharadita de té verde sencha en hojas, 1 trocito de cúrcuma fresca o 1 cucharadita de cúrcuma molida, 2 granos de pimienta, piel de limón, 1 taza de agua.

Preparación

1. Pon el té verde y la piel del limón en una tetera.
2. Calienta el agua hasta que alcance la ebullición. Añade la cúrcuma y la pimienta, hierve 10 minutos. Retira del fuego, deja que temple un poco y agrega el agua, la cúrcuma y la pimienta a la tetera. Infu-siona 8 minutos.

Smoothies

Cuando tenemos poco apetito o lesiones en la boca, podemos encontrar en los *smoothies* una forma ideal para nutrir nuestro cuerpo. Los *smoothies* que te planteo en este libro son cremosos y muy nutritivos. Vamos a aña-dirles harina de almendras o semillas de cáñamo y lino o chía molidas para hacerlos más completos, además de aguacate, que aportarán cremosidad y ácidos grasos esenciales.

La base de los *smoothies* es triturar frutas, hielo, agua y/o leche vegetal y/o zumo, aguacate y semillas o frutos secos al gusto. Cuando hay lesiones en la boca, las bebidas frías son muy beneficiosas, pero si no te apetecen frías, simplemente no añadas el hielo e incorpora algo más de agua o bebida vegetal.

Tanto las semillas como los frutos secos, es mejor que los muelas al instante, en vez de comprarlos molidos.

Si con el dulzor de la fruta no es suficiente, añade hojas de estevia, o sirope de agave o arce, o alguna fruta seca.

Si tienes llagas en la boca, no añadas ni jengibre ni frutas cítricas.

Smoothie de chocolate y plátano

Ingredientes

1 taza de bebida vegetal sin azúcar o agua, 2 plátanos congelados, 1 cucharadita de cacao en polvo, 1 cucharada de semillas de lino en polvo, 1 cucharada de almendras en polvo o harina de almendras, ½ cucharada de sirope de agave o arce, 1 aguacate, hielo en cubitos.

Preparación

1. Tritura todos los ingredientes con una batidora potente.

Smoothie de mango

Ingredientes

1 taza de zumo de granada o manzana recién exprimido, 1 mango grande maduro, 1 cucharada de semillas de lino o chía molidas, 1 cucharada de semillas de cáñamo molidas, hielo.

Preparación

1. Tritura todos los ingredientes. Añade más o menos hielo según la consistencia deseada.

Smoothie de fresas

Ingredientes

2 tazas de fresas, 1 vaso de leche vegetal, 1 cucharada de semillas de lino, 1 cucharada de nueces molidas, 1 aguacate, 2 cucharadas de zumo de limón, 1 cucharada de hojas de estevia en polvo, hielo.

Preparación

1. Tritura todos los ingredientes. Añade más o menos hielo según la consistencia deseada.

Batidos verdes y licuados vegetales

Consulta el capítulo especial sobre batidos y licuados.

Leche de cúrcuma

Ingredientes

2 tazas de leche vegetal sin azúcar, 4 orejones, 1 cucharada de estevia en hojas secas trituradas, ½ cucharadita de cúrcuma, 1 pizca de pimienta negra molida, ¼ cucharadita de canela, ¼ cucharadita de jengibre molido, 1 cucharadita de AOVE.

Preparación

1. Calentamos la leche junto al resto de ingredientes. Llevamos a ebullición y calentamos 2 minutos removiendo continuamente. Dejamos templar.
2. Batimos todos los ingredientes y ya tenemos lista nuestra leche. Podemos tomarla fría o caliente.

4. Legumbres

Las legumbres las podemos tomar en forma de guiso o de paté, tipo humus. En forma de paté se recomiendan especialmente cuando tenemos problemas digestivos.

Potaje de lentejas, arroz y algas

Al preparar platos de cuchara procura añadir legumbres y un puñado de cereal integral para hacer que este plato sea más completo desde el punto de vista de las proteínas.

Ingredientes

300 g de lentejas, 50 g de arroz integral, agua, 5 g de alga kombu lavada, 15 g de espagueti de mar lavada, 2 zanahorias, 1 diente de ajo, 2 hojas de laurel, ½ cebolla, 2 tomates frescos o secos según temporada, 1 rama de apio 1 pimiento seco, 1 punta de pimentón no ahumado, 1 cucharadita de cúrcuma, ½ cucharadita de comino, sal y pimienta, AOVE.

Preparación

1. Pon las lentejas en remojo en agua fría un par de horas. Pasado este tiempo, escúrrelas y reservarlas.
2. En una olla grande ponemos a hervir agua y añadimos las lentejas, las algas y el arroz junto al laurel y el pimiento seco.
3. Trocea los tomates, el apio, el ajo y la cebolla en trozos grandes y añádelos a la olla cuando lleven 15 minutos ya cocinándose las lentejas y el arroz. Deja que se cuezan 10 minutos.
4. Incorpora la zanahoria troceada.
5. Retira de la olla el tomate, el apio, la cebolla y el ajo. Añádelos en el vaso de la batidora y tritura junto al pimentón, la cúrcuma, la pimienta, la sal y un buen chorro de AOVE. Tritura bien e incorpora la mezcla a la olla donde se están cocinando las lentejas y el arroz. Remueve bien.
6. Cuando hayan pasado 40 minutos desde que el agua empezó a hervir, retira del fuego y deja que repose 5 minutos antes de servir.

Cremas de legumbres, tipo humus

Una forma fácil de tomar legumbres es hacerlo en forma de paté, tipo humus. Puedes usar para su elaboración garbanzos o lentejas.

Ingredientes

400 g de garbanzos cocidos, 2 dientes de ajo medianos, 4 cucharadas de agua, 1 chorro de zumo de limón, 2 cucharadas de sésamo crudo, 1 cucharadita de café de sal, 5 cucharadas de AOVE.

Para decorar: pimentón, pimienta negra molida, aceite y sésamo.

Preparación
1. Tritura todos los ingredientes con ayuda de una batidora o robot. Ajusta de aceite y agua según la consistencia deseada. Decora con pimentón, aceite y pimienta negra.
2. Acompaña con crudités vegetales, *crackers* de semillas o pan integral.

5. Arroces y demás cereales

Los arroces y demás cereales vamos a prepararlos siempre con verduras y procuraremos añadir algas y/o setas y algún fruto seco o semillas.

Arroz con setas al vino tinto

500 g de setas variadas: maitake, shiitake, champiñones, 200 g de cebolleta, 2 dientes de ajo, 2 cucharadas de AOVE, 5 g de wakame deshidratada (remojar 15 minutos en agua templada), 100 ml de vino tinto, 1 litro de agua o caldo de verduras casero, 400 g de arroz integral, 1 cucharada de semillas de sésamo.

Preparación
1. En una olla cocemos el arroz integral junto al agua o el caldo de verduras y las algas durante 40-45 minutos, según instrucciones del fabricante. Colamos y reservamos.

2. Troceamos la cebolleta y las setas. En una sartén calentamos el aceite y un chorrito de agua y añadimos la cebolleta. Cuando se ablande,
   agregamos las setas y cocinamos unos minutos.
3. Añadimos el vino y cocinamos 3 minutos a fuego fuerte para que se
   evapore el alcohol.
4. Incorporamos el arroz cocido y cocinamos 2 minutos mezclando
   bien.
5. Dejamos reposar, añadimos la cucharada de semillas molidas y servimos.

6. Pescado

El pescado lo puedes cocinar al vapor o estofarlo a fuego lento en una olla.
Para estofarlo puedes usar AOVE, vino, zumo de limón y agua y añadir tus
aromáticas favoritas. Al estofar el pescado tendrás un plato muy jugoso y
fácil de digerir.

Pescado estofado

1 pieza de pescado, 2 cucharadas de AOVE, 2 dientes de ajo, el zumo de un
limón, medio vaso de vino blanco o tinto, 1 cucharada de perejil picado, 1
cucharadita de cúrcuma, 1 pizca de pimienta.

Preparación

1. Rociar el pescado con el zumo de limón y dejar macerar media hora.
2. En una sartén calentar el aceite y el vino, añadir los ajos, el perejil, la
   cúrcuma y la pimenta. Agregar el pescado y tapar. Cocina unos minutos a fuego bajo hasta que el pescado esté listo. Dependiendo del
   tipo de pescado y de la cantidad, tardará más o menos, pero en general con cocinar 10 minutos es suficiente.

7. Huevos

Los huevos los puedes servir cocidos 10 minutos en agua, en tortilla o en revuelto. En tus tortillas utiliza diferentes vegetales como cebolla, espinacas, setas, etc.

8. Platos dulces

En mi libro *Mis recetas de cocina anticáncer* encontrarás muchas recetas de platos dulces. Aquí solo voy a darte dos ideas para platos dulces que van a venirte muy bien durante la quimio.

Gelatina de frutas

Cuando tenemos molestias digestivas o inapetencia derivada de los tratamientos médicos, la gelatina de frutas puede ser muy reconfortante. Es una receta muy sencilla en la que se pueden utilizar diferentes tipos de fruta, según temporada. Intenta incluir las frutas anticáncer, como frutos rojos, manzana, pera, mango, piña, kiwi, papaya, melocotón, ciruela, nectarina, etc.

Nos hará falta un molde bonito para presentar nuestro plato. La cocina anticáncer intenta ser sencilla, sabrosa y vistosa. Cuando tenemos inapetencia, necesitamos que la comida nos entre por los ojos.

Ingredientes

1 manzana, 1 kiwi, 1 melocotón, 1 nectarina, 330 ml de agua de coco o agua, 4 g de agar-agar en polvo, zumo de limón.

Preparación
1. Pela y trocea la fruta en cuadrados. Rocía con un poco de zumo de limón para que no se oxide.
2. En un cazo, añade el agua de coco y lleva a ebullición. Retira un poco del agua y en un vaso disuelve el agar-agar en ella y remueve bien para que se mezcle de forma homogénea y sin grumos. Incorpora la mezcla al agua en ebullición y cocina un minuto a fuego fuerte. Mezcla con ayuda de una varilla mientras hierve. Retira del fuego y vuel-

ca sobre un molde. Añade los trozos de fruta y deja que se enfríe y cuaje. Tendrás que guardarlo en la nevera mínimo una hora. Desmolda, y listo para servir.

Manzanas al vapor

Este plato es ideal para los días de la quimioterapia, pues ayuda a paliar las molestias digestivas.

Ingredientes

3 manzanas golden, 1 cucharadita de sirope de miel, 350 ml de agua, canela en polvo.
Para decorar: 3 fresas y almendras crudas.

Preparación

1. Ponemos el agua, el sirope y una pizca de canela (al gusto) en una olla y llevamos a ebullición.
2. Disponemos encima de la olla una vaporera con las manzanas enteras, pero descorazonadas. Tapamos y cocinamos 25 minutos a fuego medio. Las manzanas suelen estar listas en 25 minutos (necesitan más o menos tiempo en función del tamaño), para saber si ya lo están pincharemos con un palillo.
3. Transcurrido el tiempo, retiramos las manzanas, dejamos la olla destapada y cocinamos el agua y la miel unos minutos más, entre 5-10 minutos, a fuego fuerte y removiendo, hasta que el agua se convierta en una salsa oscura. Al haber añadido canela el resultado es una miel con IG bajo.
4. Emplatamos poniendo la salsa sobre las manzanas y un poquito en el interior. Añadimos una fresa para tapar el agujero central. Podemos decorar con unas almendras crudas pinchadas en los laterales.

9. Fermentados

Kéfir de agua

Ingredientes

3 cucharadas de nódulos de kéfir, 3 cucharadas soperas de azúcar integral de caña, 2 dátiles u orejones, ½ limón, 1 litro de agua mineral.

Preparación
1. Pon todos los ingredientes en un recipiente de cristal, remueve y cierra con una tapa o una tela de mosquitera.
2. Dejar reposar entre un mínimo de 24 horas y un máximo de 72.
3. Exprime el limón y cuela. Retira la fruta seca, pero no la tires: está deliciosa después de la fermentación.
4. Guarda en la nevera en un recipiente de cristal y ve bebiendo poco a poco.

Chucrut

Puedes fermentar cualquier vegetal, pero voy a explicarte cómo hacer chucrut, pues es el fermentado más popular.

Para hacer chucrut necesitas una col, sal no refinada (15 g de sal por cada kilo de col), un bote de cristal con cierre hermético, un cuchillo afilado, agua, tabla de cortar y de forma opcional una mandolina o rallador de verduras (facilita el trabajo).

1. Limpia la col y retira las hojas estropeadas.
2. Córtala en cuartos y retira la parte blanca del corazón. Pesa la col para calcular cuánta sal vas a necesitar. Recuerda que son 15 g de sal por cada kilo de col (la medida de 15 g equivale a una cucharada sopera). Con el cuchillo bien afilado o bien con la mandolina córtala en tiras finas.
3. Guarda las tiras en un bol, añade la sal y mezcla.
4. Machaca la col dentro del bol con la mano de un mortero, con un martillo de madera o con tu puño, de este modo se activarán los glucosinolatos y comenzará el proceso de fermentación. La col irá

soltando jugos, no los deseches, pues esto es vital para que tenga lugar la fermentación.

5. Rellena el bote hasta el principio del cuello, apretando la col con la mano o el mortero para que quede bien comprimida. La col va soltando jugos al machacarla, pero si ves que está seca completa con agua mezclada con sal. Es muy importante que quede bien apretada la col, por lo que debes colocar un peso o piedra cerca del cuello del bote para asegurarte de que la col no flota.

6. Cierra el bote y deja que fermente de 4 a 6 semanas, según la temperatura que haya en casa. En casas que se mantienen a 18 °C, en 4 semanas está listo. Una vez que lo hayas abierto, guárdalo en el frigorífico para que no se estropee. Aguanta 6 meses en la nevera.

CÓMO TRATAR LOS EFECTOS SECUNDARIOS ASOCIADOS AL TRATAMIENTO DEL CÁNCER

En general, los enfermos oncológicos recibimos muy poca información sobre los efectos secundarios que puede provocar el tratamiento y menos aún sobre cómo paliar estos efectos con medidas no farmacológicas con demostrada evidencia científica[23].

Dependiendo del tipo de quimioterapia, de la dosis, de la edad del enfermo y del estado de salud, pueden aparecer distintos efectos secundarios que vamos a intentar mejorar o paliar a través de la alimentación y algunas terapias naturales. No nos vamos a centrar en el tratamiento farmacológico de estos síntomas, eso lo dejo en las manos expertas de tu oncólogo. Yo voy a darte una pequeña guía de trucos para tratar o mejorar esos síntomas.

Nadie puede predecir cómo te va a afectar el tratamiento frente al cáncer. No todo el mundo sufre efectos secundarios y los que los sufren no lo hacen de la misma manera. Hay gente que pierde el apetito y otros siguen comiendo con las mismas ganas que antes. Unos tienen efectos secundarios transitorios, otros permanentes.

Las personas con cáncer tienen unas necesidades nutricionales únicas, su apetito puede verse alterado, y el sabor u olor de la comida puede cambiar. También puede aparecer diarrea, estreñimiento, llagas en la boca, vómitos, etc.

Cuando leas este capítulo, es posible que sientas miedo a sufrir estos efectos, pero no quiero que esta lectura te genere ansiedad anticipatoria antes de someterte al tratamiento. Mi deseo es que tengas el máximo de información posible para que estés preparado si aparecen determinados sintomas.

Quiero que durante el tratamiento te enfoques en una «quimio feliz», piensa que te vas a sentir bien durante toda la quimio, que gracias a la alimentación, la práctica de ejercicio y tu actitud frente a la enfermedad vas a

---

23. Greenlee H, et al. Clinical Practice Guidelines on the Use of Integrative Therapies as Supportive Care in Patients Treated for Breast Cancer. J Natl Cancer Inst Monogr 2014;50:346-58.

pasar una quimio muy *light* y no vas a tener que usar esta lista. Cuando practiques la visualización creativa, imagina que la quimio sólo afecta a las células enfermas y respeta a las sanas, con lo cual tú no sufres efectos secundarios. Esta lista está aquí solo «por si acaso». Vamos a ello, respira hondo y listos para leer.

Anemia

Cuando te dicen que tienes anemia, significa que tu cuerpo no produce suficientes glóbulos rojos. Algunas quimioterapias pueden causar este efecto secundario y esto se traduce en cansancio y debilidad. También puede aparecer porque haya un sangrado o hemorragia.

¿Qué podemos hacer?

- Comer e hidratarnos bien.
- Incluir en tu día a día alimentos ricos en hierro: algas, legumbres, frutos secos, germinados, cereales integrales, sésamo, manzana, semillas germinadas, vegetales de hoja verde como las espinacas, las acelgas, etc.
- Incluir alimentos ricos en vitamina C que ayudan a la absorción del hierro: vegetales de hoja verde, perejil, pimiento, brócoli, cítricos, etc.
- Son especialmente útiles los germinados de alfalfa.

¿Cuándo debemos preocuparnos?

En ocasiones, la anemia puede ser grave y requerir ingreso hospitalario y transfusiones sanguíneas. Consulta con tu médico si notas palpitaciones, falta de aire, excesivo cansancio o pérdida de conocimiento.

Ansiedad y depresión

Muchos enfermos con cáncer se enfocan en sentimientos negativos y de desesperanza o sienten estrés durante el tratamiento. Para proporcionar el mayor bienestar emocional posible y manejar el estrés, hay varias terapias que pueden ser de utilidad. Gestionar bien estas emociones nos va a aportar mayor calidad de vida y más posibilidades de superar con éxito la enfermedad.

¿Qué podemos hacer?

- Lo primero es «ocuparte, no preocuparte».
- La meditación, las técnicas de *mindfulness* y los ejercicios de relajación nos van a ayudar a calmar la mente.
- El yoga es muy beneficioso para los enfermos con ansiedad y depresión.
- La musicoterapia y los masajes nos van a ayudar a sentirnos mejor.
- La alimentación rica en omega 3 (semillas de lino, chía, nueces, pescado azul, algas y vegetales de hoja verde) y pobre en omega 6 (no aceites refinados ni margarinas, reducción o eliminación de bollería, refinados, carnes y embutidos) hace que nos sintamos más vitales y animados.
- Hay varios alimentos que pueden ayudarnos a calmar nuestra mente: frutos secos, en especial los anacardos y las almendras por su contenido en triptófano y zinc; los arándanos, ricos en antocianinas, que ayudan al cerebro a producir dopamina; la cúrcuma, que promueve la salud de nuestro cuerpo; el cacao y el chocolate negro, que reducen el cortisol (la hormona del estrés); la maca y los alimentos fermentados. Un alimento especialmente indicado para combatir el estrés es la vainilla, añádela en infusiones, batidos y postres.

Boca dolorida, llagas en la boca o mucositis

Algunos tratamientos de quimioterapia producen úlceras (llagas) en la boca y la garganta, así como sequedad, irritación, dolor o hemorragia. Estos síntomas pueden durar 7-10 días tras la administración de la quimio.

¿Qué podemos hacer para disminuir estas molestias?

- Omite especias y jengibre. Son muy anticáncer, pero si aparecen llagas, mejor evitarlos momentáneamente.
- En el desayuno incluye copos de avena.
- Bebe abundantes líquidos. Los líquidos fríos o templados se toleran mejor que los alimentos sólidos y los platos calientes cuando se presentan estas molestias. Son aconsejables los *smoothies*, batidos verdes, zumos, cubitos hielo, los polos de zumo de frutas y los batidos de frutas, prepara gelatinas de frutas con agar-agar. También es recomendable comer todo tipo de frutas salvo los cítricos y la piña, que pueden empeorar las molestias.
- Toma con frecuencia alimentos ricos en carotenos para curar las heridas: zanahoria, calabaza, mango, etc. Los alimentos ricos en vitamina E también ayudan: semillas de calabaza, hierbas aromáticas, pimienta, frutos secos, albaricoques secos, huevos, aceite de germen de trigo y de oliva virgen extra, etc.
- Añade grasas saludables a tus platos, como AOVE, aguacate y cremas de frutos secos o semillas.
- Los platos con texturas blandas y suaves son fáciles de tragar y digerir. Prepara con frecuencia cremas de verduras o la estupenda sopa Hipócrates, cuya receta puedes encontrar en *Mis recetas anticáncer*.
- Si tienes dificultades para beber líquidos, usa una pajita.
- Trucos para prevenir y tratar las heridas:
  - Cepíllate los dientes tras cada comida con un cepillo suave.
  - Realiza enjuagues bucales con una solución salina de agua y bicarbonato: mezcla ½ cucharadita de café de bicarbonato y ¼ de cucharadita de sal en un recipiente de 250 ml de agua y haz enjuagues tres veces al día mínimo. Prepara el enjuague cada día.
  - Evita los colutorios que venden en farmacias, pues tienen grandes cantidades de alcohol.
  - Acude al dentista para que te haga una limpieza de la placa dental antes de empezar la quimioterapia.
  - Mantén los labios bien lubricados e hidratados con un bálsamo labial que contengan caléndula (ojo, no uses vaselina) y vitamina E.

Caída del vello

La quimioterapia puede afectar a las células que producen el pelo, con la consiguiente caída de éste al cabo de 2-3 semanas tras iniciar el tratamiento. La caída del pelo puede afectar a todo el cuerpo: cabeza, cara, extremidades, axilas y zona del pubis. Ojo, no todos los tratamientos de quimio producen la caída del vello corporal.

La caída del pelo va a modificar nuestro aspecto y a veces afecta a nuestra autoestima.

Para mí perder el pelo fue doloroso. La primera vez que noté que mi pelo se caía no pude evitar llorar, y cuando finalmente lo perdí, enormes lagrimones corrían por mis mejillas. Para muchas mujeres nuestra imagen está asociada a nuestro pelo y la pérdida de éste es un momento de dolor, por mucho que te consuelen diciendo que ya volverá a crecer o que ése es el menor de tus problemas. Si has oído estos comentarios y te han dado ganas de contestar «Pues que se te caiga a ti», te entiendo, yo tuve esa misma sensación.

¿Qué podemos hacer?

La caída del pelo no se puede prevenir, pero éstos son algunos trucos para afrontarlo.

- Para hacer este trance menos doloroso, te recomiendo que te cortes el pelo cortito antes de que empiece a caerse y que te rapes cuando veas que la caída ya es evidente. ¿Por qué te digo esto? Porque el pelo cuando se cae duele, sí, si como oyes, duele y bastante.
- Cuando estés «pelon@», usa un sombrero o pañuelo para proteger tu cabeza del sol y del frío. Por la noche, sobre todo en invierno, es probable que sientas frío en la cabeza; hazte con un gorrito de lana suave. Hoy día hay variedad de pañuelos preciosos que puedes combinar con tu ropa, pero también existe la opción de usar una peluca, las actuales son realmente naturales, las hay hasta con mechas californianas. Algunos seguros médicos cubren los gastos derivados de las pelucas.
- Asume que es parte del tratamiento y míralo desde el lado positivo. ¿Cuántas veces has soñado con córtate el pelo a lo Sinead O'Connor y no te has atrevido? Ésta es tu oportunidad.

- Una vez terminado el tratamiento de quimioterapia, aplícate masajeando el cuero cabelludo jalea real fresca a razón de una vez a la semana, porque estimula el crecimiento y puede ayudarte a recuperar el pelo.

Lo habitual es que el cabello vuelva a crecer al cabo de 2-3 meses después de la quimioterapia, pero puede tardar hasta 12 meses. El nuevo pelo puede ser rizado o liso, o incluso de diferente color a como era tu pelo antes del cáncer. A mí me creció rizado, parecía ricitos de oro, pero con el paso de los meses esos rizos se fueron perdiendo y unos años después volvió a ser tan liso como antes. Conozco rubias que se han vuelto morenas o pelirrojas que se volvieron castañas. ¡Nuevas experiencias sin necesidad de pasar por la peluquería!

Cambios en el apetito

Es frecuente que durante la quimio se pierda el apetito y el sabor de la comida cambie. Pero aun así es importante que comamos algo para tolerar bien los tratamientos.

Aunque no tengas mucha hambre procura comer con frecuencia; trata de comer un poco en cada comida.

¿Qué podemos hacer?

- Haz 5-6 comidas al día.
- Procura comer acompañado por familiares o amigos, de esa forma te animarás más a comer, pero diles que no te atosiguen, que respeten tu ritmo.
- Añade a tus platos alimentos ricos en grasas saludables: AOVE, aguacate, semillas de lino y chía, frutos secos o huevo.
- Añade en tus recetas alimentos ricos en proteínas de las buenas: quinoa, lentejas rojas, semillas de cáñamo, algas, frutos secos.
- ¡Muévete! El ejercicio físico va a abrirnos el apetito. Procura caminar a diario. Lo ideal sería practicar 30 minutos de ejercicio antes de comer.

- Bebe líquidos con frecuencia en forma de zumos, batidos, *smoothies*, cremas de verduras, sopas. Para hacerlos más completos, añádeles 1 cucharada de semillas de lino y 1 cucharada de semillas de cáñamo molidas. También puedes agregar un aguacate y un buen chorro de AOVE. El té mu nos ayudará a abrir el apetito.
- Evita las comidas con olores fuertes.

Cambios en la orina

Algunos tratamientos de quimio pueden irritar la vejiga o causar daño en los riñones y provocar cambios en el color de la orina (naranja, rojo, verde o amarillo) y en su olor. En el caso de los hombres, también puede cambiar el color y el olor del semen.

¿Qué podemos hacer?

- Para minimizar el daño procura beber abundantes líquidos, sobre todo infusiones y zumo de arándanos. No bebas alcohol, bebidas azucaradas tipo colas ni café.

Cambios en la piel y en las uñas

Durante la quimio pueden aparecer alteraciones en la piel como enrojecimiento, picor, descamación, granitos, acné o sequedad. Las uñas se pueden volver quebradizas, cambiar su color o aparecer estrías en ellas. Estos cambios suelen ser reversibles al acabar el tratamiento, podemos paliarlos aplicando algunos cuidados.

Una alimentación rica en antioxidantes naturales presentes en frutas y vegetales te va a ayudar a proteger tu piel y tus uñas.

¿Qué podemos hacer para evitar los daños en la piel?

Irritación y picor: usa una crema o leche corporal con caléndula, muy adecuada como calmante y para las irritaciones cutáneas, y camomila, que suaviza e hidrata la piel. Evita las colonias y perfumes. Hidrata todo el cuerpo con aceite de sésamo.

Fotosensibilidad: para proteger la piel busca una crema que contenga caléndula, jojoba y karité, que nutren en profundidad y son útiles para hidratar la piel hipersensible durante los tratamientos de quimio y radioterapia.

Factor de protección solar: busca uno lo más natural posible, sin filtros químicos, parabenes ni perfumes artificiales. No olvides proteger tu piel con medidas físicas: ropa, sombrero, gafas de sol, y evitar las horas de máxima insolación durante el tratamiento de quimio.

Evitar la sequedad: hidrata bien la piel con aceite de almendras u oliva virgen extra. Date baños cortos con agua templada. Evita los baños prolongados con agua muy caliente.

¿Qué podemos hacer para evitar los problemas en las uñas?

Para los problemas de las uñas, estamos más limitados. Usa guantes cuando vayas a fregar o limpiar. Los productos que nos venden para fortalecer las uñas suelen ser perjudiciales, evítalos.

La nutricionista Pilar Sala nos aconseja este tratamiento por pasos que puede ser muy útil:

1. Empapa en agua oxigenada un cepillo de dientes o para uñas y cepíllalas.
2. Dale a tus uñas un baño de aceite de sésamo. En un cazo calienta unas cucharadas de aceite de sésamo al baño María. Pon el aceite en un cuenco y sumerge las uñas en él durante 10 minutos.
3. Aplica encima de cada uña miel en una cantidad generosa y cúbrelas, para este fin usa unos guantes de plástico y encima coloca otros de algodón, así conseguiremos un efecto oclusivo. Lleva puestos los guantes durante una hora.

Procede de igual forma en los pies utilizando una bolsa de plástico y calcetines en sustitución de los guantes.

¿Cómo prevenir las lesiones en la piel asociadas a la radioterapia?

A nivel interno toma a diario y en ayunas una cucharada de arcilla blanca mezclada con unas cucharadas de agua y un pellizco de sal marina sin refinar.

A nivel externo podemos nutrir la piel con una mezcla casera de miel y mantequilla Ghee. Las cremas a base de caléndula también son muy recomendables.

Ojo: el aloe vera o el ácido hialurónico no se recomiendan, al contrario de lo que mucha gente piensa para tratar las lesiones causadas en la piel por la radioterapia. Sí se ha demostrado la utilidad de la caléndula para prevenir la irritación de la piel en estos casos.

Cambios en el sentido del gusto

La disgeusia o cambio en el sentido del gusto es habitual durante la quimio. Algunos alimentos pueden tener un sabor diferente, otros pueden no tener demasiado sabor, o bien todo puede tener el mismo sabor. Específicamente, es posible que los alimentos amargos, dulces y salados ahora tengan un sabor diferente, y algunas personas sienten un gusto metálico o químico en la boca, en especial después de ingerir carne u otros alimentos con alto contenido proteico. Los cambios en el gusto pueden producir aversión (rechazo) a la comida, pérdida del apetito y pérdida de peso. La nutricionista especializada en alimentación anticáncer Rebecca Katz nos recomienda estos simples pero útiles trucos para cambiar el sabor de los alimentos jugando con el sabor dulce del sirope de agave o de arce, el ácido del limón y el salado de la sal marina.

Con la quimio se dan paradojas como notar salado un plátano o dulce un pescado. Éstos son algunos trucos para cambiar estas percepciones:

- Sabor metálico: añade un poco de endulzante: sirope de agave o sirope de arce grado B y un poco de limón recién exprimido. También puedes agregar un poco de crema de frutos secos. No uses cubiertos o platos metálicos; mejor cristal, madera o porcelana y, en su defecto, plástico de polipropileno (plástico número 5).

- Sabor muy dulce: añade 6 gotas de zumo de limón o lima y ve incrementando según el sabor.
- Sabor muy salado: agrega ¼ cucharada de zumo de limón.
- Sabor muy amargo: Añade sirope de agave, sirope de arce o concentrado de manzana.
- Sabor acartonado: pon un poco de sal marina o un poco de zumo de limón.

En general, es útil masticar regaliz para paliar estos cambios.

Cambios en la sexualidad y la fertilidad

El tratamiento del cáncer puede producir diversos cambios sexuales. El cambio sexual más frecuente en los pacientes con cáncer consiste en una reducción general del deseo.

La ansiedad, el miedo, las náuseas, la fatiga, las secuelas de la cirugía, etc., pueden hacer que cualquier cosa te apetezca más que tener relaciones sexuales.

Mantén relaciones sexuales sólo si te apetece, no las mantengas por agradar a tu pareja. Ahora es tu momento, es el momento de decir *no* y hacer realmente aquello que más te apetezca.

En mujeres, es habitual que se produzca amenorrea o retirada de la menstruación durante el tratamiento y surja una situación de menopausia transitoria o permanente. En estos casos, puede aparecer sequedad vaginal y molestias en la zona genital. Para hidratar y nutrir las partes vaginales, Pilar Sala nos recomienda una crema de plantas medicinales de la marca Weleda, mezclada a partes iguales con mantequilla clarificada Ghee.

Los cambios en el deseo sexual suelen ser reversibles, pero puede tardar tiempo en reaparecer una vez terminado el tratamiento. En una relación, no todo es sexo o coito. Puede que haya llegado el momento de explorar otras maneras de disfrutar el uno del otro. Probablemente, vas a disfrutar más de un abrazo, de unas delicadas caricias o de un relajante masaje que de la práctica del coito. Habla con tu pareja, exprésale tus necesidades y deseos.

La fertilidad tras el cáncer puede verse alterada, consulta con tu oncólogo y, si deseas tener hijos tras terminar el tratamiento, es posible que previo al inicio del mismo te deriven a una unidad de fertilidad para estudiar tu caso.

Cansancio o fatiga

La quimio puede causar cansancio, fatiga o sensación de falta de energía, pero también la anemia, el dolor, la falta de sueño, los vómitos, la depresión o la ansiedad pueden ser los causantes de este estado. El simple hecho de tener un cáncer puede causar cansancio.

¿Qué podemos hacer?

- Si te sientes cansado y notas que no puedes cargar con más tareas ¡pide ayuda! Haz sólo aquello que para ti sea imprescindible y delega el resto. Seguro que tus amigos y familiares están deseando echarte una mano.
- Come de forma saludable incrementando el consumo de fruta y vegetales. Los batidos verdes y los licuados aportan mucha energía. En tus zumos puedes añadir ginseng, maca o espirulina para obtener un extra de energía. Hay estudios que demuestran que agregar un suplemento en cápsulas de ginseng puede disminuir la fatiga. La cantidad de ginseng recomendada en estos estudios es de 2.000 mg al día de extracto de raíz de ginseng estandarizado al 3 % de ginsenoides.
- Evita los alimentos grasos, fritos y procesados, son difíciles de digerir y te van a hacer sentir más cansado.
- Haz ejercicio, muévete a diario, al menos 15-30 minutos. El ejercicio disminuye la fatiga y ayuda a dormir mejor. Prueba a caminar, practicar yoga o hacer *chikung* o taichi.
- Intenta descansar cuando el cuerpo te lo pida y trata de dormir 7-8 horas al día. Para respetar los ritmos circadianos, procura estar en la cama de las once de la noche a las siete de la mañana. Evita siestas prolongadas (de no más de 30 minutos) y al despertar intenta mantenerte activo, no te hundas en el sillón.

- La acupuntura puede ayudar a mejorar la fatiga asociada al tratamiento médico.
- La relajación y la meditación van a ayudarte a calmar la mente, a dormir mejor y a disminuir la fatiga.

Diarrea

La diarrea se asocia frecuentemente al tratamiento de quimioterapia. Suele ser leve y pasajera, pero debemos consultar con nuestro médico si no cede tras 2-3 días y/o se asocia a fiebre y/o aparecen signos de deshidratación, como escasa orina, piel seca, ojos hundidos, somnolencia o presión arterial baja.

¿Qué podemos hacer?

- Haz comidas pequeñas fáciles de digerir 5-6 veces al día.
- Bebe abundantes líquidos cada día, beber no va a detener la diarrea, pero te ayudará a reemplazar parte del líquido que pierdas a través de las heces. Toma infusiones, zumos, caldos, sopas y cremas de verduras.
- Prepara purés ricos en fibra soluble con legumbres, calabacín, guisantes, copos de avena y zanahoria. Puedes añadir pescado blanco y pollo.
- No bebas refrescos azucarados tipo colas, alcohol ni café.
- Algunos alimentos pueden empeorar la diarrea, como es el caso de la leche. Evita los alimentos picantes y los fritos, y también las crucíferas, ya que pueden causar gases. Reduce los alimentos ricos en fibra, como legumbres y cereales integrales. Pela la fruta.
- Incluye en tu dieta manzanas asadas, plátanos y copos de avena. El plátano y los platos elaborados con agar-agar disminuyen la diarrea.
- Cocina platos al vapor o hervidos a baja temperatura.
- Para las molestias anales causadas por la diarrea, puede ser útil lavar el ano con agua templada, evita el papel higiénico, pues puede hacer un efecto lija en la piel, y las toallitas con alcohol. Mantén la zona seca y, si es necesario, usa una crema hidratante o aplica aceite de oliva en la zona.

- Puedes usar la raíz de kuzu. Añádela en tus platos en los dos últimos minutos de cocción, ya sea en sopas, cremas o en las decocciones o infusiones de plantas.

Dolor

Un tercio de los pacientes que reciben tratamiento por un cáncer experimenta dolor, y éste se manifiesta de forma muy diferente en cada enfermo. Puede ser de corta duración o prolongado, leve o intenso y afectar a uno o varios órganos, huesos o sistemas orgánicos. Dado que el dolor de cada paciente es único, el tratamiento debe ser personalizado. El dolor puede estar relacionado con el propio tumor o con el tratamiento.

Hoy día, el dolor puede ser tratado de forma eficaz y esto es muy importante para mejorar la calidad de vida del enfermo.

Existen múltiples fármacos y tratamientos para abordar el dolor sobre los cuales tu médico te podrá informar. En este capítulo no vamos a hablar de ellos, sino que vamos a centrarnos en el tratamiento no farmacológico del dolor.

¿Qué podemos hacer?

- Ejercicios de relajación, meditación y visualización creativa, así como intervenciones cuerpo-mente (yoga, *chikung*) nos pueden ayudar a manejar el dolor y disminuir la percepción del mismo.
- Los masajes y el *reiki* pueden ayudar a reducir el dolor. Acude a un centro especializado en terapias manuales. Los masajes con aceites esenciales pueden ser muy relajantes. El contacto físico ayuda a equilibrar nuestro cuerpo. Pide a tus seres queridos que te abracen y acaricien.
- La musicoterapia y la hipnosis han demostrado ser útiles para paliar el dolor asociado con la cirugía.
- La acupuntura puede ser eficaz para controlar el dolor de los enfermos con cáncer.
- Desde la alimentación, os recomiendo incrementar el consumo de cúrcuma, jengibre, canela, frutos rojos, cebolla, nueces, zanahoria, semillas de lino, pescado azul y vegetales de hoja verde. Estos alimentos tienen poder antiinflamatorio.

Estreñimiento

Con frecuencia aparece estreñimiento en los enfermos oncológicos, el cual puede estar asociado a los tratamientos y, en ocasiones, puede estar relacionado con el propio tumor. Tanto la quimioterapia como los fármacos para controlar el dolor pueden causar estreñimiento. Consulta con tu médico si pasan más de 2-3 días sin ir al baño.

- Los alimentos ricos en fibra nos van a ayudar a incrementar el bolo intestinal: frutas, vegetales, cereales integrales, legumbres, frutos secos, semillas, etc.
- Haz ejercicio físico con frecuencia, intenta caminar 20-30 minutos al día.
- Bebe abundantes líquidos: agua, infusiones. Prueba a infusionar higos secos en un cazo con agua y toma la infusión tres veces al día.
- Los masajes circulares en el abdomen también pueden ayudarte, al igual que la reflexología.
- Hierve tres ciruelas pasas y toma el líquido resultante de la cocción.
- Añade a las comidas sésamo y lino recién molidos.

Hemorragias o sangrado

El riesgo de sufrir una hemorragia o sangrado puede verse incrementado durante el cáncer.

Debes consultar con tu médico si observas:

- Petequias: pequeñas manchas rojas en forma de puntos en la piel.
- Fuertes dolores de cabeza.
- Excesivo cansancio.
- Cualquier sangrado a través de una herida que no se detiene tras unos minutos presionando.
- Sangrado vaginal si no estás menstruando.
- Sangrado a través de las heces o de la orina.
- Sangrado por la boca.

Algunos suplementos o hierbas pueden aumentar el riesgo de sangrado, por lo que debes consultar con tu médico antes de tomar cualquier medicación no prescrita por tu facultativo habitual. Si tomas cúrcuma o suplementos con cúrcuma y estás en tratamiento con anticoagulantes, puede incrementarse el riesgo de sangrado, por lo que, en estos casos, hay que reajustar la dosis para que puedas ingerirla.

Náuseas y vómitos

Las náuseas y los vómitos son dos de los más temidos efectos secundarios de la quimioterapia. Pueden empezar antes incluso de la quimio (náusea anticipada) y prolongarse varios días.

En mi caso, éste fue el mayor efecto secundario que tuve, y tras recibir la dosis de carboplatino pasaba unos días con el estómago algo revuelto.

En el hospital pueden prescribirte antieméticos, pero aun así en ocasiones las náuseas y vómitos son difíciles de controlar. Voy a mostrarte algunos trucos para mejorar estas molestias.

¿Qué podemos hacer?

- Come poco, pero varias veces al día, procurando que el estómago nunca esté vacío. Con el estómago lleno sentiremos menos náuseas.
- Hidrátate bien bebiendo agua, zumos, batidos, cremas, infusiones, etc. Esto hará que el riesgo de deshidratación sea menor. Bebe líquidos fríos o templados, evita los alimentos muy calientes.
- No comas grasas, alimentos fritos y azucarados.
- Toma infusiones de jengibre, canela y manzana que tú mismo puedes preparar en casa. El jengibre es un buen antiemético, pero no debe tomarse junto a los fármacos contra las náuseas, pues pueden interaccionar.
- El té mu también nos puede ayudar a controlar las náuseas.
- La acupuntura y la acupresión pueden ser muy eficaces para prevenir las náuseas, así como los ejercicios de relajación y la visualización.

Neutropenia

En ocasiones el tratamiento de quimioterapia puede inmunodeprimirnos, lo que significa que pueden disminuir nuestras defensas. A esta situación se le llama neutropenia. En estas circunstancias, el cuerpo está expuesto a un mayor riesgo de contraer alguna infección por virus, bacterias u hongos.

¿Qué podemos hacer?

- Beber agua embotellada, en vez de agua del grifo.
- Evitar carnes, huevos, pescado y lácteos crudos, esto incluye mayonesa y natas.
- Si consumes pescado, carne y huevo, que siempre estén cocinados.
- Lavar bien las frutas y vegetales.
- Revisa bien las etiquetas y no compres alimentos caducados.
- Evita la fruta y los vegetales viejos y mohosos.
- Lávate bien las manos antes y después de comer y cocinar. Quien cocine en casa, que también tenga una buena higiene en sus manos.
- Puedes comer alimentos vegetales y frutas crudas, al contrario de lo que dicen muchos profesionales de la salud que, por desconocimiento, recomiendan consumirlo todo cocinado. Se ha demostrado que los enfermos neutropénicos que comen vegetales y frutas crudas tienen menor riesgo de infecciones[24] frente a los que comen estos alimentos cocinados.
- Consume alimentos que refuerzan el sistema inmune, como setas y algas. Son especialmente útiles los batidos verdes.
- Los suplementos de equinacea y propóleo ayudan a reforzar nuestras defensas.

---

24. Gardner A, et al. Randomized comparison of cooked and noncooked diets in patients undergoing remission induction therapy for acute myeloid leukemia. J Clin Oncol. 2008 Dec 10;26(35):5684-8.

Parestesias, disestesias u hormigueos

Ciertos medicamentos de quimioterapia pueden causar neuropatía periférica, al dañarse nuestros nervios y producir hormigueo o picazón, ardor,
debilidad o entumecimiento en las manos y los pies. Es más frecuente con
los fármacos de la familia de los taxanos. Estos síntomas son difíciles de
controlar. La medicina convencional usa corticoides, antidepresivos, opioi-
des y antiepilépticos, pero con eficacia limitada. Desde la oncología integrativa pueden paliarse los síntomas, pero no eliminarse.

¿Qué podemos hacer?

- Pueden ser de utilidad la acupuntura, los ejercicios de relajación y
  visualización, la electroestimulación nerviosa o el *biofeedback*.
- Una alimentación rica en antioxidantes procedentes de frutas y vegetales puede ayudar.
- Evita el alcohol.
- En medicina natural se ha recomendado con frecuencia la L-acetil-
  carnitina para prevenir estos síntomas, pero las investigaciones han
  demostrado que esta práctica no tiene evidencia científica.
- Realiza baños con agua y sal a diario. Llena la bañera de agua templada y añade 2 kg de sal, date un baño de 10 minutos. Si no dispones
  de bañera, pon el agua en un cubo e introduce los pies 10 minutos.
- La nutricionista Pilar Sala nos recomienda realizar baños con arcilla
  roja y vinagre.
- Mezcla dos cucharadas soperas de arcilla roja con vinagre de manzana hasta obtener una textura cremosa. Llena la bañera de agua
  caliente. Métete en la bañera sin introducirte en el agua y remoja el
  cuerpo. Aplica por toda la piel la mascarilla de arcilla roja. Introdú-
  cete dentro de la bañera y descansa durante 10 minutos. Retira con
  agua.

Plaquetopenia

Consiste en la reducción del número de plaquetas y puede suponer un riesgo de sufrir una hemorragia o sangrado.

Es difícil tratar este síntoma con la alimentación, pero la remolacha cruda en forma de licuado o añadida en tus ensaladas puede ayudar.

Sofocos

Los sofocos asociados a la quimio y el tamoxifeno son frecuentes. Un sofoco es una sensación momentánea de calor, que puede estar acompañada de rubor en la cara y sudoración.

¿Qué podemos hacer?

- Pueden disminuirse con el uso de la acupuntura.
- No se recomienda tomar suplementos a base de soja para tratar estos síntomas, pues pueden aumentar el riesgo de padecer cáncer de mama.
- Se aconseja incrementar el consumo de algas, crucíferas, legumbres y sésamo.

Trastornos de la memoria

Muchos enfermos con cáncer tienen problemas de aprendizaje y memoria durante el tratamiento e inmediatamente después. Los investigadores también han descubierto que el propio cáncer puede afectar al aprendizaje verbal y a las funciones de la memoria. La buena noticia es que la pérdida de memoria es un efecto secundario que mejora en los supervivientes a largo plazo.

Puede que tengas dificultad para concentrarte, problemas de memoria, sensación de pensar lento, dificultad para expresarte, sensación de atontamiento.

Cuando estaba en tratamiento con quimio, me costaba recordar cosas recientes, y pensaba en la cantidad de datos que había memorizado durante la carrera y que en ese momento no era capaz de recordar qué había ido a comprar cuando me encontraba en la tienda.

Estos síntomas suelen ser reversibles tras finalizar el tratamiento en unos meses, pero depende de cada persona.

¿Qué podemos hacer?

- Practicar ejercicio físico ayuda a mejorar la función mental.
- Realizar ejercicios de relajación y practicar la meditación.
- Dormir 7-8 horas, así como tratar la depresión y la ansiedad.
- Seguir una dieta rica en omega 3 y pobre en omega 6 va a mejorar la función mental, la ansiedad y la depresión. Di SÍ a las semillas de lino y chía, al pescado azul, las algas y los vegetales de hoja verde. Di NO o reduce los aceites vegetales refinados, las margarinas, los alimentos procesados y refinados, así como las carnes y los embutidos.
- Puedes escribir un diario y realizar ejercicios de habilidad mental. Apunta todo aquello que no quieres que se te olvide o grábalo.
- No darle excesiva importancia a los olvidos y no sentirse agobiado por ellos.

SÍNTOMA	RECOMENDACIÓN
Anemia	Alimentos ricos en hierro y vitamina C: vegetales verdes, legumbres, germinados
Ansiedad y depresión	Meditación, yoga, alimentos ricos en omega 3
Boca dolorida, llagas en la boca o mucositis	Enjuages con agua, bicarbonato y sal
Caída del vello	Paciencia. Jalea real fresca
Cambios en el apetito	5-6 comidas nutritivas. Ejercicio
Cambios en la orina	Zumo de arándanos
Cambios en la piel y las uñas	Hidratación: aceite de sésamo y caléndula
Cambios en el sentido del gusto	Jugar con limón, sal y sirope
Cambios en la sexualidad y la fertilidad	Diálogo con la pareja. Consultar con el oncólogo
Cansancio o fatiga	Delegar. Ejercicio. Acupuntura. Vegetales
Diarrea	Kuzu. Hidratación. Manzana asada
Dolor	Masajes, acupuntura, yoga
Estreñimiento	Líquidos, semillas de lino y sésamo, ejercicio
Hemorragias o sangrado	Precaución con cúrcuma y suplementos
Náuseas y vómitos	Infusiones con jengibre. Té mu
Neutropenia	Batidos verdes, setas, algas
Parestesias, disestesias u hormigueos	Baños de sal
Plaquetopenia	Remolacha cruda
Sofocos	Semillas de sésamo, crucíferas, acupuntura
Trastornos de la memoria	Ejercicio, dormir bien, alimentos ricos en omega 3

LA ALIMENTACIÓN EN SITUACIONES ESPECIALES

Para la elaboración de este capítulo hemos contado con la colaboración de la nutricionista Pilar Sala.

Colostomía

Cuando es necesario practicar una colostomía durante el tratamiento del cáncer, la alimentación se puede ver dificultada.

Nota: la colostomía es un procedimiento quirúrgico en el que se saca un extremo del intestino grueso a través de una abertura hecha en la pared abdominal. Las heces que se movilizan a través del intestino drenan a través del estoma hasta la bolsa adherida al abdomen.

La alimentación en este caso es difícil porque hay que limitar la ingesta de fibra, pero si hiciéramos esto sólo podríamos comer carne, leche y alimentos refinados, y sabemos que esto no beneficia al enfermo. Lo que vamos a hacer es seleccionar al máximo los alimentos. Vamos a elegir alimentos de fácil absorción nutricional y ricos en proteínas vegetales de fácil absorción: soja fermentada o cereales precocidos como gofios, copos o cremas de cereales precocidos. Añadiremos germinados a nuestros platos, pues son muy completos desde un punto de vista nutricional. Las legumbres, mejor comerlas trituradas en forma de humus.

Entre los vegetales, elegiremos nabo, calabaza, chirivía y zanahoria. Evita los vegetales flatulentos como las crucíferas. Los vegetales los tomaremos mejor al vapor que crudos.

Añade alimentos fermentados: tempeh, miso, chucrut, kéfir, ajo negro, aceitunas.

Entre las frutas, elige plátano, papaya y piña.

Optaremos por licuados, mejor que por batidos, al contener los primeros menos fibra. Entre las leches vegetales, la más recomendada es la de chufa (sin azúcar).

Ejemplo de menú:

Desayuno

Crepe casero preparado con gofio o crema de cereales precocidos o copos de avena cocidos en leche vegetal y un licuado de vegetales y fruta.

El crepe lo podemos rellenar con una crema triturando una manzana, semillas de lino y cáñamo, canela molida y ralladura de piel de limón y añadiendo agua o leche de coco según la consistencia deseada.

Comida

Primera opción

Ensalada a base de germinados de alfalfa y aguacate.
Pastel de verduras y tempeh.

Segunda opción

Ensalada de germinados de brócoli verde y papaya.
Canelones de calabacín rellenos de humus, servidos con salsa de cilantro fresco, ajo negro y zumo de limón.

¿Por qué elegimos estos alimentos?

Los germinados cubren parte de las necesidades nutricionales diarias; tienen efectos prebióticos y probiótico; son ricos en clorofila y vitamina C y se digieren bien. La papaya es rica en enzimas, así que facilita el trabajo pancreático. El humus aporta proteínas totales derivadas de la mezcla de garbanzos, sésamo, comino, aceite, ajo y limón. El comino va a aumentar la digestión de las legumbres. El cilantro es rico en hierro y nos ayuda si tenemos anemia.

Merienda

Primera opción

Batido proteico a base de leche de chufa y frutos rojos.
Galletas de almendra caseras con copos de avena.

Segunda opción

Compota de manzana y dátiles.
Galletas crudiveganas de semillas de chía.

Cena

Primera opción

Sopa de miso
Verdura cocinada al vapor (evitaremos las verduras flatulentas). Son ideales el calabacín, las acelgas y la zanahoria.

Segunda opción

Crema de chirivía y calabaza con ajo y cebolla.
Queso vegano.

¿Por qué elegimos estos alimentos?

Son alimentos ricos en proteínas el miso y el queso vegano, que podemos preparar a base de levadura de cerveza, tofu, frutos secos y algas.

Receta de queso vegano (Pilar Sala)

Para 4 personas

300 ml de agua, 50 g de almendras sin piel (se puede usar cualquier fruto seco, pero crudo), 2 cucharadas soperas de agar-agar, 100 g de tofu, 2½ cucharadas de levadura nutricional de cerveza en copos, el zumo de ½ limón, ½ cucharadita de cebolla en polvo, ½ cucharadita de ajo en polvo, ½ cucharadita de sal. Aceite de oliva para untar el molde, hierbas provenzales al gusto.

Preparación

1. Llevar a ebullición el agar-agar con el agua y dejar cocer durante 5-10 minutos removiendo de vez en cuando.
2. Triturar las almendras y el resto de los ingredientes hasta obtener una mezcla homogénea e incorporarla al agar-agar cuando esté lista.
3. Tener preparado el molde untado con el aceite y verterlo inmediatamente.

Dejar templar y luego meterlo en el frigorífico durante 2 horas para que cuaje bien antes de desmoldar.

Ascitis

La ascitis es la acumulación de líquido en la cavidad abdominal. La ascitis asociada al cáncer ocurre con mayor frecuencia en personas con cáncer de mama, colon, aparato digestivo, ovario, páncreas y útero.

La ascitis, por lo general, causa muchas molestias y puede provocar algunos de estos síntomas: aumento de peso, disnea, hinchazón abdominal, sensación de saciedad o abotagamiento, sensación de pesadez, indigestión, náuseas o vómitos, dolor abdominal, hemorroides, fatiga, etc.

En las situaciones de ascitis, hay cuatro objetivos:

- **Evitar el edema:** para ello se aconseja no tomar alimentos crudos (ensaladas/frutas) y limitar el exceso de verdura, pero sí son recomendados especialmente los berros.
- **Absorción del edema:** con este fin aumentaremos la ingesta de alimentos como el trigo sarraceno, la avena y el kuzu.
- **Aumentar el aporte proteico de origen vegetal:** en este caso se recomiendan el miso, los altramuces y el cáñamo. Sus proteínas son muy completas.
- **Rehidratar al enfermo:** para ello usaremos el agua de coco verde.

Los aceites esenciales pueden ayudar al enfermo con ascitis. Los de niauli, ciprés y estragón son de utilidad a razón de dos gotas de cada uno mezclados en una compota casera.

Pautas para añadir a la alimentación anticáncer que venimos mencionando en el libro:

Antes de las comidas

Ensalada de berros + caldo

Receta de caldo: preparar un caldo con 3 litros de agua, 1 cebolla roja, ½ hoja de alga kombu y 100 g de trigo sarraceno. Hervimos todos los ingredientes 20 minutos y colamos. Añadimos ½ cucharadita escasa de pasta de miso y una cucharadita de kuzu, que previamente habremos disuelto en un poco de caldo. Se aconseja tomar una taza antes de las comidas. El caldo dura varios días en la nevera.

Puedes alternar el trigo sarraceno con la avena a la hora de elaborar el caldo.

Postres

Se aconseja tomar compota de papaya y manzana.

Receta para las compotas: hervimos un poco de agua con media barrita de canela con la piel de medio limón y una manzana troceada durante 3 minutos. Retiramos la canela y el limón, añadimos la papaya y trituramos. Servimos con dos gotas de aceite esencial de niauli + dos de ciprés y dos de estragón.

Entre horas

- Comer altramuces entre horas es muy recomendable. Es importante que estén bien desalados, ya que los que se compran envasados son muy ricos en sal. Conviene escurrir los altramuces si son envasados y remojarlos con agua mineral y romero u otras plantas aromáticas, manteniendo este remojo un mínimo de cinco horas antes de ser consumidos.
- Beber bebida de coco verde, se vende en herbolarios y tiendas ecológicas. Es el agua extraída de los cocos de menos de nueve meses, cuando aún están verdes, y es muy rica en electrolitos y pobre en azúcar y calorías. El agua de coco contiene péptidos[25] y citoquinas antiinflamatorias que regulan las interacciones de las células inmunes favoreciendo el sistema inmune[26]. Puedes añadir agua de coco en tus batidos, *smoothies* y zumos.

---

25. Prabhu S, et al. Cn-AMP2 from green coconut water is an anionic anticancer peptide. J Pept Sci. 2014 Dec; 20(12):909-15.

26. Manna K, et al. Protective effect of coconut water concentrate and its active component shikimic acid against hydroperoxide mediated oxidative stress through suppression of NF-κB and activation of Nrf2 pathway. J Ethnopharmacol. 2014 Aug 8;155(1):132-46.

Caquexia

Muchos pacientes con cáncer, casi un tercio, no fallecen a causa de la enfermedad. La culpa de su muerte es la caquexia, la extrema delgadez y debilidad que acaba siendo la auténtica causa de la muerte de un 33 % de los enfermos de cáncer.

La caquexia asociada al cáncer se interpretaba hasta hace poco como una especie de autocanibalismo: el organismo se consume a sí mismo tratando de cubrir las necesidades energéticas del tumor en constante crecimiento. Pero hoy se sabe que pueden producir caquexia tumores de todos los tamaños, incluso los muy pequeños, y en etapas muy tempranas del desarrollo tumoral, lo que no casa con la hipótesis del autocanibalismo. Los investigadores han observado que tampoco obedece a una mayor necesidad del organismo de generar calor.

Hoy día se está viendo que lo que produce esta caquexia es la exagerada inflamación en los tejidos, la atrofia del tejido adiposo blanco y del musculoesquelético[27]. Si se actúa bloqueando uno de los agentes que promueven esta inflamación, la citoquina IL-6, la caquexia puede mejorar. Los fármacos antiinflamatorios podrían ser de utilidad y por la misma razón podríamos usar los alimentos antiinflamatorios: frutos secos, especias, aromáticas, pescado azul, cítricos, cebolla, ajo, aguacate, semillas de lino y chía, té.

Desayuno

Crema de amaranto

Hervir 50 g de grano de amaranto con leche de almendras, canela en rama y piel de limón y servir con piñones + 1 cucharada de aceite de lino + 1 cucharada de semillas de lino.

---

27. Michele Petruzzelli, et al. A Switch from White to Brown Fat Increases Energy Expenditure in Cancer-Associated Cachexia. Cell Metab. 2014 Sep 2; 20(3): 433-47.

Comida

Crema de boniato

Hervir el boniato, pelar y preparar un caldo a base de zanahoria, chirivía o nabo blanco o colinabo, cebolla y garbanzos previamente cocidos + aromáticas y especias al gusto. Hervir todos los ingredientes 40 minutos a fuego lento y triturar. Servir la crema condimentada con aceite de lino + 1 cucharada de lúpulo en polvo.

Pescado azul al vapor con aromáticas, cúrcuma y pimienta negra. Regar con zumo de limón.

O bien:

Quinoa cocida con vegetales y algas.

Merienda

Coquitos con almendras y miel

Mezclar 6 cucharadas de almendra molida finamente + 1 de miel de máxima calidad + semillas de lino + zumo de naranja (ajustar cantidad según consistencia). Hacer bolas con las manos y rebozarlas con coco rallado, refrigerar antes de servir.

Beber zumo de acerola o, en su defecto, zumo de frutos rojos o cítricos. Otra opción son los batidos de frutas y vegetales con harina de almendras o nueces y semillas de cáñamo.

Cena

Crema de aguacate

Batir un aguacate con 2 cucharadas de aceite de coco + 1 cucharada de proteína de cáñamo.

Crema de coco

Ingredientes para 6 personas

1 litro de agua de coco + 6 peras conferencia pequeñas + 650 g de calabacín + 1 aguacate + 1 cucharada de zumo de limón + ¼ cucharadita de nuez
moscada.

Preparación

Batir todos los ingredientes y servir.

Paté de legumbres tipo humus con crudités de zanahoria y pepino

- Beber a lo largo del día de dos a tres tazas de té con media cucharadita de kuzu por taza.
- Entre horas picar frutos secos y fruta seca.

PARTE III

EJERCICIO FÍSICO Y CÁNCER

Dra. Bárbara Malagón Solana

¿ES BENEFICIOSO EL EJERCICIO FÍSICO PARA LA PERSONA CON CÁNCER?

En el camino que recorremos durante el cáncer todas las herramientas que podamos incorporar son pocas. Sabemos de la importancia de la alimentación, los afectos, la gestión de las emociones, las terapias energéticas, etc. En este capítulo les sumamos algo muy valioso, ya que está al alcance de todos (movernos es una de las actividades que más veces hacemos a lo largo del día): **el ejercicio físico.**

Los estudios científicos están demostrando que el deporte ejerce una buena influencia en el curso de la enfermedad, además de en su prevención y en la supervivencia en ausencia de recidivas. Razón de más para que el sistema sanitario incorpore el ejercicio físico de forma reglada a los planes de tratamiento de los pacientes con cáncer, ¿no os parece?

Nuestra situación actual

Los avances en la detección precoz del cáncer y sus tratamientos están contribuyendo a que sean más numerosos los supervivientes de este grupo de enfermedades. En España hay un total de 1.500.000 de largos supervivientes de cáncer y se espera que este resultado se duplique un 50 % para el año 2020. Se estiman unos 100.000 largos supervivientes de cáncer anuales. Esta población tiene que enfrentarse a nuevos retos como las secuelas de la enfermedad, el posible desarrollo de otras enfermedades crónicas, la persistencia de los efectos secundarios y el impacto de éstos en su funcionamiento físico y calidad de vida; y también la posible recurrencia de la enfermedad. **Históricamente, los médicos han recomendado descanso o ejercicio mínimo en los pacientes con cáncer.** Sin embargo, aires nuevos soplan gracias a las investigaciones en deporte y cáncer.

Si tengo cáncer, ¿puedo hacer ejercicio?

En el año 2012, el Colegio Americano de Medicina Deportiva revisó exhaustivamente las publicaciones y ensayos clínicos sobre la seguridad y eficacia de la práctica de ejercicio durante y después del tratamiento del cáncer. Para ello contó con un grupo de expertos y varias sociedades científicas americanas (Asociación Americana del Corazón, la Fundación de Enfermería Oncológica, Asociación Americana contra Cáncer, etc.). Se concluyó que **la práctica de deporte es segura durante y después de los tratamientos de cáncer y mejora la función física, la calidad de vida y la fatiga asociada a esta enfermedad**. Publicaron un artículo que recoge las directrices generales sobre la práctica del ejercicio físico durante el cáncer[28], con una recomendación explícita: **evitar la inactividad**. Matizan que cuando una persona, por sus condiciones de salud, sean éstas las que sean, no puede llevar a cabo las recomendaciones básicas de ejercicio para su estado, realizará las actividades que le permitan sus condiciones actuales: **algo es mejor que nada**. Lo que aporta éste y otros estudios en la línea es **la nueva interpretación de lo que es capaz de hacer el deporte en la enfermedad, cómo puede ayudar el ejercicio a la persona**.

En las últimas dos décadas se han demostrado los beneficios del deporte sobre la prevención de la enfermedad y su capacidad de disminuir las recidivas en los supervivientes. Además, **el ejercicio practicado de forma regular** mejora la calidad de vida, los factores psicosociales y el bienestar; concluyen que **muchos de los retos psicológicos y fisiológicos para enfrentar el cáncer se pueden prevenir, atenuar, tratar o rehabilitar a través de la realización habitual de ejercicio**[29].

---

28. Schmitz KH, Courneya KS, Matthews C, Demark-Wahnefried W, Galvão DA, Pinto BM, et al. American College of Sports Medicine roundtable on exercise guidelines for cancer survivors. Med Sci Sports Exerc. 2010 Jul;42(7):1409-26.

29. Wolin KY, Schwartz AL, Matthews CE, Courneya KS, Schmitz KH. Implementing the exercise guidelines for cancer survivors. J Support Oncol. 2012 Sep-Oct;10(5):171-7.

IMPACTO DEL EJERCICIO FÍSICO DURANTE EL CÁNCER[30]

MEJORA	DISMINUYE
Capacidad funcional de la persona	Respuesta inflamatoria y producción de citoquinas (sustancias de la inflamación)
Fuerza muscular y flexibilidad	Proteólisis (destrucción de proteínas)
Control del peso	Progresión hacia el estado catabólico (estado de destrucción del cuerpo)
Sistema inmune (aumenta neutrófilos linfocitos, macrófagos, *natural killers*...)	Fatiga y cansancio
Anemia (mejora al aumentar la hemoglobina) y plaquetas	Ansiedad
Control del dolor, náuseas y vómitos	Insomnio
Energía	Depresión
Autoestima y sensación de control	Probabilidad de recurrencias de la enfermedad
Ánimo	Aparición de otras enfermedades relacionadas con el cáncer
Síntesis de proteínas (formación de proteínas)	
Función cardiorrespiratoria	
Sistema neuroendocrino	
Función cognitiva (atención, concentración...)	

---

30. Lucía Mulas, A. Beneficios del ejercicio físico para enfermos de cáncer. [Conferencia en Internet.] Madrid: Comité Olímpico Español. Comisión Médica. [Citado 26 de septiembre de 2008.] Disponible en: http://www.coe.es/web/EVENTOSHOME.nsf/b8c1dabf8 b650783c1256d560051ba4f/205db75f3051d134c12574f0003ed43a/$FILE/10.pdf.

Los estudios demuestran que **la inactividad** produce efectos adversos sobre todos los sistemas, pero sobre el sistema muscular destacan la **pérdida de proteínas musculares, la pérdida selectiva de fibras tipo I y la remodelación muscular hacia fibra rápida tipo IIx.** Esto ocurre en la mayoría de **los cánceres y las enfermedades crónicas.** En estas enfermedades se describe un círculo vicioso: la inactividad, la fatiga debida a la enfermedad y los tratamientos llevan al tejido muscular a remodelarse hacia fibra muy ineficiente; esto se traduce en atrofia muscular y disminución de la capacidad funcional, la cual limita la actividad, dando lugar a un mayor desacondicionamiento muscular que, a su vez, será causante de una mayor inactividad, que a larga origina más fatiga.

La fatiga asociada al cáncer[31]

Fatiga, sí, ese cansancio que a veces tienes, aunque estés descansando y sin moverte. Y es que la fatiga asociada al cáncer es un verdadero caballo de batalla. Es un síntoma muy frecuente y muy complejo porque tiene muchos factores implicados. Veamos por qué se origina la fatiga durante el cáncer:

- **Sustancias que producen fatiga:** sobre el SNC (sistema nervioso central) actúan múltiples sustancias que alteran la percepción del esfuerzo y disminuyen nuestra capacidad de ejercicio, así que pequeños esfuerzos los percibimos como extraordinarios. Algunas de estas sustancias, como las citoquinas (sustancias de la inflamación), aumentan su concentración como resultado de la interacción del tumor y el sistema inmune. Pero, además, los tratamientos de quimio y de radio, el propio tumor y el sistema inmune originan la producción de más sustancias que aumentan la destrucción de proteínas y disminuyen su producción. Esto tiene como resultado una gran pérdida de masa corporal (hasta el 80 % en casos extremos = caquexia), lo que no nos ayuda mucho para plantar cara a la enfermedad.

---

31. Cramp F, Byron-Daniel J. Exercise for the management of cáncer-relates fatigue in adults. Cochrane Database on systematic reviews 2012. Issue 11. Art No CD006145.

- **Falta de oxigenación en nuestros músculos:** nos llega poco oxígeno al músculo; ya sea por transporte insuficiente (por ejemplo, por anemia debida al cáncer o a la toxicidad de los tratamientos sobre la médula ósea o el riñón); por afectación del pulmón (que no oxigena la sangre arterial lo suficiente); por afectación del corazón en algunos tratamientos (reducción del gasto cardiaco).

- **Atrofia muscular:** nuestros músculos se han quedado atrofiados por esa pérdida de proteínas que hemos visto antes y, además, como estamos muy cansados, tenemos una vida más sedentaria, que hace que se pierda más masa muscular y que la que hay no nos funcione muy bien porque no está bien capilarizada o regada con un buen sistema de vasos sanguíneos que lleven una sangre bien cargada de oxígeno y nutrientes, que es justo lo que necesitamos para cambiar esta situación. Como veis, ya estamos dentro del círculo perverso que os contaba antes.

Si recuerdas la tabla de lo que hace el deporte en el cáncer, seguro que quieres obtener esos beneficios. Pues podemos ponernos en marcha, eso sí, con alguna orientación.

EJERCICIO, SÍ; PERO ¿CÓMO?, ¿CUÁNTO?, ¿CUÁL?, ¿CON QUÉ INTENSIDAD?

Vamos a darte una serie de recomendaciones generales, pero insistiendo en que lo ideal es hacer un **seguimiento continuo e individualizado de cada enfermo**, para lo que previamente se debería realizar una evaluación exhaustiva[32]. Las pautas dependen de varios factores:

- **Características del paciente:** edad, estudio antropométrico (peso, talla, etc.), enfermedades actuales y tratamientos que usa para su control; forma física actual y práctica previa de deporte; necesidades del enfermo.

- **Características del cáncer:** tipo de cáncer y su estadio, el tratamiento que recibirá o recibe (sea éste cirugía, quimioterapia, radioterapia u otros tratamientos) y qué efectos secundarios presenta o se esperan.

Recomendaciones generales sobre ejercicio para personas con cáncer:

Tipo de ejercicio

- **Ejercicio aeróbico** para mejorar el consumo de oxígeno: bicicleta estática, caminar, nadar, etc. Siempre adaptado a la situación individual del enfermo en cada momento.

- **Ejercicios de fuerza** para mejorar la masa y fuerza muscular: usar pesas, mancuernas, bandas elásticas o máquinas, con baja carga.
  La intensidad de las cargas debe encontrarse en un 50-80 % de 1 RM (repetición máxima: es la carga con la que sólo conseguimos hacer una repetición usando un grupo muscular determinado).

---

32. http://www.ejerciciosaludable.es/espanol/web/introduccion/progcolabonco.asp.

El objetivo del acondicionamiento de fuerza es estimular los principales grupos musculares de miembros, tronco y cuello.

Para grupos musculares pequeños, una serie de 6-12 repeticiones y para grupos musculares grandes dos series de 6-12 repeticiones.

- **Ejercicios de flexibilidad** (estiramientos, yoga, pilates, aumentos del rango de movilidad de las articulaciones de manera pasiva, si es preciso); **ejercicios de equilibrio y de mejora de la capacidad funcional en la vida diaria** (realizando movimientos que simulen las actividades que se llevan a cabo en la vida cotidiana y que puedan suponer alguna dificultad para los enfermos).

Puntos clave

- Es posible trabajar sólo con tu propio peso como carga y así mejorar la tonificación. Es un buen inicio, sobre todo si no puedes ir a un gimnasio.
- Si hay riesgo de infección, mejor evitar las instalaciones deportivas públicas. Haz ejercicio al aire libre.
- En el entrenamiento de fuerza se puede realizar cualquier ejercicio que haga que los músculos se contraigan en contra de una resistencia externa con la intención de aumentar la fuerza, el tono, la masa y/o la resistencia muscular. Como resistencia externa se pueden usar mancuernas, bandas elásticas, pero también el propio peso corporal, ladrillos, botellas de agua, bolsas de legumbres, etc. En definitiva, cualquier otro objeto que haga que tus músculos se contraigan.
- Si existen ataxia, vértigos y mareos o neuropatía periférica, evita realizar ejercicios con pesas si no se está acompañado por una persona que pueda prestar ayuda en caso de desequilibrio u otra necesidad.
- Evita los deportes de contacto si hay metástasis óseas y eres portador de ostomías.
- Evita la natación en piscinas públicas si tienes neutropenia o riesgo de infección (riesgo de infección bacteriana).

Frecuencia y duración

- 3-5 días por semana.
- Sesiones de al menos 20-30 minutos de ejercicio continuo. Total acumulado por semana de entre 75-150 minutos de actividad moderada.
- En enfermos muy desentrenados o en fases de enfermedad exacerbada, se pueden realizar varias sesiones de 3-5 minutos de actividad varias veces al día para acumular un total de 15-20 minutos diarios hasta que las condiciones mejoren. También se puede usar electroestimulación neuromuscular (NMES) cuando se debe guardar reposo en cama.

Claves para personas con baja forma física

Se puede comenzar caminando intervalos cortos con descansos, con inicios graduales (caminar 3 minutos seguidos) hasta alcanzar sesiones continuadas de 10 minutos y **acumular un total de 30 minutos a la semana**. Los beneficios pueden observarse con dos sesiones de 15 minutos a la semana. Cuando se acumulan seis semanas, se han demostrado efectos sobre la capacidad funcional de los músculos y sobre la disminución de la pérdida de proteínas.

Intensidad

Se debe practicar ejercicio de intensidad moderada. ¿Cómo saber que estamos practicando un ejercicio de intensidad moderada? En general, lo sabremos porque notamos el corazón ligeramente acelerado y sudamos con moderación, pero si queremos ajustar más:

Se usa la frecuencia cardiaca de entrenamiento como indicador de intensidad. Para ello habitualmente se realiza un test de esfuerzo. En su defecto, se toma como referencia el 60-80 % de la frecuencia cardiaca máxima (FMC). Esto es: el esfuerzo que realizaremos durante el ejercicio no aumentará nuestra frecuencia cardiaca por encima del 80 % de nuestra FMC. Para ello podemos usar la fórmula de Karvonen, que permite establecer los rangos de intensidad del ejercicio si conocemos la frecuencia cardiaca de reposo FCR y la FCM. La FCM se puede establecer restando nuestra edad a 220.

La fórmula es la siguiente:

Frecuencia cardiaca del entrenamiento = (FCM − FCR) × 60 % + FCR

Vamos con un ejemplo: si la edad es 40 años y la FCR es de 80 latidos por minuto (lpm), aplicamos las fórmulas así:

FCM = (220-edad) = 220 − 40 = 180 lpm
FC entrenamiento = (180 − 80) × 60 % + 80
    (100 × 60 %) + 80 = 60 + 80 = 140 lpm

Este término de frecuencia cardiaca de entrenamiento puede parecer complejo, pero es sencillo. Toma tu pulso en reposo y despeja el resto de incógnitas. Cuando sepas tu frecuencia cardiaca de entrenamiento, sabrás que cuando hagas ejercicio tus latidos no deben sobrepasar esa frecuencia.

Progresión

La progresión del ejercicio físico debe ser marcada por la capacidad de los enfermos para asimilar los estímulos y desarrollar adaptaciones fisiológicas al ejercicio practicado de forma regular. En los enfermos con efectos secundarios y síntomas (náuseas, mareos y vértigos, cansancio y fatiga, etc.), la progresión del entrenamiento debe ser más lenta, y el objetivo en esos momentos puede ser mantener la forma física para contrarrestar los efectos nocivos del tratamiento oncológico. Cuando realizamos con facilidad la sesión de entrenamiento, significa que nuestro cuerpo se ha adaptado a la carga de ese nivel y podemos considerar el incremento de las cargas de entrenamiento. Por tanto, la progresiva del ejercicio siempre ha de ser individualizada.

Puntos clave

Un buen ejemplo de inicio de un programa de acondicionamiento podría incluir trabajar la fuerza y el entrenamiento cardiovascular (caminar, bicicleta, natación, etc.) a días alternos y dejar un día o dos de descanso. Estas actividades se pueden complementar a diario con ejercicios de estiramiento y flexibilidad, y esto lo podemos poner en práctica mientras realizamos nuestras actividades de la vida cotidiana. ¿Sabes cómo?: tomando conciencia de cada movimiento que hacemos para realizarlo de la forma más correcta posible. También practicar yoga dos veces por semana permite realizar ejercicios de fuerza, cardiovascular, estiramiento y flexibilidad en una sola sesión. Es muy importante prestar especial atención a la nutrición para que la efectividad y el rendimiento de la actividad deportiva sean lo mas óptimos posible.

Recomendaciones generales atendiendo al tipo de cáncer

Antes de realizar el ejercicio se recomienda llevar a cabo una evaluación médica general atendiendo a la existencia de efectos secundarios al tratamiento actual o que han aparecido tiempo después del mismo:

- Si existen **neuropatías periféricas y problemas musculoesqueléticos**: evitar los cambios bruscos de temperatura y valorar la percepción del equilibrio.
- En tratamientos con **terapia hormonal** se recomienda evaluar el riesgo de fractura, el riesgo de osteoporosis y la presencia de metástasis óseas. ¿No sabes si la mediación que estás recibiendo es terapia hormonal? Mira en esta tabla los principios activos.

HORMONOTERAPIA EN EL TRATAMIENTO DEL CÁNCER

Bloquean función de los ovarios	Goserelina y leuprolida
Bloquean la producción de estrógenos	Anastrozol, letrozol, exemestano
Bloquean los efectos de los estrógenos	Tamoxifeno, raloxifeno; toremifeno, fulvestrarnt
Reducen los niveles de andrógenos	Leuprolida, goserelina, triptorelina, histrelina, degarelix, abiraterona
Detienen la función de los andrógenos	Flutamida, bicalutamida, nilutamida, enzalutamida, ketoconazol

- Las personas con **metástasis óseas conocidas** necesitan ser evaluadas para minimizar el riesgo posible de fracturas. El programa de ejercicios se ajustará en cuanto a la intensidad, duración y modo y se evitarán los deportes de contacto.
- Las personas con **mieloma múltiple** serán tratadas ante el ejercicio como si tuviesen osteoporosis.
- Las personas con **afectación cardiaca conocida** (secundaria al cáncer o no) también necesitan una valoración previa.
- A las personas que hayan tenido **cirugía previa** se les recomienda esperar al menos ocho semanas tras la intervención antes de comenzar a hacer ejercicio y empezar haciendo actividades muy suaves.
- El **riesgo de infección** es superior en pacientes en tratamiento (quimio o radioterapia) o con una función inmune comprometida después del mismo. La tolerancia al ejercicio de los pacientes puede cambiar de una sesión a otra, dependiendo de si han recibido tratamiento o no según su esquema. Si existe un alto riesgo de infección, se recomienda evitar los gimnasios y piscinas.
- Atención especial no sólo a los tratamientos quimio o radioterápicos, sino también a los **tratamientos de soporte** durante la enfermedad que pueden comportarse como inmunosupresores (corticoterapia) y nos hacen más vulnerables a padecer infecciones.
- En caso de **neutropenia** (bajo nivel de neutrófilos), evitar las piscinas (riesgo mayor de infección bacteriana).
- **Ejercicios de flexibilidad:** seguir las recomendaciones propias para cada grupo de edad en todas las poblaciones, salvo en los pacientes con cáncer de colon que portan ostomía, a los que se les recomienda evitar los ejercicios que aumenten en exceso la presión intraabdominal.

En general, no se necesita hacer ninguna valoración especial antes de iniciar un ejercicio con intensidad leve del tipo caminar, flexibilidad o fuerza; tampoco si se van a hacer ejercicios suaves de yoga, pilates o deportes de grupo.

Puntos clave

En cáncer de mama:

- En caso de metástasis óseas y/o si te encuentras en tratamiento hormonal (por su relación con el riesgo de osteoporosis), hay que prestar mucha atención al riesgo de fractura.

- Si se realizó cirugía, debe hacerse una valoración previa de brazo y hombro, así como del riesgo de presentación de linfedema.
- Linfedema: es preferible llevar un vendaje compresivo en el miembro del linfedema, que además nos protege contra posibles heridas. Vigilar los síntomas en relación con el brazo/hombro, además del linfedema, y reducir la carga o detener los ejercicios específicos del tren superior, según sea necesario.
- Comenzar con un programa supervisado con muy baja resistencia (cargas muy pequeñas) y progresar con incrementos muy pequeños también. No existe un límite superior de peso que los pacientes no deban sobrepasar.
- Si hay que suspender la actividad física por cualquier motivo (infección, ingreso hospitalario, etc.), cuando la reanudes, comenzarás por el nivel de carga usado dos semanas previas por cada semana de no ejercicio. Un ejemplo: si has estado sin realizar ejercicio dos semanas, volverás a trabajar con la carga que usabas cuatro semanas antes.

Cáncer de próstata:
- Evaluación previa de fuerza y fatiga muscular. Añadir ejercicios de fortalecimiento o trabajo del suelo pélvico si se ha necesitado prostatectomía.
- Atención especial al riesgo de fractura en pacientes con metástasis óseas y/o con tratamiento hormonal antiandrogénico por riesgo de osteoporosis.

Cáncer de colon con ostomía:
- Comenzar con muy bajas resistencias y progresar muy suavemente para evitar el riesgo de hernia.
- Valorar previamente la existencia de infección y evitar en ese caso ejercicios que sean más intensos que un programa de caminar.
- Evitar ejercicios que aumenten la presión intraabdominal y los deportes de contacto, así como la natación (al menos al principio).

Cáncer hematológico en adultos con trasplante de médula:
- Los ejercicios de fuerza deberían ser tan importantes como los ejercicios aeróbicos.

Cáncer ginecológico:

- Valorar miembros inferiores por la posibilidad de presentación de linfedema (es una situación difícil de manejar). Proceder con prudencia si se retiraron ganglios y/o se recibió radioterapia en las cadenas ganglionares inguinales. Se aconseja usar media compresiva durante el ejercicio.
- Prestar atención si se recibe tratamiento hormonal en referencia a la aparición de osteoporosis, obesidad y metástasis óseas.
- No hay estudios suficientes que emitan recomendaciones específicas para el resto de los tipos de cáncer. Se puede seguir un programa suave general para todos.

Saber más sobre linfedema

http://www.cancer.gov/espanol/pdq/cuidados-medicos-apoyo/linfedema/ HealthProfessional/page1

http://www.clt-lana.org/index.html

¿Hay alguna limitación para realizar deporte si tengo cáncer?

Desde luego, el ejercicio intenso no está indicado cuando aparecen algunas de estas situaciones:

- Neutropenia (menos de 500 neutrófilos): neutrófilos $< 0,5 \times 10^9$/ml.
- Anemia con hemoglobina < 10: hemoglobina <10 g/dl.
- Leucocitos < 3.000: < 3.000/µl.
- Plaquetopenia (menos de 50.000 plaquetas): Plaquetas $< 0,5 \times 10^9$/ml.
- Fiebre de más de 38 ºC.
- Disnea con el ejercicio (falta de aire).
- Caquexia (estado de extrema desnutrición, atrofia muscular, fatiga, debilidad y anorexia en personas que no están tratando de perder peso activamente).

- Dolor óseo.
- Náuseas graves.

Ahora me gustaría ponerte un ejemplo de tabla básica de ejercicio para que comenzases cuanto antes; sin embargo, esto no es posible debido a que cada persona tiene una situación previa y actual muy concreta. Habrá quienes siempre hayan practicado deporte y quienes hayan llevado un estilo de vida más sedentario; quienes tengan enfermedades previas y tomen tratamientos y quienes no; quienes sigan actualmente esquemas de quimio/radio específicos y quienes ya no estén en tratamiento; quienes hayan tenido cirugía y quienes no; diferentes edades, complexiones, estados generales, etc. De modo que lo que resulta básico para algunos puede no serlo tanto para otros. Por eso te animo a que te pongas en marcha y busques a tu alrededor personal especializado para que puedan ayudarte a construir la tabla de ejercicios y hacerte el seguimiento que tú necesitas en este momento. Con la supervisión y seguimiento adecuados, se podrá ajustar la tabla a tus necesidades, ya que probablemente variarán a lo largo del tiempo.

En resumen, incorporar el ejercicio físico programado, estructurado y ajustado a cada situación personal puede ayudar a mejorar la calidad de vida en el cáncer. **Pero siempre hay que llevar un programa de ejercicios INDIVIDUALIZADO Y SUPERVISADO, aunque se considere enmarcado en las recomendaciones generales descritas.** Esto también es un estímulo para los profesionales sanitarios (médicos, oncólogos, fisioterapeutas, médicos del deporte, médicos rehabilitadores, licenciados en deporte, etc.) para que amplíen su formación en este ámbito y lo incorporen a su práctica clínica diaria.

Estos dos enlaces pueden ofrecerte más información:

Instituto de Rehabilitación en el Cáncer de las Montañas Rocosas. Universidad del Norte de Colorado. Estados Unidos:
http://www.unco.edu/rmcri/access.html

Rehabilitation System:
http://rehabsys.com/

PARTE IV

EL NUEVO ABORDAJE DEL CÁNCER: LA ONCOLOGÍA INTEGRATIVA

LA ONCOLOGÍA INTEGRATIVA

La incidencia de cáncer va en aumento, aunque por suerte también la supervivencia.

La mayoría de las personas con cáncer sometidas a tratamiento médico sufren efectos secundarios derivados del mismo. La mitad de los enfermos experimentan fatiga o cansancio y uno de cada tres sufre alteraciones del ánimo[33]. Las quejas más frecuentes del enfermo oncológico son depresión, ansiedad, fatiga, dolor, náuseas y vómitos[34].

Se calcula que el 40 % de los enfermos utilizan técnicas de medicina natural durante el tratamiento de la enfermedad para controlar los síntomas derivados de la quimio y/o radio o cirugia[35]. La mayoría de los enfermos no usan estas terapias esperando curar su enfermedad, sino como un complemento al tratamiento convencional para paliar los efectos secundarios del mismo, estimular el sistema inmune y aliviar el dolor. La mayoría de los enfermos que usan estas terapias lo hacen de forma indiscriminada y sin asesorarse previamente y no informan a su oncólogo, por miedo a su respuesta o desconfianza. Esto podría acarrear interacciones de determinados suplementos o hierbas en los medicamentos oficiales.

Cada vez son más las personas con cáncer que buscan estas terapias para complementar su tratamiento y cada vez son más las que le plantean a su oncólogo cuestiones relacionadas con la medicina complementaria. Pero, por desgracia, dentro de la oncología aún hay muy pocos profesionales que tengan una visión integral de la enfermedad y presten atención no sólo al tratamiento de quimio y radio, sino también a las necesidades del

---

33. S. Singer, J. Das-Munshi, E. Brahler. «Prevalence of mental health conditions in cancer patients in acute care – a metaanalysis». Annals of Oncology. 2010; 21,(5):925-30.

34. Cheng KK, Yeung RM. Impact of mood disturbance, sleep disturbance, fatigue and pain among patients receiving cancer therapy. European Journal of Cancer Care. 2013; 22 (1): 70-8.

35. M. Horneber, G et al. How many cancer patients use complementary and alternative medicine: a systematic review and metaanalysis. Integrative Cancer Therapies. 2012; 11, (3): 187-203.

enfermos tanto psicológicas como espirituales. Es común que muchos on-cólogos desprecien y rechacen estas terapias creando inseguridad y miedo en la persona que las está utilizando.

No nos han formado más allá de los protocolos médicos establecidos y todo lo que se salga del protocolo lo tomamos como no válido o incluso peligroso. Los médicos solemos quedarnos sólo con la visión que nos han dado en la facultad, y lo que en ella nos han inculcado para nosotros suele ser dogma de fe y tendemos a pensar que todo lo demás no sirve, que es charlatanería.

Pero esto no es así, hay más técnicas que pueden ayudar a nuestros enfermos más allá de lo que nos han enseñado en las aulas. Hoy día, que tanto hablamos de medicina basada en la evidencia, podemos afirmar que existen numerosas terapias con evidencia científica que pueden ayudar a la persona con cáncer más allá del tratamiento establecido con quimio, radio o cirugía[36].

En algunas universidades americanas el estudio de estas terapias ya forma parte del currículo de los estudiantes de medicina en Estados Uni-dos, Austria, Alemania o Suiza[37]. Sin embargo, aquí seguimos rechazándo-las. ¿Por qué? Porque parece que nuestra medicina está retrasada cincuen-ta años respecto a lo que se está aplicando en hospitales de Estados Unidos o Canadá[38]. ¿Por qué nuestras miras son tan cortas? ¿Por qué no tratamos de manera integral a las personas con cáncer atendiendo a sus necesidades psicológicas y espirituales? ¿Por qué no dejamos de decirle al enfermo que coma y haga lo que quiera porque no va a influir en su enfermedad? Ya es hora de que el concepto que tenemos en España de la oncología vaya cam-biando y miremos a hospitales pioneros en tratamiento del cáncer para seguir su estela.

36. Concerted Action for Complementary and Alternative Medicine Assessment in the Cancer Field (CAM-Cancer), http://www.cam-cancer.org/.

37. Brinkhaus CM, et al. «Integration of complementary and alternative medicine into medical schools in Austria, Germany and Switzerland—results of a cross-sectional study». Wiener MedizinischeWochenschrift. 2011; 161 (1-2):32-43.

38. K. Wesa, J. Gubili, B. Cassileth. «Integrative oncology:complementary therapies for cancer survivors». Hematology/Oncology Clinics of North America, vol. 22, n°. 2, pp. 343-353, 2008.

¿Qué es la oncología integrativa?

La oncología integrativa es el futuro en el abordaje de la persona con cáncer.

La oncología integrativa combina la medicina convencional con las prácticas de la medicina complementaria y alternativa que han demostrado ser eficaces, para aportar al paciente una atención y un tratamiento más completo.

Todas las terapias naturales con base científica se usan asociadas al tratamiento médico convencional como medida de soporte para el control sintomático, la mejoría de la calidad de vida y la contribución a la salud global del paciente, proporcionando una atención integral a las personas con cáncer tanto en la dimensión física como en la emocional.

Es una visión que permite el tratamiento de la persona en su totalidad. Un enfoque integrador que facilita la gestión de la enfermedad a todos los niveles.

¿Qué terapias incluye?

- Las prácticas con base biológica: alimentación, fitoterapia, suplementos. (Ojo: ni todas las hierbas ni todos los suplementos son válidos, sólo unos pocos lo son y no presentan contraindicaciones. Consulta con un médico formado en oncología integrativa.)
- La medicina energética (por ejemplo, *reiki*).
- Las prácticas de manipulación y basadas en el cuerpo (por ejemplo, masaje).
- La medicina mente-cuerpo (por ejemplo, la meditación, el yoga, la relajación muscular progresiva).

En oncología integrativa se suma, no se resta. Es decir, se une lo mejor de las dos medicinas, la oficial y la natural, en busca del mayor beneficio para el enfermo. La medicina alternativa, por el contrario, intenta curar sin tener en cuenta la medicina oficial. Desde la medicina integrativa se intenta sumar y aplicar lo mejor de las terapias naturales que desde un punto de vista científico hayan demostrado ser de utilidad. Desde la medicina integrativa jamás se invitará a la persona con cáncer a abandonar la medicina oficial ni se le prometerá una cura milagrosa. La idea es que los oncólogos trabajen de manera conjunta con los especialistas en terapias naturales para evitar las interacciones entre los productos o suplementos utilizados por una y otra medicina. Lo ideal sería que en el mismo hospital donde recibes tu tratamiento de quimio pudieses visitar al psicooncólogo, al médico o nutricionista especializado en cáncer y alimentación, que se ofreciesen clases de yoga, *chikung* o masajes. Esto en el sistema sanitario español aún está lejos, pero en muchos hospitales americanos es ya una realidad. En Alemania se ha puesto en marcha un estudio llamado KOKON (Kompetenznetz Komplementärmedizin in der Onkologie), que es un proyecto de investigación sobre oncología integrativa cuyo objetivo general es desarrollar, implementar y evaluar una red interdisciplinaria para atender a la persona con cáncer de manera integrativa con los mejores resultados posibles. Este proyecto pretende identificar las necesidades de los enfermos, evaluar las diferentes terapias, formar a los profesionales sanitarios e implementar en todo el país un sistema de oncología integrativa eficaz y coordinado a nivel nacional. El estudio es apoyado y financiado por la Asociación Alemana contra el Cáncer (Deutsche Krebshilfe) y trabajan de forma estrecha con las sociedades médicas del país. ¿Y en España? ¿Apoyan las instituciones o asociaciones de enfermos este movimiento?

Aquí, la mayoría de las sociedades y asociaciones de enfermos piensan que este movimiento es charlatanería y, en ocasiones, son temas vetados. ¡Despertemos! La persona con cáncer reclama este tipo de atención personalizada e integral. ¿Queremos un servicio sanitario de excelencia? Incluyamos los programas de oncología integrativa en la cartera de servicios, apoyemos la investigación en oncología integrativa, formemos al personal sanitario en medicina integrativa. Los enfermos y la sociedad en general lo agradecerán infinitamente.

Hospitales punteros en tratamiento del cáncer como el MD Anderson Cancer Center de Houston y el Memorial Sloan Kettering Cancer Center de Nueva York cuentan con una unidad de medicina integrativa, ¿por qué nosotros no?

Cada vez hay más investigaciones en marcha para demostrar los beneficios que puede suponer a la persona con cáncer practicar una medicina integrativa. En este libro nos hemos centrado, dentro de la oncología integrativa, en el tema nutrición tanto para enfermos como para supervivientes de cáncer. Pero también mencionamos algunas terapias que pueden ser de utilidad para el control de efectos secundarios y mejora de la calidad de vida.

La oncología integrativa beneficia tanto a las personas con cánceres localizados como avanzados. Un estudio realizado en Canadá con personas con cáncer avanzado demostró que asesorar en la alimentación y la práctica de ejercicio físico mejoraba la calidad de vida de estos enfermos, disminuía los efectos secundarios de la medicación y mejoraba el ánimo de los enfermos respecto a los que sólo recibían el tratamiento convencional[39].

Cada día hay más investigaciones que demuestran la eficacia de determinadas terapias o plantas o suplementos para complementar el tratamiento oficial del cáncer. Por ejemplo, se ha demostrado la existencia de evidencia científica[40] en:

- La acupuntura y la acupresión, para aliviar náuseas y vómitos inducidos por la quimioterapia.
- La aromaterapia, para mejorar el bienestar general.
- La caléndula, para la prevención de la dermatitis inducida por la radiación.
- La coenzima Q10, para reducir los efectos adversos inducidos por la terapia.
- El ejercicio, para disminuir la fatiga y las náuseas.
- El ginseng, para reducir la fatiga.
- La hipnoterapia, para controlar el dolor, las náuseas y los vómitos.
- Los masajes, para mejorar el bienestar.
- La musicoterapia, para mejorar el estado de ánimo.
- La relajación, para controlar el dolor y reducir la fatiga.
- El yoga y la meditación, para mejorar el insomnio, el dolor y la ansiedad.

Cada día encontramos nuevas recomendaciones de medicina integrativa para personas con cáncer. De hecho, en octubre del 2014 la Sociedad Americana de Oncología Integrativa publicó un guía práctica para informar a médicos y enfermos sobre la seguridad y efectividad de las terapias

---

39. Chasen M, Bhargava R, MacDonald N. Rehabilitation for patients with advanced cancer. CMAJ. 2014 Oct 7;186(14):1071-5.

40. Ernst E. Complementary and alternative medicine (CAM) and cancer: The kind face of complementary medicine. International Journal of Surgery. 2009; 7: 499-500.

complementarias[41] y se centró específicamente en las mujeres con cáncer de mama. En esta guía se analizan ochenta terapias diferentes y se clasificaron en función del nivel de evidencia científica. Veamos un ejemplo: el yoga fue clasificado como nivel de evidencia A (éste es el mayor grado de evidencia) para ayudar a las mujeres con cáncer de mama.

---

41. Greenlee H, et al. Clinical practice guidelines on the use of integrative therapies as supportive care in patients treated for breast cancer. J Natl Cancer Inst Monogr. 2014 Nov;2014(50):346-58.

MI VISIÓN INTEGRAL DEL TRATAMIENTO DE LA PERSONA CON CÁNCER

Quiero contaros lo que, para mí, sería el tratamiento ideal de la persona con cáncer y de paso contaros un sueño al que le doy vueltas desde que tuve mi cáncer.

Hoy en día, la medicina occidental cuenta con un gran arsenal terapéutico en el que las grandes armas contra el cáncer son la quimioterapia, la radioterapia y la cirugía. Pero empiezan a ganar terreno nuevos tratamientos, como el tratamiento hormonal, la inmunoterapia y los fármacos antiangiogénicos. Poco a poco, los tratamientos son menos agresivos y más específicos para los distintos tipos de tumores. Hoy en día se puede atacar la membrana de las células tumorales, manipular tanto su interior como su entorno y ayudar al organismo en el proceso de sanación. Pero aún no hemos llegado a encontrar el fármaco «mágico», aquel que haga desaparecer el cáncer en todos los casos y con los mínimos efectos secundarios. Todavía no hemos ganado la batalla al cáncer y, por desgracia, aún sigue muriendo mucha gente víctima de esta enfermedad, por eso la palabra *cáncer* es para muchos un término maldito, relacionado con dolor, sufrimiento, angustia y desesperanza. Como ya os he dicho en otras ocasiones, a mí al principio me sonó muy mal y me generó una gran ansiedad. Ahora he aprendido mucho de la experiencia y debo darle gracias a la enfermedad, pues me ha cambiado la vida de una forma muy positiva.

Pero vayamos a lo que quiero contaros.

No todos los pacientes sometidos a tratamiento médico responden de igual manera. Siendo el mismo caso, los mismos síntomas y la misma extensión de la enfermedad, hay pacientes que toleran muy bien el tratamiento y sobreviven y otros que lo toleran mal y/o mueren en poco tiempo, siendo el diagnóstico inicial el mismo. ¿Por qué unos responden y otros no? ¿Por qué hay casos en los que cánceres muy avanzados revierten rápidamente y la persona sana y otros en que cánceres que en principio estaban muy localizados acaban con la vida del paciente en poco tiempo?

Aquí creo que entra en juego el papel de la persona enferma, y es en lo que centro gran parte de mi discurso. La actitud frente a la enfermedad tiene un decisivo papel en la evolución del cáncer. La manera de afrontar el proceso puede ser clave. Podemos optar por no querer involucrarnos en nuestra enfermedad, no recibir ningún tipo de información y limitarnos a hacer lo que el personal sanitario nos indique en cuanto a cuál es el tratamiento médico correspondiente, o bien podemos tomar un papel activo, hacernos responsables de nuestro proceso y trabajar junto al equipo médico para obtener los mejores resultados posibles y reducir los efectos secundarios.

Ahora os cuento mi sueño: me encantaría poder gestionar un centro o casa de salud en el que se tratase al enfermo oncológico de forma integral e individualizada. Sería una acogedora casa rodeada de naturaleza en la que el enfermo podría recibir su tratamiento convencional asistido por un oncólogo y personal de enfermería, pero donde, además, podría ser cuidado y mimado, se le enseñaría a cocinar y disfrutaría de exquisitas recetas preparadas con alimentos frescos, ecológicos y de temporada. Sería un lugar donde el enfermo podría practicar ejercicio físico al aire libre: *chikung*, yoga, pasear; donde podría expresar libremente sus miedos e inquietudes sin ser juzgado ni cuestionado. Un lugar donde practicar arteterapia (pintar, hacer punto, manualidades, etc.) que le ayudase a canalizar y eliminar sentimientos negativos. En definitiva, un lugar para el descanso y la paz, alejado del modelo hospitalario frío, distante y escéptico en relación con el papel de las emociones y la alimentación en el cáncer. Sería algo tan hermoso.

En el MD Anderson Cancer Center de Houston existe un servicio similar. Anexo al módulo denominado Convencional, está el servicio de medicina integrativa. En este servicio, cuando el enfermo llega por primera vez, un médico con una visión integrativa de la enfermedad le visita y le recomienda, según su caso y situación, las terapias que pueden irle mejor. La persona con cáncer puede acceder a terapias grupales o individualizadas. Os cuento un poco cuál es el programa propuesto en este hospital y soñaremos con trasladar ese modelo al resto del mundo.

Terapias grupales

1. **Asesoramiento sobre alimentación.** En cada sesión se analizan las necesidades nutricionales de los afectados y se da información detallada sobre alimentación anticáncer.

2. **Clases de cocina.** Una vez que la persona recibe la teoría sobre la alimentación más recomendada durante la enfermedad, se pasa a la parte práctica y los enfermos y sus familiares aprenden a preparar ricos y deliciosos platos anticáncer. Estas recetas se basan en alimentos integrales y se incluyen los principales alimentos ricos en fitoquímicos, los que en este libro hemos clasificado como alimentos anticáncer.

3. **Masaje terapéutico en parejas.** Se enseña a dar y recibir masajes en pareja para después hacerlo en casa o en la habitación donde la persona esté ingresada.

4. **Taichi, yoga, pilates,** *chikung, body balance,* **etc.** Con el objetivo de practicar ejercicio físico, hacer estiramientos, pero también incluir la respiración consciente y la meditación.

5. **Meditación.** Se trata de conectar nuestra mente, nuestro cuerpo y nuestro corazón mediante la respiración y los sonidos.

6. **Musicoterapia para la relajación a través de los cuencos tibetanos.**

7. **Risoterapia, arteterapia, cuidados de oncoestética, grupos de canto, etc.**

Terapias individuales

Consulta de psicoterapia, medicina integrativa, nutrición, ejercicio físico, acupuntura, masaje oncológico, musicoterapia y mediación.

PARTE V

BIENESTAR EMOCIONAL Y CÁNCER

LA ACEPTACIÓN

Antes de profundizar en el tema del bienestar emocional, vamos a trabajar algo muy importante, la aceptación de la enfermedad. Aceptar la enfermedad es el primer paso para tomar las riendas de ésta, de la vida y comenzar el proceso de sanación.

Cuando te dicen que tienes cáncer, generalmente se derrumba tu mundo. Sobre todo porque aún nuestras creencias en torno al cáncer son muy negativas y seguimos asociando esta palabra con muerte, dolor y sufrimiento.

Cuando a una persona le diagnostican cáncer, cada una vive ese momento de una manera diferente, pero hay algo común en la mayoría de los enfermos, y es que todos, o casi todos, tenemos que pasar por el proceso de adaptación y aceptación de la nueva situación. Cada uno vive esa etapa de forma diferente, con mayor o menor intensidad y duración.

En muchas ocasiones, tras conocer la noticia, tenemos una reacción de **negación**. «Yo no tengo cáncer», «Las pruebas deben ser erróneas». La persona entra en shock y no es capaz de entender lo que le está sucediendo.

En ocasiones, a la incredulidad inicial, le siguen **la ira y la rabia.** «¿Por qué a mí?» En esta etapa afloran sentimientos de ira, rabia, envidia y resentimiento. Se suelen proyectar estos sentimientos hacia los amigos, los familiares y el personal sanitario. Durante este periodo podemos convertirnos en personas difíciles, intolerantes y muy exigentes, que descargan su cólera sobre los que nos rodean. En esta fase, los familiares tienen que ser muy tolerantes y dejar que se desahogue la ira. En este momento es cuando más necesita el enfermo que le escuchen y apoyen.

Después comienza el periodo de **aceptación y adaptación** a la nueva situación. Esta etapa, hasta que se consigue aceptar la situación, puede ir unida a un intenso periodo de sufrimiento en forma de miedo, depresión, ansiedad, insomnio, anorexia, falta de concentración y pensamientos negativos en torno a la muerte y la enfermedad. Después, cuando el enfermo ya es consciente de su enfermedad y de los tratamientos que va a recibir, es cuando empiezan a surgir sentimientos de esperanza y optimismo. Ahora es el momento de reenfocar tu vida, de buscar aquellas herramientas que te pueden beneficiar y empezar a vivir de forma intensa.

Cada persona vive de manera diferente estas etapas, y el apoyo por parte de la familia y el personal sanitario es muy importante en esta fase. Un psicooncólogo con experiencia en el abordaje integral del cáncer puede hacer una excelente labor en esta primera etapa de aceptación.

Cada persona vive de forma única su enfermedad. Pero, sin embargo, hay algo común en todos los procesos y es que todo el mundo quiere opinar y te van a atosigar con consejos que a veces no van a hacer más que confundirte. Casi todo el que se acerque a ti en esta etapa lo hará con buena intención, pero a veces no saben el peso que sus palabras pueden tener sobre ti, que te encuentras en un momento tan vulnerable. En muchas ocasiones he escuchado a la vecina de turno contarle al enfermo cómo su familiar diagnosticado de cáncer «se fue» en sólo quince días o cómo sufrió su amiga con los tratamientos. También he visto a muchas personas aconsejar el seguimiento de tratamientos milagrosos que aseguran curar el cáncer sin necesidad de quimio, y estos consejos pueden resultar muy peligrosos si la persona se deja llevar por el miedo. Pídele a tus familiares y seres queridos que te escuchen, que te apoyen, que te mimen, pero que no se metan en tu vida y en tus decisiones. El que tienes cáncer, eres tú, no ellos. Si no han tenido cáncer no pueden saber cómo te sientes ni cuáles son tus necesidades. Escucha activa, respeto y apoyo es lo único que necesitas de ellos.

No esperes que todos entiendan tu viaje,
especialmente si nunca han tenido que recorrer tu camino.

Durante la enfermedad, y según mi experiencia y la de cientos de enfermos, los grupos de personas con cáncer pueden ser un apoyo excepcional. Compartir con personas que están pasando por una situación similar a la tuya puede ser una oportunidad para compartir sin miedo. Participar en estos grupos puede mejorar nuestro estado de ánimo, disminuir el dolor y aumentar nuestra calidad de vida.

CONSEGUIR LA FELICIDAD

En este apartado nos vamos a centrar en cómo lograr el mayor bienestar emocional posible, con el fin de encontrar la felicidad, la paz y la calma mental para así afrontar la enfermedad con una mejor actitud y calidad de vida.

Ya desde tiempos de Galeno los médicos vienen observando que existe cierta relación entre el cáncer y las emociones. Galeno observó que las mujeres que eran melancólicas eran mucho más susceptibles al cáncer que otras mujeres, presumiblemente porque tenían demasiada bilis negra (del griego, *mélas cholé*). Desde entonces son muchos los médicos que apuntan a la influencia del ánimo y las emociones en la génesis y desarrollo de la enfermedad. Algunos estudios señalan que en los individuos propensos a padecer cáncer suelen estar presentes sentimientos de desesperanza e impotencia, incapacidad para expresar ira o resentimiento, una autoestima baja y tristeza, o haber sufrido la pérdida de una relación emocional significativa.

En un estudio realizado en Finlandia se demostró que los acontecimientos vitales estresantes mal gestionados pueden incrementar el riesgo de padecer cáncer de mama[42]. En este estudio observaron cómo el divorcio, la muerte de la pareja, de un familiar o de un ser muy querido en los cinco años previos al diagnóstico puede incrementar el riesgo de padecer este tipo de cáncer.

El estrés crónico, la depresión, la ansiedad o la desesperanza provocan la secreción de sustancias que deprimen nuestro sistema inmune, generan inflamación y estimulan la angiogénesis, tales como la adrenalina, el cortisol o la noradrenalina. Si conseguimos manejar estos sentimientos negativos, podemos mejorar la calidad de vida del enfermo e influir en el desarrollo de la enfermedad.

En modelos con ratones se ha demostrado que, según sea nuestra res-

---

42. Lillberg K, et al. Stressful Life Events and Risk of Breast Cancer in 10,808 Women: A Cohort Study. Am. J Epidemiol. 2003: 157(5):415-23.

puesta al estrés, se puede acelerar o ralentizar el desarrollo del cáncer de próstata[43].

Quizás ésta sea la tarea más difícil que te propongo en este libro. Te voy a dar algunas pautas, pero lo ideal sería contar con profesionales especializados en prestar apoyo emocional cuando hay un diagnóstico de cáncer. Terapias como masaje, *reiki*, yoga, meditación, visualización, etc., pueden ayudarte a lograr este bienestar emocional y a encontrar la felicidad.

¿Cómo ser feliz?

¿Qué tenemos en común todos los seres humanos? Cada ser es diferente, unos son rubios, otros morenos, unos altos, otros delgados, unos desean tener un coche, otros una casa, otros hijos, etc. Pero hay algo que es común a todos los seres: **todos queremos ser felices**.

Si estamos felices, nos olvidamos de los malos momentos, de las preocupaciones, del dolor. ¿Qué nos da la felicidad? ¿Los hijos, el coche, el trabajo, el dinero? Conseguir el coche con el que sueñas puede darte felicidad momentánea, pero en cuanto tienes ese coche, la felicidad se desvanece y quieres otra cosa diferente. Entonces piensas: «Realmente seré feliz cuando consiga tal o cual cosa». Logras tu siguiente objetivo y vuelves a anhelar otra cosa. Nunca estamos satisfechos con lo que tenemos, y queremos más y más cosas.

Solemos buscar la felicidad en el exterior, en objetos materiales. Confundimos felicidad con placer. Las cosas materiales nos pueden aportar placer momentáneo, pero no felicidad.

No esperes que los objetos materiales te satisfagan o hagan de tu vida algo perfecto, es imposible. ¿Crees que te sentirás satisfecho cuando tengas todas las posesiones materiales que deseas? ¿Cuando se hayan cumplido todos tus deseos? Nunca ocurrirá tal cosa, porque la satisfacción viene de nuestro interior.

Imagina esta situación. Se te antoja comer pizza y crees que si consigues una jugosa pizza cuatro quesos vas a ser realmente feliz. Imagina que esa deliciosa pizza está delante de ti, empiezas a comerla y dices: «Mmm…, qué

43. Hassan S, et al. Behavioral stress accelerates prostate cancer development in mice. J Clin Invest. 2013 Feb 1; 123(2): 874-86.

rica», comes otro trozo y sigue deleitándote, sigues y sigues, y al cuarto, quinto trozo ya no estás tan feliz, te sientes lleno, pesado, quieres vomitar y no puedes comer más. La pizza que en un principio te causaba felicidad ahora te causa malestar.

Otro ejemplo: conoces a alguien, te enamoras y piensas que estar con esa persona te hace sentir feliz. Cuando te habla, cuando te mira, cuando te besa, eres feliz. De repente un día ves a esa persona amada, que es el objeto de tu felicidad, besando a otra persona que no eres precisamente tú y la felicidad se convierte en enfado, odio o ira.

Tendemos a buscar la felicidad en el sitio equivocado. La felicidad está en nosotros mismos, en nuestro interior. Nuestra felicidad no debe depender de terceras personas, solo de nosotros mismos.

¿Y cómo podemos alcanzar la felicidad? Yo no tengo la clave para encontrarla. No soy una guía espiritual, pero sí os puedo contar lo que me ha servido a mí. Creo que podemos alcanzar la felicidad cultivando nuestra mente, aprendiendo a calmar el torbellino de pensamientos que nos asaltan, aplacando el estrés, buscando la calma interior y la paz, sonriendo, agradeciendo lo que tenemos y aplicando la generosidad, eliminando los sentimientos negativos como la ira, el enfado, la rabia, la envidia, el odio, el negativismo, y dando paso a sentimientos positivos como el amor incondicional, la generosidad, la felicidad, la gratitud. Se puede alcanzar la felicidad sintiendo amor y compasión por todos los seres, viviendo el momento presente y olvidando el pasado y el futuro. Intentando ser buena persona y no deseando para los demás lo que no quieres para ti.

Suena bonito, pero ¿cómo hacerlo? ¿Cómo olvidarnos del daño que nos hizo tal persona en el pasado? ¿Cómo no estar preocupados por el futuro? ¿Cómo puedo sentir amor por esa persona que me hirió?

Cambiando nuestras creencias, creyéndonos que podemos y merecemos ser felices. Dedicando más tiempo a conocernos a nosotros mismos, a conocernos interiormente. La meditación puede ayudar en este proceso de cambio.

Aquí te ofrezco algunas pautas que a mí y a muchas otras personas con cáncer les han funcionado. Pruébalas, comprueba si son para ti. Te aseguro que tendrán un efecto positivo en tu vida.

LA MEDITACIÓN ES LA MEDICINA PARA LA MENTE

La práctica de la meditación y la atención plena (mindfulness) nos brindan la oportunidad para vivir el momento presente y relajar nuestra mente.

Durante la enfermedad muchos enfermos y sus familiares experimentan estrés, miedo y ansiedad. Estos sentimientos pueden ser destructores e impedir que el enfermo se centre en prácticas que pueden ayudarle en su proceso de sanación, como comer de forma saludable o practicar ejercicio físico.

Si aprendemos a manejar el estrés mejoraremos nuestra salud. El estrés crónico mal gestionado puede alterar la expresión de ciertos genes relacionados con el cáncer y afectar al microambiente tumoral.

La meditación ayuda a la persona con cáncer a sentirse mejor[44], a reducir su ansiedad y el dolor, a dormir mejor y mejorar su calidad de vida[45], pero atención, parece que meditar también puede reducir la incidencia de cáncer.

Un reciente estudio realizado en Estados Unidos ha demostrado que los profesores de mindfulness que imparten enseñanzas y practican durante años padecen menos cáncer que las personas que no hacen estas prácticas, especialmente padecen menos cáncer de colon y cuello de útero[46]. Aunque es un estudio aislado nos da pistas para deducir que la práctica del mindfullness o de la meditación puede ser una herramienta más en la prevención del cáncer.

---

44. Zainal NZ, Booth S, Huppert FA. The efficacy of mindfulness-based stress reduction on mental health of breast cancer patients: a meta-analysis. Psychooncology. 2013 Jul;22(7):1457-65.

45. Dobos G, et al. Integrating mindfulness in supportive cancer care: a cohort study on a mindfulness-based day care clinic for cancer survivors. Support Care Cancer. 2015 Feb 26.

46. Robb SW, et al. Mindfulness-based stress reduction teachers, practice characteristics, cancer incidence, and health: a nationwide ecological description. BMC Complement Altern Med. 2015; 15: 24.

Meditar causa cambios en nuestro cerebro

Se ha demostrado que la meditación crea un estado afectivo positivo y disminuye la ansiedad y la ira. Aumentan los niveles de GABA, un neurotransmisor, que implica menor distracción por los estímulos exteriores, lo que mejora la concentración.

Con la meditación se reducen la frecuencia cardiaca y respiratoria y la tensión arterial. Aumenta la producción de serotonina, un neurotransmisor cuyo déficit está asociado a la depresión y al cáncer.

Con la meditación se estimula la producción de endorfinas, sustancias producidas por el organismo que reducen el miedo y nos aportan sensación de felicidad y euforia.

La meditación funciona porque es un método que no precisa que creas en él. Sólo tienes que ponerlo en práctica por ti mismo. Cuando empieces a practicar tú mismo, verás los resultados.

La práctica de la meditación es un modo excepcional para conocer la mente y acostumbrarse a observar cómo surgen las emociones y los pensamientos, se toma conciencia de ellos y seguidamente se disuelven. Nos ayuda a transformar nuestra mente y nuestra vida.

Cuando nuestra mente está serena, dejamos de tener preocupaciones y problemas, y experimentamos verdadera felicidad. Si tenemos una mente tranquila y apacible, gozaremos de felicidad continua, aunque tengamos que enfrentarnos con las circunstancias más adversas. Si tenemos verdadera paz interior, la percepción de los problemas cambiará.

En cambio, si carecemos de paz mental, por muy favorables que sean las condiciones externas, no seremos felices. Si meditamos con regularidad mejorará, la percepción de nuestra vida, pacificaremos nuestra mente y transformaremos nuestros problemas.

¿Cómo empezar a meditar?

Veamos de manera sencilla cómo empezar a practicar la **meditación-concentración**. Mi recomendación es que hagas un curso de meditación con un maestro que te inspire confianza y después vayas meditando 10-15 minutos diarios en casa. Verás que en poco tiempo empiezas a notar los efectos. Poco a poco notarás cómo estás más sereno, cómo te influyen menos los problemas o dificultades y cómo tu manera de relacionarte con tu entorno va cambiando; tendrás la sensación de que todo fluye de manera adecuada.

Primero elige un lugar tranquilo para meditar y siéntate en la postura tradicional, con las piernas cruzadas una sobre la otra, o en cualquier otra posición que nos resulte cómoda. Puedes sentarte en el suelo sobre un cojín o zafú o, si estás más cómodo, siéntate en una silla. Lo más importante es mantener la espalda recta, pero relajada para evitar caer en un estado de sopor o somnolencia. Los ojos pueden estar cerrados o entreabiertos. Vamos a estar en un estado de consciencia plena y despierta. Tranquilos, quietos, pero atentos.

Empieza observando qué está pensando tu mente en este instante o qué emociones son las que predominan. Observa lo que piensa tu mente sin juzgar y sin intentar cambiarlo. Ahora vamos a tomar consciencia de nuestro cuerpo, de nuestra postura. Observa la expresión de tu rostro, las sensaciones de tu piel, observa si hay zonas tensionadas o doloridas. Concéntrate en cómo se siente tu cuerpo en este preciso instante sin juzgar, sin valorar por qué me duele aquí o allí. Sólo observa. Ahora que somos conscientes de cómo está nuestra mente y nuestro cuerpo vamos a centrarnos en la respiración.

Enfoca tu atención en la respiración. Respira tranquilamente por la nariz, no pretendas controlar este proceso. Sigue el recorrido del aire entrando por las vías respiratorias hasta los alveolos y después el camino de vuelta del aire hacia la nariz. Concéntrate en la respiración sin pensar en nada más. Observa cómo sube y baja el pecho y el abdomen con la respiración. En tu mente surgirán pensamientos, pero no debes perderte en ellos, déjalos pasar. Al principio cuesta mucho no dejarse arrastrar por los pensamientos. Piensas en la compra, en la lavadora que tienes que tender, en los deberes de los niños, etc. Nuestra mente es como una pulga que va saltando de aquí para allá y no somos capaces de pararla. Trata de anclar tu mente para que no vague a la deriva. Tu objeto de meditación puede ser tu respiración. Seguir la respiración te ayudará a no dejarte llevar por los pensamientos, pero si ellos ganan y te pierdes siguiéndolos, no pasa nada; en cuanto seas consciente de que tu mente no está aquí, vuelve a concentrarte en la respiración y deja pasar ese pensamiento. El objeto de meditación puede ser la respiración, pero también puede ser algo que elijas, como una vela, un figura que te inspire amor y bondad, la imagen de un ser querido, etc. Sirve cualquier objeto que te permita centrarte en él y genere en ti sensaciones neutras o agradables. Si practicamos de este modo con paciencia, nuestras distracciones irán disminuyendo y experimentaremos una sensación de serenidad y relajación. Practica este ejercicio unos 10 minutos al día.

Cuando vayas observando que eres capaz de relajarte, comenzaremos con la visualización creativa. Este tipo de visualización nos ayudará a centrarnos en nuestro proceso de sanación. Esta técnica se basa en las prácticas de visualización creativa ideadas por los doctores Simonton para enfermos oncológicos.

1. Imagina las células cancerosas como entes débiles, inútiles. Son un ejército mal organizado.
2. Cuentas con un ejército de diferentes tipos de glóbulos blancos que pueden «cargarse» las células cancerosas. Ponle imagen a los linfocitos, a las *natural killers* (NK) y a los macrófagos. Deben ser muy fuertes y disciplinados.
3. Tu sistema inmune es agresivo e inteligente y continuamente está buscando y atacando a las células cancerosas.
4. Recrea la batalla entre el sistema inmune y el cáncer. Mientras tu sistema inmune gana la batalla, visualiza cómo se va reduciendo el tumor hasta desaparecer de tu cuerpo.

   Yo imaginaba que los linfocitos eran policías con perros salvajes muy fieros que machacaban al cáncer, y las NK eran despiadados tiranosaurios que atacaban continuamente a las células tumorales, descuartizándolas.
5. Tras la victoriosa batalla de nuestras células inmunitarias, los restos de las células cancerosas muertas son barridos y eliminados del cuerpo. Las zonas de tu organismo donde previamente estuvo el cáncer son reparadas y vuelven a funcionar a la perfección como si nada hubiese pasado.
6. Imagina el tratamiento administrado (quimio, radio, alimentación, *reiki*, acupuntura, etc.) como algo fuerte y poderoso.
7. Si estás en tratamiento con quimioterapia, imagina que ésta no puede dañar a las células sanas.
8. Una vez vencido el cáncer, visualízate feliz, haciendo aquello que más te gusta y rodeado de tus seres queridos. Imagínate lleno de paz

y felicidad. Felicítate por lo bien que lo has hecho logrando tu sanación y deja que tus seres queridos te feliciten.

9. Si tienes dolor en alguna zona del cuerpo, imagina ese dolor disminuyendo y desapareciendo.

Ya hemos visto la meditación-concentración y la visualización creativa. Por último, nos queda por conocer la meditación analítica.

La **meditación analítica** consiste en contemplar cualquier enseñanza que hayamos leído o escuchado. El analizar detenida y profundamente esta enseñanza nos conducirá a una conclusión definitiva que podremos aplicar en nuestra vida y comprobarla. Puedes hacer la prueba con este libro. Después de haberlo leído, analízalo, estúdialo, hazte preguntas y, si crees que sus enseñanzas son para ti, tómalas y compruébalas en tu vida. Empieza a comer sano, a hacer ejercicio y presta atención a tus emociones. Observa el efecto que estas prácticas generan en tu salud y bienestar, comprueba si te son de utilidad a ti. Nunca creas nada a pies juntillas, analiza todas las enseñanzas y compruébalas en tu día a día.

LA VIDA Y LA MUERTE

Para mí el cáncer fue una advertencia para cambiar el rumbo de mi vida, una oportunidad para cambiar mi cuerpo y mi ser. Mi forma de vivir y de actuar cambiaron gracias a la enfermedad.

Para hacer ese cambio de chip, ese clic mental, fue fundamental reflexionar sobre la muerte. Aceptar la muerte como una posibilidad más en el transcurso de mi enfermedad fue vital. Hasta ese momento vivía la vida pensando que era infinita, como si tuviese un pacto con la muerte que me permitiese vivir hasta los ochenta años. Vivía pensando que la muerte no me iba a llegar a mí, que yo era invulnerable. Hasta que no llegó la enfermedad nunca fui consciente de que esta vida es limitada y que lo único cierto es que vamos a morir, aunque el momento exacto de la muerte es incierto.

Pensé en mi muerte, en cómo sería la vida de mis seres queridos cuando yo no estuviese. Y me di cuenta de que no somos imprescindibles. Mi pérdida podría causarles dolor en un primer momento, pero antes o después todos reharían su vida. Mi pareja quizá conocería a otra persona con la que comenzar una nueva vida, mi hijo crecería estuviese o no su madre. Eso me hizo sentir alivio, todos seguirían su vida estuviese o no estuviese yo. Sólo tenía que encargarme de hablar con las personas adecuadas para que velasen por mi hijo en mi ausencia. Así que hablé con su padre, mi madre y mi hermana. Arreglado esto, pensé que ya podía morir. Lo peor que me podía pasar era morir; lo mejor, sanar. Elegí sanar y vivir, pero siendo consciente de que en cualquier momento podía morir. Decidí vivir, pero con las maletas hechas, pensando que en cualquier momento podemos partir.

Cuando aceptamos la muerte, se transforma nuestra actitud ante la vida y entendemos la conexión real entre la vida y la muerte. Entonces creo que viene la oportunidad de curación.

Contemplar la muerte no tiene por qué ser morboso ni terrorífico. La muerte es algo natural que a todos nos va a suceder y tenemos que estar preparados para morir. ¿Cómo me preparo para morir? Viviendo intensamente. Disfrutando del presente. Dando amor. Derrochando gratitud. Viviendo sencillo, dando amor sin esperar nada a cambio y sonriendo mucho.

Cuando somos conscientes de que la muerte es algo real, algo por lo que vamos a pasar todos, es cuando empezamos a vivir. Para mí, los meses transcurridos tras el diagnóstico de la enfermedad fueron los meses en los que más intensamente he vivido, en los que más he disfrutado y en los que me he sentido más feliz. Era consciente de que podía morir en cualquier momento y eso hacía que cada momento fuese especial y lo viviese intensamente.

Cuando eres consciente de que la muerte puede ocurrir en cualquier momento, es cuando empiezas a disfrutar de cada minuto, de cada instante. Porque cada minuto puede ser el último, vívelo. La vida cambia en un instante y la muerte puede sobrevenir sin previo aviso. Por eso basta de postergar sueños, basta de pensar en lo que te gustaría hacer, pero no lo haces por miedo, por falta de tiempo. Pasa a la acción y cumple tus sueños. Piensa en todas esas cosas que tienes pendientes y que realmente te gustaría hacer realidad.

Desperdiciamos mucho tiempo en cosas que realmente son inútiles, nos enfrascamos en discusiones nimias con nuestros seres queridos e intentamos imponer nuestra razón a toda costa. Perdemos mucho tiempo discutiendo por cosas que no importan con personas que sí nos importan. Acabamos enfadados, angustiados con la otra persona sólo porque queremos salir ganadores de la batalla por algo tan insignificante como quién debe sacar a pasear al perro. Imagina que te enzarzas en una fuerte discusión con tu hijo por quién debe sacar al perro a pasear y en esa disputa le dices cosas muy desagradables a tu peque como «Si no sacas al perro ya no te quiero» o «Eres el peor hijo que he podido tener», «Te odio, ya no te quiero», «Si no bajas a pasear al perro, desaparece de mi vida», y cosas similares. Ante tus amenazas, tu hijo baja a sacar al perro y justo en la puerta de casa un coche le atropella y fallece. Tus últimas palabras han sido de enfado y odio. ¿Cómo te sientes al haberte despedido así por última vez de ese ser al que tanto amas? Deja de tratar de imponer tu ego ante cualquier problema y aprende a afrontar los conflictos con amor, intentando ver la situación desde la calma y poniéndote en el lugar de la otra persona, intentando pactar y resolver el conflicto de forma armónica y pacífica. En el caso del conflicto con tu hijo, imagina que resolvéis la situación de manera diferente:

—*Hijo, ¿vas a sacar al perro a pasear?*

—*No me apetece, mamá.*

—*¿Por qué?*

—*Estoy cansado porque he tenido un día muy ajetreado.*

—*Está bien, yo lo sacaré hoy porque entiendo que estás cansado, pero mañana organízate bien para que seas tú el que pasee al perro.*

—*De acuerdo, mamá, así lo haremos. Gracias por entenderme.*

Ante cualquier conflicto, ármate de paciencia y aprende a ponerte en el lugar del otro. Esto te ayudará a resolver problemas de forma pacífica y evitar enfados y malhumor. No intentes tener siempre la razón. Elige ser feliz y resolver las disputas con amor. Deja de echar la culpa a los demás de los problemas. Ante un conflicto observa con calma la situación y probablemente te reirás al ver lo ridículo que es molestarse por cosas insustanciales que nos hacen perder tiempo y energía. En ese momento desaparecerá o se diluirá el conflicto o el problema.

Aunque quieras evitar los enfrentamientos, hay personas que los buscan, que disfrutan sacando lo peor de ti. Son los que yo llamo gente tóxica. Aléjate de ellos y rodéate de gente que te aporta cosas buenas, que te hace reír y disfrutar, gente que esté en tu misma onda.

Nuestra vida es limitada, no vamos a vivir para siempre, por eso plantéate: ¿estás siendo la mejor persona que podrías ser?, ¿estás viviendo la vida que te gustaría vivir?

LOS SUEÑOS

Hay una frase que me oiréis decir mucho en mis conferencias: «Si crees en los sueños, los sueños se harán realidad». Es una máxima en mi vida. Desde que vivo siguiendo este precepto todos mis sueños se cumplen. Creo que lo que crees es lo que creas y que lo que pides se te concede tarde o temprano. Pero hay que saber qué pedir y pedir sin miedo. Veamos más profundamente este aspecto que creo que puede ayudarte mucho en tu proceso de sanación.

Durante la época que recibí tratamiento de quimioterapia pude comprobar el poder que tienen las creencias en el desarrollo de la enfermedad. Yo recibí la quimio en una sala por donde pasaban todas las mujeres con cáncer ginecológico de la zona norte de la ciudad de Granada. Esta sala es muy luminosa y está amueblada con unos cómodos sillones azules en los que nos sentábamos a esperar que el «chute» pasase por nuestras venas y eliminase esas células rebeldes. Pues bien, mi tratamiento fue semanal, por lo que tuve la oportunidad de ver pasar a muchas mujeres por aquellas salas, y durante cinco meses oí y viví muchas historias. Allí comprobé cómo nuestras creencias en torno a la enfermedad pueden ser determinantes en el desarrollo de la misma. Comprobé cómo mujeres con cánceres similares tenían una evolución muy distinta en función de sus creencias. Las que creían firmemente que iban a sobrevivir así lo hacían, y las que tenían una creencia negativa y estaban seguras de que iban a fallecer así lo hacían. Para muchas mujeres la creencia «el cáncer mata» se convertía en una verdad y muchas morían en poco tiempo. Decía Henry Ford que «tanto si crees que puedes como si crees que no puedes, estás en lo cierto». Y eso lo comprobé muchas veces en aquella sala. Lo sigo comprobando a través de las personas con cáncer que conozco desde que comencé el blog. Los supervivientes de cánceres muy graves tienen una característica común: creen en su poder para cambiar cualquier situación, han aprendido a creer en sus sueños.

Durante mi quimio creamos un grupo de chicas de los sillones azules. Mujeres con una visión similar a la hora de afrontar la enfermedad. Estas chicas seguimos aquí cinco años después, disfrutando de la vida, a pesar de que el diagnóstico inicial fuera desalentador. Algún día os contaré la historia particular de cada una de las chicas de los sillones azules.

Cuando un oncólogo le dice a una persona que tiene un cáncer con metástasis y que las posibilidades de sobrevivir son del 5 %, tiene dos formas de ver la situación: una es pensar «Yo voy a ser parte de ese 5 %» y la otra es pensar «Si el 95 % muere, yo voy a estar en el grupo de los que mueren». ¡Rompe las estadísticas! Inclúyete en el grupo de los que sobreviven.

Muchas veces contacto con mujeres con cáncer que tienen miedo a hacer cambios en su vida, ya sean cambios en su alimentación o cambios en su estilo de vida, por miedo a lo que vaya a pensar su familia o su médico, por miedo al rechazo de sus seres queridos: «Si empiezo a comer brócoli cuando en mi familia todos comen carne y patatas puede que ya no me quieran o me dejen de lado», «Si le digo a mi oncólogo que estoy yendo a sesiones de acupuntura o aprendiendo a meditar, puede que me vea como una loca y ya no me trate igual».

El miedo, el miedo, el miedo… Los miedos nos limitan y nos impiden ir en busca de nuestros sueños. ¿Creéis que si yo hubiese tenido miedo habría podido ser madre después del cáncer? El miedo a la recidiva podría haber impedido que ese maravilloso niño no hubiese venido a este mundo. Si me hubiese dejado llevar por el miedo, ahora sería una mujer menopáusica de menos de cuarenta años, frustrada y amargada por no haber tenido la oportunidad de volver a ser madre. Elegí vivir sin miedo y cumplir mi sueño de ser madre, y ahora disfruto de la compañía, sabiduría y amor de dos seres maravillosos que son mis dos hijos.

Todo es posible y todo está en constante cambio, son dos creencias que me ayudaron en mi sanación. Muchas veces pensamos que no somos capaces de hacer aquello que nos proponemos porque es muy difícil, porque no estamos preparados, porque no conocemos a nadie que lo haya logrado. Ya está bien de ponerte los límites antes de empezar. Cambia tu creencia y enfócate en el SÍ PUEDO y voy a lograrlo.

Nada es permanente, excepto el cambio. Todo cambia constantemente. Nuestras células cambian y, de hecho, todas se renuevan. Mirad cómo este planteamiento tan simple puede ayudaros en vuestro proceso. Si nuestras células sanas han mutado y se han convertido en malignas y todo está en constante cambio, ¿por qué no podría ocurrir lo contrario? ¿Por qué no podrían desaparecer estas células enfermas? Esta creencia me sirvió mucho durante mi proceso y visualizaba constantemente este cambio.

Ahora sabemos que los sueños pueden hacerse realidad si creemos en ellos. Ahora tenemos que pensar en cuáles son nuestros sueños y cómo hacerlos realidad.

Dedica unos minutos a diario a soñar. Sueña con cómo quieres que sea tu vida, con lo que quieres conseguir y visualízate logrando tus objetivos. Puedes recrear tus sueños en la imaginación, pero para darles más poder plásmalos en un papel, es lo que yo llamo la tabla de los sueños. Coloca esa tabla en un lugar visible, para que no olvides tus sueños y te enfoques en ellos cada vez que veas tu tabla.

¿Cómo lograr hacer tus sueños realidad?

Ya tenemos el sueño: queremos sanar. Ya sabemos que podemos hacerlo, pero ¿cómo lo hacemos?, ¿por dónde empezar? Lo primero es confiando, abriendo nuestra mente y nuestro corazón a todas las cosas buenas que nos pueden ayudar en este proceso. Creando las causas necesarias para que ocurra. Cuando te enfocas en algo que quieres que ocurra, observa cómo se crean las causas que favorecen ese hecho. Verás que nada ocurre por casualidad, sino por causalidad. Nosotros, con nuestros actos y con nuestros pensamientos, creamos estas causas y atraemos a las personas, los objetos y las circunstancias necesarias. Verás que a partir de ahora llegan a tu vida personas, libros e información que nunca antes habías conocido y que ahora te aportan cosas beneficiosas para tu proceso.

¿Esto significa que la gente que muere por cáncer es porque quiere? ¿Que si no te curas de un cáncer es porque no quieres?

No, ni mucho menos. Partimos del hecho de que todos vamos a morir algún día, pero lo que no sabemos es cuándo ni cómo. La muerte es ineludible. Pero nuestra vida será diferente si la vivimos con miedo y estamos enfocados en que vamos a morir. Si vivimos enfocados en que vamos a sanar, en que vamos a disfrutar, en que vamos a ser felices hasta que llegue el final, nuestra vida será plena y gozosa.

En este libro no pretendo crear falsas esperanzas y asegurarte que te vas a curar si comes bien o vives en busca de la felicidad. Lo que pretendo es ofrecerte todas las herramientas para cambiar tu actitud frente a la enfermedad y frente a la vida, para que, vivas lo que vivas, lo hagas desde la consciencia, desde la alegría y la felicidad y enfocándote en cumplir tus sueños.

EL CÁNCER COMO
UNA SEGUNDA OPORTUNIDAD

El cáncer me ha dado una segunda oportunidad. La oportunidad de reflexionar sobre cómo estaba viviendo hasta ese momento y cómo quería vivir desde esa nueva oportunidad que me regaló la vida. He decidido que quiero ser una buena persona y una buena madre. He decidido ayudar a todo aquel que lo necesite y ser la mejor madre que pueden tener mis hijos.

Cada día conozco a más supervivientes de cáncer, cada vez son más los supervivientes de cánceres muy graves. Cuando hablo con ellos, ¿sabéis lo que es común a todos? Todos han hecho un giro de 180° en su vida. El cáncer les ha convulsionado y les ha hecho replantearse la vida. No esperes a estar enfermo para vivir la vida. Empieza a vivir aquí y ahora.

Para más información relacionada con el cáncer
y la alimentación

Mis Recetas Anticáncer: www.misrecetasanticancer.com

American Institute for Cancer Research: http://www.aicr.org/

IARC - International Agency for Research on Cancer: www.iarc.fr/

World Cancer Research Fund International http://www.wcrf.org/

Para más información sobre oncología integrativa

MD Anderson Cancer Center. Integrative Medicine Center:
www.mdanderson.org

Memorial Sloan Kettering Cancer center. Integrative Medicine:
www.mskcc.org/cancer-care/treatments/symptom-management/integra-
tive-medicine

Society for Integrative Oncology: www.integrativeonc.org

Asociación Oncología Integrativa: http://www.oncologiaintegrativa.org/

AGRADECIMIENTOS

Quiero dar las gracias a todos los lectores de mi blog y de mis libros anteriores, porque sin vuestro apoyo y aliento no podría seguir escribiendo.

A Rocío Carmona y a todo el equipo de Ediciones Urano, por apoyarme y confiar en mí. Ediciones Urano es una gran editorial donde se cuida y mima al autor, donde sientes que eres parte de una gran familia y donde destacan la humanidad y amabilidad de todo el equipo.

A Laura Vaqué, por revisar con tanto amor y dedicación mis textos.

A mi familia, por estar siempre disponibles, por amarme y cuidarme.

A Pilar Sala, por ayudarme a escribir este libro y asesorarme en mi alimentación durante mi enfermedad. Eres un ser lleno de amor que vive de forma vocacional e intensa su profesión.

A la Dra. Bárbara Malagón, por enseñarme que con dulzura y amor se puede llegar a cualquier sitio.

SOBRE LAS AUTORAS

Dra. Odile Fernández. Médico especialista en Medicina Familiar y Comunitaria y posgrado en Medicina Preventiva y Salud Pública. Autora de *Mis recetas anticáncer* (Ediciones Urano, 2013) y *Mis recetas de cocina anticáncer* (Ediciones Urano, 2014). Superviviente de cáncer de ovario estadio IV en el 2010. Madre de dos niños. Tras sobreponerse al shock inicial que supuso el diagnóstico de un cáncer tan avanzado y enfrentarse cara a cara a la posibilidad de morir, decidió buscar toda la información disponible sobre la relación entre la alimentación y el cáncer para después incorporarla en su proceso de sanación. Complementó el tratamiento médico oficial con un plan de sanación elaborado por ella en base a las publicaciones médicas disponibles en la actualidad. En sus libros y conferencias pretende mostrar de forma amena y accesible para todos la importancia que tienen la alimentación y los estilos de vida en la prevención y tratamiento del cáncer.

Pilar Sala. Se formó en nutrición en el ISMET, en Barcelona, y en el centro Cuisine et Santé de Saint Gaudens, Francia. Ofrece consulta y asesoramiento en nutrición a personas con cáncer desde 1997, además de impartir cursos de cocina saludable. Actualmente desarrolla su actividad profesional en el Instituto Khuab de Barcelona, en el centro C.T.G. de Barcelona, en el IM Clinic de Sant Cugat y en el Centro Senda de Barcelona. Desde el año 1998 dirige de forma solidaria un centro de nutrición infantil en Nouna (Burkina Faso).

Dra. Bárbara Malagón. Médico especialista en Medicina Familiar y Comunitaria y posgrado en Cirugía; máster y experta en Cuidados Paliativos. Médico de cuidados paliativos durante diez años. Instructora de yoga. Facilita talleres de autocuidado a través del yoga, el movimiento, las emociones y la nutrición. Colabora con Conasi escribiendo en el blog sobre los aspectos menos farmacológicos de la salud, completando la visión de la medicina, y siempre con el respaldo científico disponible. Aprendiz permanente de experiencias vitales.

La pretensión de las autoras es que las personas recuperen la confianza en su propia capacidad de sanación, aprendan a identificar y usar su potencial curativo y sean parte proactiva atravesando sus procesos de enfermedad... y de salud.

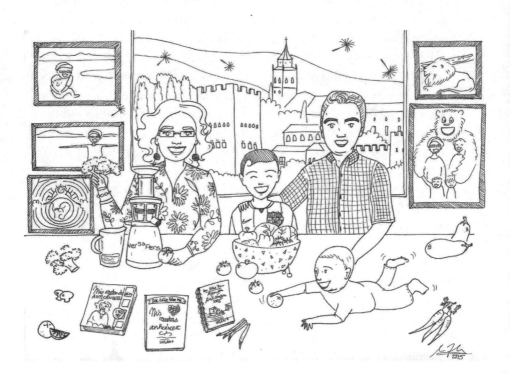

ECOSISTEMA DIGITAL

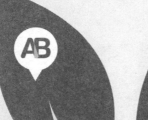
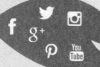